Michael E. Harrer

BURNOUT UND ACHTSAMKEIT

Klett-Cotta

Klett-Cotta
www.klett-cotta.de

Printed in Germany
Schutzumschlag: www.buero-jorge-schmidt.de
Unter Verwendung eines Bildes von
Oleksiy Maksymenko/getty images (brennender Umschlag)
und Yamada Taro/getty images (fliegendes Papier)
Gesetzt von Dörlemann Satz, Lemförde
Gedruckt und gebunden von Friedrich Pustet
GmbH & Co. KG, Regensburg
ISBN 978-3-608-94818-9

Bibliografische Information der Deutschen Nationalbibliothek
Die Deutsche Nationalbibliothek verzeichnet diese Publikation in der
Deutschen Nationalbibliografie; detaillierte bibliografische
Daten sind im Internet über http://dnb.d-nb.de abrufbar.

INHALT

Einführung 7

Burnout 15

Die vielen Gesichter von Burnout – Symptome 17

Burnout als Prozess 23

Burnout aus Sicht der Forscher 26

Burnout: Ein Begriff mit unscharfen Grenzen 41

Gesundheitsfördernde Gegenpole 44

Unter welchen Bedingungen entsteht Burnout? 50

Achtsamkeit 93

Vier Aspekte der Achtsamkeit 95

Wozu Achtsamkeit? 114

Wie wirkt Achtsamkeit – auch zur Burnoutprävention? ... 115

Die Praxis der Achtsamkeit 120

Mit Achtsamkeit Burnout vorbeugen 126

1. Den Körper wahrnehmen und für ihn sorgen 126
2. Die Innenwelt erforschen 134
3. Werte- und bedürfnisbewusst leben und arbeiten 151
4. Lebensbereiche und Rollen gewichten 165
5. Achtsamkeit am Arbeitsplatz 176
6. Achtsamkeit in Beziehungen 186
7. Glück und Freude kultivieren 203

Prävention und Behandlung von Burnout 219
Die vier »E's« in der Behandlung 220
Bausteine der Prävention und Behandlung 222
Die salutogenetische Perspektive 236
Effektivität von Therapie und Prävention 242
Burnout im Mitarbeiter- und Familienkreis 248
Umgang mit eigener Burnoutgefährdung 261
Wiedereinstieg nach einem Burnout 264

Anhang 268
Anmerkungen 268
Literaturverzeichnis 273
Weiterführende Literatur und Links 283
Verzeichnis der Arbeits- und Infoblätter, Übungs-
anleitungen und Audiodateien (Online-Material) 284
Glossar 285
Namen- und Sachregister 296
Autor 304

EINFÜHRUNG

»Wer sich selbst schützt, schützt andere. Wer andere schützt, schützt sich selbst.« Kann man sich selbst vor Burnout schützen? Kann man andere schützen? Der buddhistische Mönch Nyanaponika, auf dessen Grabstein diese beiden Sätze zu lesen sind, lehrte *Geistestraining durch Achtsamkeit*.[1] Achtsamkeit bedeutet, sich darüber bewusst zu sein, was von Augenblick zu Augenblick geschieht – im Innen und im Außen. *Rechte Achtsamkeit* bedeutet darüber hinaus zu bemerken, was für einen selbst und für andere heilsam oder unheilsam ist, was krank macht oder die Gesundheit fördert. So kann Achtsamkeit sehr wohl dabei unterstützen, das eine immer öfter zu tun und das andere immer häufiger zu unterlassen.

Manchmal bringen schicksalhafte Ereignisse und tragische Verluste Menschen an ihre Grenzen. Meist entwickelt sich Burnout aber über einen längeren Zeitraum. Dabei gibt es einen Zeitpunkt, ab dem man auf fremde Hilfe angewiesen ist und jeder Appell an die Eigenverantwortung überfordern würde. Davor aber gibt es Rastplätze und viele kleine und größere Abzweigungen von der Autobahn, auf der Menschen ins Burnout rasen. Eine Geistesschulung durch Achtsamkeit kann dazu beitragen, sich zu schützen, indem diese Möglichkeiten wahrgenommen und genutzt werden. Nach einem Burnout kann

Achtsamkeitspraxis verhindern, wieder auf diese Autobahn aufzufahren, und daran erinnern, die Ausfahrten zu nutzen, wenn man auf der Autobahn der Automatismen wieder zu lange mit überhöhter Geschwindigkeit unterwegs ist.

Achtsamkeit ermöglicht auch, andere Menschen zu schützen. Um auf heilsame Weise für sie da zu sein oder zumindest ihre Grenzen wahrzunehmen, muss man ihre Signale empfangen. Aus dieser Wahrnehmung entstehen Mitgefühl und der Impuls, sie zu respektieren und nicht zu überfordern. Vielleicht gelingt es, sie mit der eigenen Achtsamkeit anzustecken und gemeinsam ein paar Augenblicke in einer kleinen Entschleunigungsoase zu genießen.

Um an diesem Buch zu schreiben, zog ich mich in eine solche Entschleunigungsoase zurück. Und immer, wenn ich spürte, wie bei der Ayurveda-Behandlung das warme Öl angenehm über meine Stirn floss, kamen mir die besten Einfälle zum Schreiben. Es tauchten weitere Gedanken auf: War meine Unfähigkeit abzuschalten, ein Zeichen von Burnout? Oder war es Ausdruck müheloser, spontaner Kreativität als Folge der Entspannung, die sich langsam einstellte? Gedanken sind nur Gedanken, machte ich mir klar und erinnerte mich wieder daran, das Öl zu spüren, die würzigen Kräuter zu riechen und die Brandung des Meeres im Süden Sri Lankas zu hören. Mit der Zeit wurde mein Geist ruhiger. Auf dieser kleinen Insel der Entschleunigung begann der Versuch, die beiden aktuellen Themen Burnout und Achtsamkeit miteinander zu verbinden.

Das Thema Burnout ist allgegenwärtig. Man steht einer Flut von Informationen gegenüber. Die vorliegende *Ein-*

führung versucht, der Komplexität der Entstehungsbedingungen und der Vielfalt der Erscheinungsformen von Burnout gerecht zu werden. Sie entwirft eine Geschichte, die Burnout aus unterschiedlichen Perspektiven beleuchtet und von den Personen erzählt, die prägenden Einfluss auf unsere Vorstellungen über Burnout haben. Jeder einzelne Blickwinkel hat seine Berechtigung und trägt zum Verständnis dafür bei, wie Burnout entsteht und welche Ansatzpunkte es zur Vorbeugung gibt.

Den Hintergrund bilden die gesellschaftlichen Bedingungen, wobei dem Phänomen der Beschleunigung besondere Beachtung geschenkt wird. Vielleicht liegt ja eine der wichtigsten Herausforderungen unseres Jahrhunderts in einer kollektiven und individuellen *Entschleunigung*. Es ist wohl unter anderem die Sehnsucht, aus den Automatismen auszusteigen, innezuhalten und das Leben zu entschleunigen, welche die Achtsamkeit heutzutage so aktuell und dringlich macht. Darüber hinaus verschafft Achtsamkeit Zugang zu zwei anderen Luxusgütern der Gegenwart: zu Zeit und Stille. Neben den gesellschaftlichen Rahmenbedingungen verlangen auch arbeitsplatzbezogene und individuelle Faktoren Beachtung. Eine Zusammenstellung von Fragen soll zu einer Bestandsaufnahme inspirieren, wie diese Faktoren im Einzelfall zu gewichten sind und was zu verändern im Rahmen der eigenen Macht und Möglichkeiten liegt.

Burnout kann wie ein Chamäleon verschiedene Farben annehmen und sich in einer Vielfalt von *Symptomen* zeigen, die auch in den Fallbeispielen Niederschlag finden. Ob Burnout eine Krankheit ist, wird unterschiedlich beurteilt. Unbestritten ist jedoch, dass Burnout Leiden verursacht und es Überschneidungen mit Stress und

Krankheiten wie Depression, Arbeitssucht oder Traumafolgestörungen gibt. Anmerkungen dazu finden sich im Glossar im Anhang des Buches. Neben der Ursachenforschung stellen sich noch andere Fragen: Was erhält gesund? Was hilft uns, im Fluss des Lebens zu schwimmen, und wohin soll die Reise führen? Statt Burnout kann man dessen Gegensätze *Work Engagement, Flow* und *Selbstwirksamkeitserwartung* ansteuern. Achtsamkeit ist darüber hinaus ein Weg zu Balance, Selbstsorge und Lebenskunst.

Das Herzstück des Buches bilden Anregungen, wie Achtsamkeit dazu beitragen kann, gar kein Burnout zu entwickeln bzw. nach einem durchgemachten Burnout nicht wieder in alte Muster der Überforderung zurückzufallen. Es wendet sich an alle, die Achtsamkeit in ihrem ursprünglichsten Sinn dazu nutzen wollen, sich selbst und andere zu schützen. Es gibt einen Überblick über die Möglichkeiten und Grenzen der *Achtsamkeitspraxis*. Daneben gibt es konkrete Hinweise für den Umgang mit Burnout im Arbeitsumfeld, aber auch in der Familie und bei eigenem Betroffensein. Bausteine von Präventions- und Behandlungsprogrammen jenseits der Achtsamkeit vervollständigen das Bild.

Das Buch gibt eine kurze *Einführung in das Wesen der Achtsamkeit* und ihre Komponenten und beschreibt, wie das Erwachen eines inneren Beobachters es ermöglicht, die Aufmerksamkeit zu steuern und sich auf Wesentliches zu konzentrieren. Es erklärt, wie die Praxis der Achtsamkeit zu mehr Akzeptanz und Mitgefühl und zu einem freundlicheren Blick auf sich selbst führt. Es verdeutlicht, wie lohnend es ist, Achtsamkeit zu üben, sei es nur fünf bis zehn Minuten am Tag oder zumindest einige Male bewusst ein- und auszuatmen. Es werden *Studien* referiert, die zeigen, dass Achtsamkeit zur Stressreduktion, zur emotionalen Stabilisierung, zur Burnout-Prävention und zur Erhöhung der Lebensqualität beitragen kann.

Im Zentrum stehen *sieben Ansatzpunkte*, wo die Achtsamkeit wirksam werden kann. Der *Körper* bildet den Ausgangspunkt sowohl in der Achtsamkeitsschulung als auch in der Vorbeugung von Burnout. Um auf angemessene Weise für sich zu sorgen, sollte man ihn möglichst genau wahrnehmen und mit ihm vertraut sein. In der Achtsamkeitspraxis dient er auch als Anker, mit dem man den unruhigen Geist nach Hause bringt und auf diese Weise immer wieder in der Gegenwart und bei sich selbst ankommt. Der nächste Schritt führt in die *Innenwelt*. Achtsamkeit ist ein altbewährtes Werkzeug zur Erforschung des Geistes. Durch die Beobachtung automatisch ablaufender Muster erkennt man, wie unnötiges zusätzliches Leiden entsteht. Dies ist der erste Schritt, um aus destruktiven Mechanismen auszusteigen. Es verhindert Unheil, negative Gedanken einfach nur zu beobachten, ohne ihnen glauben und folgen zu müssen. Wiederkehrende Muster in der Aktivierung von Persönlichkeitsanteilen zu beobachten, schafft Abstand, um sich nicht mit ihnen zu identifizieren. Diese Beobachtungen führen zu einem Überblick über die Innenwelt und geben Orientierung auf einer inneren Landkarte. Innere Achtsamkeit verhindert auch, dass wesentliche Bereiche des Lebens bzw. Persönlichkeitsanteile und ihre Bedürfnisse vernachlässigt werden.

Welchen Persönlichkeitsanteilen man Gehör schenkt und welchen Impulsen man folgt, bestimmt den Lebensweg. *Werte* weisen dabei so wie ein Kompass die Richtung. Klarheit über Prioritäten in den eigenen Werten erleichtert die vielen kleinen und großen Entscheidungen des Alltags. Achtsamkeit dient als Werkzeug, um ihnen auf die Spur zu kommen und sie nicht in Vergessenheit geraten zu lassen. Bei der Gewichtung der *Lebensbereiche* und *Rollen* hilft es, zu bemerken, was erfüllt. Um im *Arbeitsbereich* aus krank machenden Automatismen auszusteigen, werden jene Persönlichkeitsanteile erforscht, die in Richtung Burnout führen, aber auch jene, die davor schützen. Burnout-Prävention bedeutet auch, bewusst mit den Grenzen zwischen den einzelnen Lebensbereichen umzugehen. In *Beziehungen* kann man durch Achtsamkeitsschulung besser für andere da sein, sich leichter in sie einfühlen und auf heilsamere Weise kommunizieren. Achtsamkeit fördert die emotionale Intelligenz und ist die Basis dafür, in Beziehungen bewusst für Ausgleich zu sorgen, um langfristig nicht zu kurz zu kommen. Oft bedarf es dazu einer Stärkung der Fähigkeit Nein zu sagen, wenn es notwendig ist.

Bei all den Anstrengungen gilt es, eines nicht zu vergessen: *die Fülle des Lebens zu genießen.* In diesem Sinn wird erörtert, wie Glück, Dankbarkeit und Verbundenheit durch Achtsamkeit kultiviert werden und wie sie Kreativität und Genussfähigkeit fördert.

Bei Burnout-Betroffenen gilt es, an einem *Verständnis* jener Mechanismen zu arbeiten, die ins Burnout führten, um aus destruktiven Automatismen auszusteigen und alternative Strategien zu entwickeln. Bei dieser Rückschau bringt es nicht weiter, sich oder andere Personen zu beschuldigen, man sei nicht genügend achtsam gewesen. Das Buch möge dazu dienen, sich selbst und andere besser zu verstehen. Verstehen führt zu Verständnis und macht es meist einfacher, mit einem freundlicheren Blick akzeptierender und gelassener mit dem Unveränderbaren umzugehen. Gemeinsam mit der Praxis der Achtsamkeit hilft ein Verstehen, das Leben dort leichter zu nehmen, wo wir es uns selbst schwer machen. Achtsamkeit kann uns selbst und andere schützen und unnötiges Leiden verhindern. Möge das Buch darüber hinaus Mut und Lust machen, Neues auszuprobieren und Wege zu mehr Lebensfreude und Lebensqualität ebnen.

Hinweise

Die Leserinnen und Leser sind eingeladen, dort in die Lektüre einzusteigen, wo sie sich beim Durchblättern von Überschriften oder Textstellen angezogen fühlen. Die Inhalte sind vielfältig miteinander verwoben und sollten ein sinnvolles Ganzes ergeben, von wo auch immer man ausgeht.

Zur Vertiefung der Praxis der Achtsamkeit werden ergänzende Darstellungen empfohlen, z.B. das Achtsamkeits-Übungsbuch.[2] Bei offenen Fragen kann es ratsam sein, sich fachkundige persönliche Anleitung und Beratung zu gönnen. Diese kann und soll das Buch nicht ersetzen.

Das Buch richtet sich an Burnout-Gefährdete und Betroffene aus *allen Berufen* und an jene, die sie unterstützen und schützen wollen. Entsprechend dem Erfahrungshintergrund des Autors erzählen Fallbeispiele von Menschen, die in helfenden und lehrenden Berufen arbeiten. Somit ist oft von Ärzten, Pflegepersonal, Lehrern und Sozialarbeitern bzw. von Patienten, Klienten und Schülern, seltener von Gästen oder Kunden die Rede. Wenn im Folgenden meist die männlichen Formen von Berufs- oder Rollenbezeichnungen gewählt wurden, so erfolgt das im

Sinne des generischen Maskulinums, das bei aller Unterschiedlichkeit männliche und weibliche Personen gleichermaßen ansprechen will. Die Leserinnen und Leser sind gebeten, bei Klientel und Geschlecht jene Bezeichnungen einzusetzen, die der persönlichen Situation entsprechen.

Ergänzt wird das Buch durch Online-Material: Arbeitsblätter zum Ausdrucken, weiterführende Informationen, Texte zu Übungen und Audiodateien (→S. 284).

BURNOUT

Was macht den Begriff des Burnout so populär? Wieso kann man heute kaum mehr eine Zeitschrift aufschlagen, ohne darin einen Artikel über Burnout zu finden? Burnout ist eine *Metapher* für etwas, für das es sonst keinen sprachlichen Ausdruck gibt. Im Bild des Burnout finden sich viele Menschen wieder. »Ja genau, das ist es, was ich fühle: Ich habe gebrannt, der Ofen ist aus, die Energie ist verbraucht. Ich kann nicht mehr.« Manche Menschen vergleichen ihren ursprünglichen Enthusiasmus mit einer *Kerze,* die an beiden Enden brennt. Manche können sich nicht mehr erholen und ziehen Parallelen zu einer leeren *Batterie* oder einem *Akku,* der sich nicht mehr aufladen lässt. Die Analogie zu einem *ausgebrannten Gebäude* verdeutlicht die Leere, die viele Menschen in sich spüren, wenn ihre Reserven aufgebraucht sind. Die Bilder machen klar, dass man etwas zuführen muss, damit wieder Energie abgegeben werden kann. Einen Akku lädt man auf, beim Feuer legt man Holz nach. Bei Burnout fehlt der Ausgleich von Geben und Nehmen. Menschen brennen aus, wenn sie über längere Zeit mehr geben, als sie bekommen oder annehmen können.

Vielleicht hat die Popularität des Begriffs Burnout auch etwas mit unserer Epoche zu tun, in der etwas ausgebrannt ist und verlöscht und etwas zu Ende geht. Viele

Menschen erfassen intuitiv, dass etwas zu Ende gehen *muss*. Die Grenzen von Leistung, Beschleunigung und Wachstum sind vielfach erreicht. Es scheint die Herausforderung des 21. Jahrhunderts zu sein, sich zumindest in manchen Bereichen in Richtung *Entschleunigung* zu entwickeln.

Uns Menschen steht nur eine begrenzte Zahl von Möglichkeiten zur Verfügung, auf Belastungen zu reagieren. Wie diese Reaktionen genannt werden, hängt von den Betroffenen und von der Zeitepoche ab, in der sie leben. So ist es nicht verwunderlich, dass man Schilderungen von Burnout findet, lange bevor es diesen Begriff gab. Schon im Alten Testament finden sich zwei Beispiele: Moses und Elias. Vom Morgen bis zum Abend kamen Menschen zu *Moses*, um in Streitfällen nach den Gesetzen Gottes zu fragen. Sein Schwiegervater sagte zu ihm: »So richtest du dich selbst zugrunde und auch das Volk, das bei dir ist. Das ist zu schwer für dich; allein kannst du das nicht bewältigen. Suche dir Männer, die dem Volk jederzeit als Richter zur Verfügung stehen.«[1] Das Erste Buch der Könige erzählt vom *Propheten Elias*, der sich todmüde in die Wüste zurückzieht und nur noch sterben möchte.[2] Ein Engel berührt ihn und gibt ihm Lebensmittel. Elias schöpft wieder Kraft für seine Wanderung durch die Wüste und seinen Weg zu Gott. Der *heilige Bernhard von Clairvaux* schrieb an Papst Eugen III., seinen ehemaligen Ordensbruder, er möge sich von Zeit zu Zeit seinen Beschäftigungen entziehen, um nicht an einem Punkt zu landen, »wo das Herz hart wird«.[3]

Auch *Goethe* war gefährdet, dichterisch »auszutrocknen«. Er verließ seinen Ministersessel und nahm eine Auszeit, um nach Italien zu reisen. Er hatte Glück, sein

Arbeitgeber Herzog Karl-August von Weimar ermunterte ihn dazu, sich ausgiebig zu erholen, um wieder voll dichterischer Schaffenskraft zurückzukommen. Goethe nutzte die Krise und die Zeit in Italien für sich und seine Entwicklung und streifte das belastende Ende der ersten Lebenshälfte »wie eine Schlangenhaut ab«.[4]

Es macht Betroffenen Mut, dass in den letzten Jahren viele im Rampenlicht stehende Personen – Sportler, Politiker, Musiker und Fernsehstars – mit ihrem Leiden an Burnout und Depression an die Öffentlichkeit gegangen sind.

DIE VIELEN GESICHTER VON BURNOUT – SYMPTOME

Im Jahr 1953 wurde wohl erstmals in der wissenschaftlichen Literatur ein Fall von Burnout beschrieben, allerdings ohne ihn so zu benennen.[5] Das erfolgte erst über 20 Jahre später.

Miss Jones arbeitete in einem psychiatrischen Krankenhaus in einem hoch motivierten Team auf einer Station für chronisch Kranke. Als sie nach längerer Abwesenheit wieder auf ihre Station zurückkam, war die Stationsschwester ausgetauscht worden, und einige ihrer Kolleginnen hatten die Abteilung verlassen. Die Patienten waren unruhig und die Pflegepersonen unzufrieden; der Arbeitseifer hatte sich verloren. Als Miss Jones vorschlug, etwas an der unbefriedigenden Situation zu verändern, reagierten die anderen Teammitglieder entweder ablehnend oder gar nicht. Dadurch fühlte sie sich ausgestoßen, war frustriert und wandte sich von ihren Kolleginnen ab. Sie konzentrierte sich ausschließlich auf die Patienten und erhöhte ihren Einsatz. Die Patienten litten immer mehr unter der schlechten Atmosphäre und hatten Angst, das Chaos könnte noch weiter zunehmen. Da Miss Jones im Team weiterhin keine Unterstützung fand, erhoffte sie zumindest von den Patienten Verständnis und Dankbarkeit, war sie doch die einzige Schwester, die sich wirklich um sie kümmerte. Nach einiger Zeit musste sie allerdings realisieren, dass sie auch in diesen Erwartungen enttäuscht wurde.

Damit war sie in einem Teufelskreis gefangen: Sie wurde immer depressiver und erschöpfter. Ihren Patienten gegenüber wurde sie zunehmend abgestumpft und gleichgültig. Je depressiver und verzweifelter sie sich fühlte, umso mehr breiteten sich Gefühle des Versagens aus. Diese verstärkten wiederum die depressive Stimmung und vergrößerten die Enttäuschung. Sie sah nur mehr die negativen Seiten der Arbeit, mied Kontakte mit den Kolleginnen und zog sich schließlich auch von den Patienten zurück. Der Job erschien ihr sinnlos, sie ging immer seltener zur Arbeit.

Zu diesem Zeitpunkt kam Miss Jones in Beratung. In der ersten Sitzung konnte sie »Dampf ablassen«. Später wurde sie darin unterstützt, ihre Situation zu verstehen und die hohen Ansprüche herunterzuschrauben. Das zeigte Erfolg, schrittweise verbesserte sich die Situation. Ihre Erwartungen wurden immer realistischer. Miss Jones kam wieder besser mit den Patienten und ihren Kolleginnen zurecht, was ihr Selbstwertgefühl stärkte. Der Fallbericht hat ein Happy End: Einige Monate nach der Beratung ging es Miss Jones wieder gut.

Die Schilderung benennt wesentliche Charakteristika von Burnout: die drei zentralen Symptome Erschöpfung, reduzierte Leistungsfähigkeit und Depersonalisierung im Sinne einer Abstumpfung und Gleichgültigkeit gegenüber den Patienten. Die Symptomatik entwickelt sich im *beruflichen Umfeld* und in einem längeren *Prozess*. Das anfänglich hohe Engagement weicht der Enttäuschung. Unterstützung fehlt, sozialer Rückzug folgt. Zur *Bewältigung* von Problemen und Symptomen werden *Strategien* eingesetzt, die ihrerseits wieder zu neuen Problemen führen.

Es gibt im Querschnitt, in der Momentaufnahme, kein einziges Symptom, das allein für Burnout charakteristisch wäre. Es ist vielmehr eine Kombination von Symptomen, die sich über eine längere Zeit hinweg im beruflichen Umfeld entwickeln. Einige Verhaltensweisen können als Auswirkungen, andere als Bewältigungsversuche verstanden werden. Die folgende Aufzählung gibt einen Überblick über potentielle Symptome bei einem Vollbild von Burnout. Im **Innenleben** macht sich emotionale Erschöpfung breit. Die Stimmung wechselt, ist oft gedrückt bis depressiv, hat manchmal eine ängstliche Tönung, ohne dass man genauer Auskunft darüber geben könnte, was man befürchtet. Oft ist die Angst aber durchaus klar zuzuordnen. Betroffene können angespannt, ungeduldig und gereizt, aber auch weinerlich sein; bei kleinsten Auslösern werden sie von Gefühlen überschwemmt. Sie können sich kraftlos, hilflos und ohnmächtig fühlen. Sie sehen sich insuffizient und als Versager, haben Schuldgefühle und ein geringes Selbstwertgefühl. Alles scheint sinnlos und hoffnungslos. Sie sind sehr mit sich selbst beschäftigt, oft mit Tagträumen. Sie fühlen sich gefangen und einsam. Als Ausweg tauchen Suizidideen auf. Die geistige Leistungsfähigkeit ist beeinträchtigt. Es fällt schwer, sich zu konzentrieren, sich etwas zu merken und sich zu entscheiden. Die Frustrationstoleranz ist vermindert, das Denken ist eingeengt, starr und schematisch.

Burnout macht sich auch durch **körperliche Symptome** bemerkbar. Man fühlt sich chronisch müde, erschöpft und körperlich schwach, unsicher und schwindlig, oft zugleich von Unruhe getrieben. Oft sind einzelne Organsysteme intensiver betroffen. Manche Menschen reagieren auf Belastungen mehr mit muskulärer Anspannung, bei anderen ist es das Herz-Kreislaufsystem, bei wieder anderen ist es das Magen-, Darm-, das Atmungs- oder das Urogenitalsystem. Häufig verschlimmern sich vorbestehende Erkrankungen wie Asthma oder Diabetes. Man wird anfälliger für Infektionskrankheiten; der Husten, der Schnupfen und die Grippe werden hartnäckiger, man braucht länger, um sich zu erholen.

Wenn das Muskelsystem reagiert, spüren dies die meisten Menschen im Hals- und Nackenbereich, und es kommt zu Spannungskopfschmerzen. Bei anderen ist der Rücken verspannt und schmerzt; wieder andere beißen die Zähne zusammen und knirschen in der Nacht. Manchmal werden Muskelzuckungen sichtbar. Der Magen-Darmtrakt meldet sich mit Übelkeit, Verstopfung, Durchfall oder Magengeschwüren. Das Herz macht sich mit Herzklopfen bemerkbar, es schlägt schneller, der Blutdruck steigt. In Kombination mit einem erhöhten Serumcholesterinspiegel steigt das Risiko für Erkrankungen der Herzkranzgefäße. Bei vielen Menschen zeigt sich Anspannung als ein Gefühl von leichter Atemlosigkeit, manche hyperventilieren. Bei Frauen wird der Menstruationszyklus unregelmäßig, und prämenstruelle Spannungen verstärken sich. Männer leiden unter Libido- und Potenzstörungen. Ohrgeräusche können neu auftreten oder störender werden. Als erstes Warnsymptom sind *Schlafstörungen* bedeutsam. Man kann nicht abschalten und nicht einschlafen, man erwacht früh und ist sogleich wieder hoch aktiviert. Nicht selten wird der Schlaf von Albträumen begleitet. Auf der anderen Seite kann sich Burnout als übermäßiges Schlafbedürfnis zeigen. Man sehnt sich danach, sich ins Bett zu verkriechen, kommt am Morgen kaum aus dem Bett.

Im **Verhalten** werden Betroffene oft überaktiv und impulsiv; zugleich zaudern sie. Sie konsumieren vermehrt Kaffee, Alkohol, Beruhigungsmittel, Aufputschmittel oder Drogen, und sie rauchen mehr. Sie essen oft mehr, indem sie die Nahrung in sich hineinschaufeln, oder sie essen weniger, wenn sie sich zum Essen keine Zeit mehr gönnen und Hungergefühle nicht mehr wahrnehmen. Durch unaufmerksames oder risikoreiches Verhalten etwa beim Sport oder Autofahren steigen die Unfall- und Verletzungsgefahr. Positive *Motivationen*, Engagement, Eifer und Idealismus gehen verloren. Sie weichen einer Desillusionierung, Enttäuschung und Resignation. Folgen sind Demoralisierung und Leere.

Mit ihrem **Beruf** sind die Betroffenen unzufrieden, fühlen sich zu wenig oder gar nicht anerkannt, sie misstrauen dem Management, den Kollegen oder Vorgesetzten und werden zynisch. Bei ihrer Arbeit sind sie weniger effektiv, Qualität und Produktivität nehmen ab, es passieren häufiger Fehler. Sie arbeiten langsamer, kommen oft nicht zur Arbeit, sind häufiger im Krankenstand oder wechseln den Arbeitsplatz. Sie sind nicht in der Lage, sich und ihre Arbeit zu organisieren, haben ein schlechtes Zeitmanagement und schauen häufig auf die Uhr. Sie fühlen sich in hohem Maße abhängig von ihren Vorgesetzten und widerstehen zugleich allen Versuchen, etwas zu verändern.

Die Veränderungen im **zwischenmenschlichen Bereich** können sich nicht nur gegenüber Klienten zeigen, sondern – speziell in fortgeschritteneren Stadien – auch in den *Beziehungen* innerhalb der Familie und im Freundeskreis. Die Betroffenen sind leicht irritierbar und übersensibel. Manchmal wirken sie aber auch cool, gefühllos und unerreichbar. Ihre *Wahrnehmung* anderer Menschen verändert sich in Richtung Zynismus und Dehumanisierung; Einstellungen werden negativ und pessimistisch. Sie sind weniger dazu bereit und in der Lage, sich in andere einzufühlen und sich in ihre Welt hineinzuversetzen. Sie pressen sie in stereotyp vorgefertigte Bilder, was sich speziell in helfenden Berufen bemerkbar macht. Sie beschuldigen ihre Klienten und äußern sich ihnen gegenüber abwertend. Zugleich umgeben sie sich mit einem Nimbus von Grandiosität und Unfehlbarkeit. Wenn sie selbst misstrauisch sind, projizieren sie dieses Misstrauen oft auf andere und fühlen sich daher z. B. von Mitarbeitern verfolgt. Sie erleben sich dann selbst als Opfer oder Märtyrer. Aus dieser Grundstimmung heraus verstärkt sich das Misstrauen. Es geht in Feindseligkeit über, die sich wiederum auf das Verhalten der anderen auswirkt und nicht selten die ihnen unterstellte Ablehnung bestätigt. Das Verhalten wird aggressiver bis hin zu Wut- und Gewaltausbrüchen, sowohl im Arbeitsbereich als auch in der Familie, was wiederum zu zusätzlichen Konflikten führt. Um diesen Konflikten aus dem Weg zu gehen, ziehen sich die Betroffenen zurück und isolieren sich, schotten sich ab oder klammern sich an einzelne Personen. Gegenüber ihren Klienten reagieren sie automatenhaft mechanisch. Es gelingt ihnen nicht mehr, ihre eigenen Gefühle von Hoffnungslosigkeit, Hilflosigkeit und Sinnlosigkeit zu verbergen. Sie sind eifersüchtig oder voller Schadenfreude. Die *Motivationslage* ist durch Interessenverlust und Mutlosigkeit gekennzeichnet. Gegenüber ihren Klienten sind sie entweder gleichgültig oder überengagiert; Grenzen verschwimmen; es kommt zu Verwicklungen. Manchmal werden Klienten dazu missbraucht, die eigenen Bedürfnisse zu befriedigen.

BURNOUT ALS PROZESS

Ein Modell für helfende Berufe beschreibt *vier Stufen der Desillusionierung:*[6] Idealistische Begeisterung, Stillstand, Frustration und Apathie. Das am häufigsten zitierte Modell beschreibt zwölf Stadien des *Burnout-Zyklus.*[7] Es kann dabei helfen, sich selbst und andere einzuschätzen, wie fortgeschritten die Entwicklung eines Burnout ist.

Das *erste Stadium* – der *Zwang, sich zu beweisen* – beginnt, wenn der Wunsch, etwas Wertvolles zu leisten, zwanghaft wird. Ausgelöst durch übertriebene Erwartungen an sich selbst zeigen sich häufig eine verbissene Entschlossenheit zu Erfolg, Leistung und Eroberung sowie Gefühle von Einsamkeit. Im *zweiten Stadium* – dem *verstärkten Einsatz* – nehmen der Zwang, sich zu beweisen, und die Dringlichkeit der Arbeit zu. Dieser Zwang kann mit Gewissenhaftigkeit, Idealismus und persönlichem Engagement verwechselt werden und zeigt sich in der mangelnden Bereitschaft, Arbeit und Verantwortung zu delegieren, aus der Angst heraus, an Kontrolle, Glaubwürdigkeit und Ansehen zu verlieren. Wenn im Leben alles außer der Arbeit irgendwie verschwindet, kündigt sich das *Stadium drei* an: die reduzierte Aufmerksamkeit für sich selbst und die *subtile Vernachlässigung der eigenen Bedürfnisse.* Kleine Pflichten und Freuden des Alltags werden als unnötige Störungen erlebt, sie werden vergessen und verschoben. Oft kaum merklich verliert man den Humor, trinkt mehr Kaffee oder Alkohol als üblich, isst entweder mehr oder denkt gar nicht ans Essen. Das *vierte Stadium – die Verdrängung von Konflikten und Bedürfnissen* – ist entscheidend für das Verständnis von Burnout. Man spürt zwar den Mangel an Schlaf, Bewegung, Ernährung und Energie, ist verstimmt, nicht auf der Höhe und fühlt sich ausgebeutet. Da dies alles lästig ist und keine Aussicht auf Lösung besteht, wird es auf jede nur mögliche Weise vor sich selbst und anderen verborgen. Die eigenen Bedürfnisse werden zu Gunsten der Arbeit, der Klienten oder der Aufträge als unwichtig hintan gestellt. Alles ist wichtiger als man selbst. Zu diesem Zeitpunkt erfolgt der Übergang zum *Stadium fünf* – der *Umdeutung von Werten.* Die positive Beziehung zu Vergangenheit und Zukunft geht verloren. Das Wertesystem bröckelt, Prioritäten verschieben sich, Verwirrung und Desorientiertheit machen sich breit. Im *sechsten Stadium – der verstärkten Verleugnung der aufgetretenen Probleme* – nimmt das zur Verschleierung der Probleme notwendige Ausmaß der Verleugnung weiter zu. Wegschauen scheint zum überlebensnotwendigen Bewältigungsmechanismus zu werden. Eines der Hauptsymptome dieses Stadiums ist Intoleranz. Im *Stadium sieben* – dem *Rückzug* – werden nach den Bedürfnissen auch die Gefühle nicht mehr wahrgenommen, man zieht sich innerlich von der Umgebung zurück, distanziert sich auch von sich selbst und funktioniert wie ein Roboter. Im *achten Stadium* – mit *be-*

obachtbaren Verhaltensänderungen – kann man nicht mehr zwischen dem unterscheiden, was man am meisten fürchtet – einen Angriff – und dem, was man am meisten braucht – Aufmerksamkeit, Unterstützung, Nähe und Intimität. Man ist überzeugt, dass einen niemand wirklich mag. Besorgnis wird als Kritik oder Angriff interpretiert; man geht Kontakten aus dem Weg. Auch andere Personen bemerken jetzt die Veränderungen der Einstellung in Richtung Zynismus, Desillusionierung und Distanzierung. Im *neunten Stadium* – mit *Depersonalisation und dem Verlust des Gefühls für die eigene Persönlichkeit* – sind die eigenen Bedürfnisse überhaupt nicht mehr spürbar. Was man spürt: Man ist nicht mehr man selbst. Man verliert den Kontakt zu sich selbst, zum eigenen Körper, zu Prioritäten, zur persönlichen Zukunft und zu einer Ahnung davon, was die Vernachlässigung rauben kann und schließlich auch raubt. Das Leben scheint entwurzelt und sinnlos. Im *zehnten Stadium* – der *inneren Leere* – fühlt man sich ausgehöhlt, ausgezehrt und leer, nutzlos und erledigt. Mittels kurzfristiger, sinnlicher Befriedigung oder durch Betäubung mittels Arbeit, Alkohol, Drogen und Sex versucht man, dieses beängstigende Gefühl zu vertreiben. Im *elften Stadium* – der *Depression* – ist einem schließlich alles egal. Initiative und Motivation sind auf dem Nullpunkt, man will nur noch fliehen und schlafen. Aus Verzweiflung und Selbsthass neigt man zu risikoreichem Verhalten etwa im Straßenverkehr und Sport, und Suizidgedanken tauchen auf. Das *zwölfte Stadium* – der völligen körperlichen und seelischen *Burnout-Erschöpfung* – ist lebensgefährlich. Es stellt eine handfeste Krise, einen absoluten Notfall dar. Man hat das Recht, wenn nicht sogar die Pflicht, professionelle Hilfe und Behandlung in Anspruch zu nehmen.

BURNOUT AUS SICHT DER FORSCHER

Die Ausgangspunkte und Motivationen der Forscher und Forscherinnen, die sich dem Phänomen Burnout widmeten, waren sehr verschieden. Die Vielfalt der von ihnen entwickelten Modelle verdeutlicht, dass es *die* Erklärung für Burnout nicht gibt. So muss man jene Modelle auswählen, die für den Einzelfall am besten passen, um sie als Landkarten zur Orientierung zu nutzen.

Herbert J. Freudenberger – Burnout als Selbsterkenntnis: Im Jahr 1974 wurde der Begriff Burnout von Freudenberger in seiner Arbeit über *Staff Burn-Out* erstmals im heutigen Sinn verwendet. Er war 1926 in Frankfurt am Main geboren worden und als Zwölfjähriger allein nach Amerika geflohen. Eine Tante, die in der Bronx lebte, nahm ihn nur widerwillig auf. Nachts musste er arbeiten, um sich sein Psychologiestudium zu verdienen. Später ließ er sich in New York als Psychoanalytiker nieder und gründete eine »free clinic« für Jugendliche, die auf der Straße lebten und meist drogenabhängig waren. So eilte er nach der Arbeit in seiner Praxis zur Klinik, die dann um elf Uhr nachts ihre Türen schloss. Anschließend ging es mit Besprechungen und Übungen weiter, wobei er eines Tages bemerkte:

> Je müder ich wurde, desto mehr trieb ich mich an. Als meine Frau versuchte, mich zur Besinnung zu bringen, reagierte ich verärgert. »Du meinst, ich sollte weniger tun? Mehr müsste ich tun. Es gibt tausende von diesen jungen Leuten, und sie haben keine andere Stelle, an die sie sich wenden können. […] Selbst wenn ich rund um die Uhr arbeitete – ich könnte nicht genug tun.«[8]

Mit der Zeit wurde Freudenberger immer reizbarer und beschuldigte andere, dass sie nicht besser vorankämen. Die Probleme und Kämpfe der Jugendlichen machte er zu den seinen. Dabei leugnete er, dass irgendetwas nicht in Ordnung sei. Der Zusammenbruch kam in den Weihnachtsferien, als er mit seiner Familie in den Urlaub fliegen wollte. Am Abend vor der Abreise konnte er seinen Koffer nicht mehr packen und fiel ins Bett. Am nächsten Morgen war er nicht mehr in der Lage aufzustehen. Er blieb einen Monat der Klinik fern und verbrachte die Zeit damit herauszufinden, weshalb er wie ein Verrückter gearbeitet hatte. Als Psychoanalytiker beschloss er, sich gleichsam selbst auf die Couch zu legen und seine Erfahrungen auf Tonband festzuhalten. Beim Abhören der Bänder wurden ihm einige biographische Hintergründe seines Engagements klar. Er erkannte,

> dass es verschiedene Faktoren waren, die meine Erfahrungen in der Klinik sabotiert hatten: die bloße Anzahl der Jugendlichen, die ungenügenden technischen Einrichtungen, der Mangel an geschultem Personal, der Mangel an jeglicher Unterstützung durch die Öffentlichkeit. Einige der negativen Kräfte allerdings lagen in mir selbst begründet. Ich war – wohl infolge meiner früheren Erfahrungen – besonders empfänglich für die Probleme heimatloser Jugendlicher. […] und verspürte die Verwandtschaft ihrer traurigen Lage mit den Albträumen meiner Jugend in Deutschland.[9]

In einem Artikel beschrieb er den Druck, unter dem auch die ehrenamtlichen Mitarbeiter seines Klinikteams standen, und wie der anfängliche Idealismus und die hohe

Motivation der Freiwilligen in der Arbeit mit Drogenabhängigen innerhalb eines Jahres stark abnahmen:

> Gerade weil wir engagiert sind, gehen wir in die Burnout-Falle. Wir arbeiten zu viel, zu lange und zu intensiv. Wir stehen unter dem inneren Druck zu arbeiten und zu helfen und wir fühlen einen äußeren Druck zu geben. Wenn ein Mitarbeiter dann auch noch den zusätzlichen Druck des Vorgesetzten empfindet, noch mehr zu geben, wird er von drei Seiten attackiert.[10]

Freudenberger fand das Phänomen aber ebenso bei Menschen in seiner Praxis:

> […] und dennoch sind sie im historischen Sinn des Wortes weder neurotisch noch psychotisch. Dass sie leiden, lässt sich nicht leugnen. […] Sie sind desillusioniert von Ehe und Karriere, müde, frustriert und gezwungen, mit steigendem Energieaufwand der Anstrengung gerecht zu werden, den einmal eingeschlagenen Weg weiter zu verfolgen. […] mir [wurde] klar, dass sich hier ein Phänomen zeigte, das weniger mit traumatischen Erlebnissen aus der Kindheit als mit einem Unbehagen zu tun hatte, das neueren Ursprungs sein musste. Die meisten dieser Leute waren jahrelang in durchaus positivem Sinn mit ihrem Leben fertig geworden.[11]

Christina Maslach – Die drei Komponenten von Burnout: Es ist im Wesentlichen auf ihre Arbeit und den von ihr entwickelten Fragebogen zurückzuführen, dass Burnout heutzutage meist durch das Vorhandensein von drei Komponenten definiert wird: emotionale Erschöpfung,

Depersonalisierung und reduzierte Leistungsfähigkeit. Maslach beschäftigte sich in den Jahren um 1974 als Sozialpsychologin an der Universität von Kalifornien in Berkeley mit der Frage, wie Menschen auf belastende Ereignisse reagieren. Wie bewältigen sie emotional belastende Situationen? Wie schützen sie sich davor, von Gefühlen überwältigt zu werden, um handlungsfähig zu bleiben? Christina Maslach interessierte sich dabei besonders für die Haltung der *distanzierten Anteilnahme*, die damals in medizinischen Berufen als Ideal propagiert wurde. Darunter verstand man eine Haltung, in welcher der Arzt hinreichend distanziert und objektiv bleibt, um Gleichmut bewahren und verlässlich urteilen zu können, und zugleich Anteil nimmt, um seine Patienten einfühlsam und verständnisvoll zu versorgen.[12]

Ein zweites für Maslach zentrales Modell kreiste um das Phänomen der *Dehumanisierung*. Damit wird ein Zustand von emotionaler Distanz gegenüber den Mitmenschen beschrieben, der als Schutzmechanismus vor emotionaler Überwältigung bewahrt. Maslach war mit Experimenten zu diesem Thema unter anderem durch ihren Kollegen Stanley Milgram und sein berühmtes *Milgram-Experiment* vertraut. Bei diesem Experiment fand er eine erschreckend hohe Bereitschaft durchschnittlicher Versuchspersonen, den Anweisungen von Autoritäten auch dann Folge zu leisten, wenn es darum ging, im Dienst der Wissenschaft anderen Menschen schmerzhafte Elektroschocks zuzufügen. Noch intensiver kam sie durch *Philip Zimbardo* mit dessen *Stanford Prison Experiment* in Berührung. Zimbardo teilte zwölf psychisch und körperlich unauffälligen, gesunden Studenten die Rolle von Gefangenen und deren Wärtern zu. Was als spannendes Spiel begann, geriet innerhalb von nur fünf Tagen außer Kontrolle. Die sog. Gefängniswärter waren von anständigen und wohlerzogenen Studienkollegen zu Bestien mutiert. Die Gefangenen wurden zunehmend misshandelt. Eine abgrundtiefe Distanz hatte sich aufgetan. Die Dehumanisierung zeigte sich auf schockierende Weise. Zimbardo berichtete lange Zeit danach, es sei seine spätere Ehefrau Christina Maslach gewesen, die auf den Abbruch des Gefängnis-Experiments gedrängt habe. Auf der Suche nach Ausdrucksformen von Dehumanisierung bzw. Depersonalisierung interviewte Christina Maslach Krankenhauspersonal. Dabei fand sie keineswegs nur distanzierte Anteilnahme. Viele Pflegepersonen waren schlichtweg überfordert und hatten sich von ihren Patienten emotional distanziert. In dieser Zeit erfuhr Maslach von einem Rechtsanwalt, dass dieses Phänomen in seiner Berufsgruppe durchaus verbreitet sei und man dafür einen Namen habe: Burnout.[13]

Maslach blieb dem Thema treu. Interviews mit Psychiatern, Psychologen, Krankenschwestern und Sozialarbeitern bestätigten ihre Hypothesen. Burnout ist ein komplexes Zusammentreffen dreier Faktoren:

1. körperliche und psychische Erschöpfung,
2. negative Selbsteinschätzung der eigenen Belastbarkeit und beruflichen Kompetenz
3. negative Gefühle gegenüber der Arbeit und den Patienten. Die mitfühlende Grundhaltung geht verloren (Depersonalisierung).

Der nächste Schritt ergab sich wie von selbst. Als Wissenschaftlerin wollte sie Burnout konzeptuell erfassen und mittels Fragebogen messbar machen. So entstand das *Maslach-Burnout-Inventar (MBI)*, dessen weltweite Verbreitung zur Dominanz des Drei-Komponenten-Modells von

Burnout führte. So wird Burnout heute zumeist als das definiert, was der MBI misst (→S. 288).

Ayala Pines – Burnout und Überdruss: Freudenberger und Maslach beschrieben Burnout bei Menschen in helfenden Berufen. Ayala Pines (*1945 in Kirgistan, †2012) hatte zunächst mit Christina Maslach zusammengearbeitet, unterschied dann aber zwischen Ausbrennen (Burnout) und Überdruss (Tedium): *Überdruss* könne bei jeder Art von chronischer Belastung entstehen, unabhängig davon, ob sie mentaler, emotionaler oder körperlicher Natur ist. Von *Burnout* wollte sie nur bei langfristigem, intensivem Einsatz für andere Menschen und andauernder emotionaler Belastung sprechen. Ausbrennen sei »die schmerzliche Erkenntnis, dass sie diesen Menschen nicht mehr helfen können, dass sie nichts mehr zu geben und sich völlig verausgabt haben.«[14] Sie beschränkte somit Burnout auf jene Personengruppen, in denen ein Mensch mit anderen Menschen arbeitet, wobei das Syndrom des Ausbrennens fast immer Überdruss mit einschließt. Dies ist auch die Grundlage ihrer Aussage, »dass ein Mensch einmal ›entflammt‹ gewesen sein muss, um ausbrennen zu können.«[15]

Die Unterscheidung wurde später allerdings wieder fallen gelassen und der Anwendungsbereich des Begriffs Burnout u.a. auf Partnerbeziehungen erweitert.[16] Da sich Pines als Klinische, Sozial- und Organisations-Psychologin für die Kontexte interessierte, in denen es entsteht, untersuchte sie die Unterschiede von Burnout bei Männern und Frauen und in verschiedenen Lebensphasen und Kulturen. Sie beschäftigte sich mit Schutzfaktoren vor Burnout und dabei insbesondere mit der Rolle von sozialer Unterstützung. Es lag ihr sehr am Herzen, gefährdeten Personen Arbeits- und Diskussionsgruppen zum Thema Ausbrennen und Überdruss anzubieten.

Ihre Arbeitsgruppe entwarf einen einfachen Fragebogen zur Selbstdiagnose. Die *Überdruss-Skala* erhebt, wie häufig die Befragten müde sind, sich niedergeschlagen fühlen, körperlich, emotional erschöpft, erledigt, ausgebrannt und unglücklich sind; wie oft sie sich abgearbeitet, gefangen und wertlos fühlen; ob sie überdrüssig und bekümmert, über andere verärgert oder enttäuscht sind und sich zurückgewiesen fühlen, sich schwach, hilflos und hoffnungslos fühlen und ob sie Angst haben. Wenn Menschen einen guten Tag haben, glücklich, optimistisch und tatkräftig sind, werden entsprechend Punkte abgezogen.

Für Pines entsteht Burnout dann, wenn wir nicht mehr daran glauben, dass unser Leben sinnvoll ist, dass die Dinge, die wir tun und somit wir selbst von Nutzen und wichtig sind.[17] So schlug sie als Ergebnis einer Untersuchung von israelischen Polizisten während der Intifada als Behandlungsfokus bei Burnout vor, mit den Betroffenen daran zu arbeiten, dass sie ihren beruflichen Aufgaben Wichtigkeit, Bedeutung und Sinn geben können.

Cary Cherniss: Er ist ein wichtiger Vertreter jener Forscher, die Burnout primär aus der *arbeits- und organisationspsychologischen Perspektive* betrachteten. Für ihn ist

> Burnout kein unvermeidliches Schicksal von Menschen in helfenden Berufen. Es ist auch nicht an eine bestimmte Persönlichkeitsstruktur gebunden, in der hohe Erwartungen mit unrealistischen Einschätzungen des Alltags und der persönlichen Unfähigkeit, tragfähige Beziehungen zu Menschen aus anderen und fremden sozialen Milieus

aufzunehmen, verbunden sind. »Burnout« ist vielmehr das Ergebnis einer implodierenden Mischung von unterschiedlichen, persönlichen, aber vor allem arbeitsplatzspezifischen und lebensphasentypischen Variablen, die voraussehbar sind, die aktiv angegangen werden können und für deren Vermeidung nicht nur die Angehörigen helfender Berufe verantwortlich sind, sondern auch und vor allem die Institutionen, in denen sie arbeiten, deren Vorgesetzte – und die Kolleginnen und Kollegen.[18]

Cherniss hat als Erster Burnout im *Längsschnitt* untersucht. Dazu begleitete er ein Jahr lang ehemalige Studenten bei ihrem Einstieg in soziale Berufe. In ausführlichen Interviews fragte er nach Belastungen und deren Bewältigung und wie sich Einstellungen und Verhalten gegenüber den Klienten veränderten. Er fragte auch nach dem Einfluss von konkreten Arbeitssituationen und der Arbeitsumgebung auf diesen Prozess. Aus den Ergebnissen entwickelte er ein Konzept, nach dem Burnout seine Wurzeln wesentlich in der formellen und informellen *Organisation der Arbeit* habe. So wirken sich insbesondere widersprüchliche und unklare Zielvorgaben und fehlende Rückmeldungen negativ auf das Befinden, die Arbeit und die Arbeitszufriedenheit aus. Schützende Effekte haben Autonomie am Arbeitsplatz und die Möglichkeit, in der Arbeit Erfolge zu erringen, die der Betreffende sich selbst zuschreiben kann.[19]

Wenn man **Burnout als Symptom entfremdeter Arbeit** versteht, erscheint es absurd, wenn in der Forschung nur die Burnout-Geschädigten untersucht werden und ihre Reaktionen höchst einseitig einzelnen Personen zugeschrieben werden.[20] Wenn Menschen funktionalisiert, verwaltet und wie Schachfiguren hin- und hergeschoben werden, wenn vermittelt wird, dass jeder Mitarbeiter ersetzbar ist und seine Leistung nur anhand von Zahlen bewertet wird, fühlt man sich nicht mehr als Person wahrgenommen, und eine Entfremdung gegenüber Arbeitgeber und Arbeit setzt ein. Ebenso kommen in helfenden Berufen Entfremdungserscheinungen gegenüber der Arbeit und den Behandelten nicht überraschend, wenn es nur mehr um die Steigerung von Fallzahlen, um Dokumentations- und Nachweispflichten und die Erfüllung von Standards geht, wenn es in einer Reparaturmedizin nur mehr um die schnellstmögliche Wiederherstellung der Arbeitskraft geht und Menschen nur noch nach ihren Blutwerten und Röntgenbildern behandelt werden.

Das **Anforderungs-Kontroll-Modell** wurde Ende der 1970er Jahre vom amerikanischen Soziologen *Robert Karasek* entwickelt. Es konzentriert sich auf zwei Dimensionen eines Arbeitsplatzes: die an die Mitarbeiter gestellten Anforderungen und den zur Erfüllung dieser Aufgaben zur Verfügung stehenden Entscheidungs- und Kontrollspielraum. Stressreaktionen sind zu erwarten, wenn man bei einer Arbeit mit hohen psychischen Anforderungen mit nur geringen Kontroll- und Einflussmöglichkeiten ausgestattet ist. Wenn Möglichkeiten zur Kontrolle fehlen, bleibt der Aktivierungszustand nach der erfolgreichen Meisterung einer Aufgabe weiter bestehen; eine Entspannungsreaktion bleibt aus.

Die möglichen Kombinationen der beiden Dimensionen ergeben vier Felder: *High-Strain Jobs* (strain, engl. Belastung, Anspannung, Anstrengung, Druck), d.h. hohe Anforderungen in Verbindung mit geringem Entscheidungsspielraum können langfristig krank machen, indem sie zu Ermüdung, Depressionen, Angstzuständen und erhöhtem Alkohol- und Medikamentenkonsum führen und Herz-Kreislauferkrankungen wie Bluthochdruck und Herzinfarkte verursachen.[21] Arbeit wird *monoton*, wenn Entwicklungsanreize und Gestaltungsspielräume fehlen, um eigene Fähigkeiten einzubringen. Beispiele mit solchen Tätigkeitsprofilen sind Industriearbeitsplätze am Fließband oder im Akkord, Kassieren im Supermarkt oder Jobs in Call-Centern. Berufe mit wenig Entscheidungsmacht und geringen Anforderungen haben kaum Einfluss auf die Gesundheit.[22] In Verbindung mit großen Entscheidungsbefugnissen regen hohe Anforderungen bei *active Jobs* positiv an, bieten gute Lern- und Entwicklungschancen und die Möglichkeit, sich als erfolgreich und selbstwirksam zu erleben. Beispiele finden sich in Führungspositionen im Management.

Das Modell hilft bei der Einschätzung des Gefährdungspotentials von Arbeitsplätzen und zeigt Wege zur Verringerung des Risikos. So kann nach Möglichkeiten gesucht werden, die Arbeitsbelastung zu reduzieren und Entscheidungsspielräume zu vergrößern. Es wurde später um eine Komponente erweitert: das Ausmaß an *sozialem Rückhalt* am Arbeitsplatz. Die psychosoziale Belastung ist an jenen Arbeitsplätzen am höchsten, die durch hohe Anforderungen, niedrige Kontrollmöglichkeiten und zusätzlich durch fehlenden sozialen Rückhalt bzw. soziale Isolation geprägt sind.[23] Diese Erweiterung des Modells zum *Demands-Control-Support Model* eröffnet Perspektiven auch für jene Jobs, bei denen sich am Anforderungsprofil und bei den Entscheidungsspielräumen wenig verändern lässt.

Eine Arbeitsgruppe um *Johannes Siegrist* vom Institut für medizinische Soziologie an der Heinrich-Heine-Universität Düsseldorf entwickelte das **Modell der beruflichen Gratifikationskrisen**. Danach entsteht Burnout bei einem Ungleichgewicht zwischen der Leistung des Arbeitnehmers und der Gegenleistung des Arbeitgebers. Das Modell versteht Arbeit als Tauschprozess, der dann befriedigt, wenn Tauschgerechtigkeit herrscht, und dann krank machen kann, wenn diese fehlt. Wenn erwartete, legitime Belohnungen ausbleiben oder nicht ausreichen, kommt es zu einer *Gratifikationskrise*. Dabei geht es nicht nur um Lohn und Gehalt, ebenso wichtig sind nichtmaterielle Gratifikationen in Form von Wertschätzung und Anerkennung des Geleisteten, insbesondere durch Vorgesetzte. Als Gratifikation zählt auch die Sicherung des sozialen Status in Form von angemessenen Aufstiegschancen und Arbeitsplatzsicherheit.[24]

Auf der Seite der Anforderungen unterscheidet das Modell zwischen solchen, die von außen kommen, und jenen, die Arbeitnehmer an sich selbst stellen. Auch bei der berechtigten Frage, warum Menschen in Situationen mit mangelhafter Gratifikation verweilen, findet man innere und äußere Gründe: Zu den *äußeren* gehört die Abhängigkeit aufgrund fehlender Alternativen auf dem Arbeitsmarkt. Dies betrifft insbesondere weniger qualifizierte und weniger leistungsfähige, ältere, nicht mobile Arbeitnehmer und Beschäftigte mit Zeitverträgen. Die globalisierten Arbeitsmärkte, Firmenzusammenschlüsse und Rationalisierungen führen immer häufiger zu sehr asymmetrischen Tauschbeziehungen. Die *individuellen Gründe* für Verausgabungen sind unterschiedlich. Es kann durchaus eine langfristig und strategisch sinnvolle Entscheidung sein, einen im Augenblick ungünstigen Arbeitsvertrag abzuschließen, wenn man zukünftige Vorteile erhofft. Dies ist häufig in frühen Phasen der beruflichen Karriere und in stark umkämpften Berufen der Fall. Wenn die erwartete Belohnung dann später ausbleibt, kann sich das auf Wohlbefinden und Gesundheit auswirken, etwa bei Langzeitpraktikanten. Eine Tendenz, sich zu verausgaben, ist oft aus dem biografischen Hintergrund zu verstehen. Ihre Quelle liegt häufig in einer starken Sehnsucht nach Anerkennung, Wertschätzung und Nähe. Eine Selbstausbeutung hat insbesondere dann fatale Folgen, wenn zusätzlich zur Neigung, sich zu verausgaben, die Anforderungen unterschätzt oder die eigenen Kompetenzen überschätzt werden.

Eine österreichische Studie zur Qualität des Arbeitslebens älterer Menschen ergab, dass von mehr als 4000 Berufstätigen insgesamt 16 Prozent von beruflichen Gratifikationskrisen betroffen sind. In der Gruppe der 45- bis 54-Jährigen ist dieser Anteil noch höher.[25]

Berufliche Gratifikationskrisen haben signifikante Einflüsse auf die Gesundheit. Dies konnte für Herz-Kreislauferkrankungen wie Bluthochdruck und Herzinfarkte, Erkrankungen des Bewegungsapparates, Verdauungsbeschwerden und psychische Erkrankungen wie Depressionen nachgewiesen werden. Es fanden sich Zusammenhänge mit dem Auftreten einer Zuckerkrankheit, mit Alkoholabhängigkeit und mit krankheitsbedingter Frühberentung.[26]

Das **Job Demands-Resources Model** erweitert das Blickfeld und versucht eine Integration unterschiedlicher Faktoren, indem es als Gegengewicht zu den Anforderungen eine Vielzahl von Ressourcen auf die Waagschale legt. Auf der Seite der *Arbeitsanforderungen* finden sich in diesem Modell u.a. körperliche Belastung, Zeitdruck, Kontakte mit Klienten, die Arbeitsumgebung und Schichtarbeit. Auf der Seite der *Ressourcen* stehen neben Kontrolle und Gratifikationen u.a. Feedback, Belohnungen, Kontrollmöglichkeiten, Partizipation, d.h. Beteiligung an Entscheidungsprozessen, Job-Sicherheit und Aufgabenvielfalt. Soziale Ressourcen beziehen sich auf die Unterstützung durch Kollegen, Familie und Freunde.[27] Als persönliche Ressourcen wurden Selbstwirksamkeit, arbeits- und organisationsbezogener Selbstwert und Optimismus hinzugefügt.[28]

Das **Gerechtigkeits-Modell** gründet sich auf die *Theorie der sozialen Gerechtigkeit.* Diese erklärt, wann eine Situation als fair und gerecht eingeschätzt wird. Dies sei dann der Fall, wenn das Verhältnis zwischen Einsatz und Ergebnis mit dem bei einer vergleichbaren anderen Person in einer analogen Situation übereinstimmt. Man fühlt sich *benachteiligt,* wenn bei einem vergleichbaren Einsatz das Ergebnis schlechter ausfällt; im umgekehrten Fall fühlt man sich *begünstigt.* Gerechtigkeitstheoretiker gehen davon aus, dass Benachteiligung *und* Begünstigung zu negativen Gefühlen führen.[29] Spannend ist die Anwendung des Modells zur Erklärung von Abwesenheiten von der Arbeit. In manchen Fällen könnte z.B. ein nicht unbedingt notwendiger Krankenstand oder dessen Verlängerung dazu dienen, das Gefühl von Gerechtigkeit wiederherzustellen.[30]

Arnold Bakker und Wilmar Schaufeli – Engagement, Glück und Gesundheit statt Burnout: Niederländische Forschergruppen schenken ihre Aufmerksamkeit weniger der Vorbeugung von Krankheit am Arbeitsplatz, sondern wenden sich konsequent der Förderung von Gesundheit zu. Den Gegenpol von Burnout nennen sie *Work Engage-*

ment (→S. 45). Sie beschreiben damit einen Zustand von Vitalität, Widerstandsfähigkeit und Kraft und von Hingabe an eine inspirierende und sinnvolle Arbeit, bei der man sich glücklich fühlen kann und bei der die Zeit wie im Fluge vergeht. Engagement ist mehr als die Abwesenheit von Burnout und kann bei hoher Arbeitsbelastung eine puffernde Wirkung haben. Aktuelle Studien beschäftigen sich mit »Einem Tag im Leben eines glücklichen Arbeitnehmers«. Über Tagebücher werden Situationen analysiert, die glücklich machen oder aber Glück verhindern. Andere zeigen, wie man sich gut erholen kann.[31]

Die Niederlande waren auch Vorreiter in der betrieblichen Gesundheitsförderung. Schon 1999 wurde ein Gesetz erlassen, dessen Ziel es ist, die körperliche und psychische Gesundheit und das Wohlbefinden der arbeitenden Bevölkerung zu verbessern. 95 Prozent aller niederländischen Firmen und Betriebe haben Verträge mit privaten Organisationen, den »Occupational Health and Safety Services«, die bei dieser Aufgabe unterstützen. Im Fokus steht dabei die Organisation und nicht der einzelne Mitarbeiter.[32]

»Ist die **Burnout-Forschung** ausgebrannt?« Diese Frage stellt sich nach einer kritischen Analyse von 40 Jahren internationaler Burnout-Forschung.[33] Trotz der großen Zahl der veröffentlichten Studien und der Unmenge an erhobenen Daten bleiben die daraus gewonnenen Erkenntnisse eher enttäuschend. Ausgehend von Einzelfallbeobachtungen wurde etwas beschrieben, das sich inzwischen ungeheurer Popularität erfreut. Differenzierte Forschungsfragen gingen vor allem durch den Siegeszug eines Fragebogens verloren, der Burnout auf drei Komponenten beschränkte und auf Zahlenwerte reduzierte. Es konnte zwar nachgewiesen werden, wie häufig Burnout in verschiedenen Berufsgruppen vorkommt und wie es mit anderen Messgrößen verknüpft war, die Unzahl der signifikanten Korrelationen sagt allerdings nichts darüber aus, was Ursache und was Folge ist und wo einfach nur überlappende Konstrukte gemessen wurden. Da Burnout hauptsächlich von Psychologen und Psychotherapeuten beforscht wurde, dominiert die im Gesundheitssystem vorherrschende *pathologie- und krankheitszentrierte Sicht* auch deren Forschungsansätze. Burnout wird in der Regel als unerwünschter Problemfall, als zu behebende Störung im Individuum betrachtet. Auch wenn zunehmend organisationsbezogene Faktoren in die Forschung einbezogen wurden, bleibt die konkrete betriebliche Umsetzung der Erkenntnisse eher die Ausnahme. Auch wenn nicht geleugnet wird, dass *gesellschaftliche* Faktoren eine Rolle spielen, fehlt eine differenzierte Formulierung von Forschungsfragen und deren Untersuchung. Ergebnisse in diesem Bereich wären in ihrer orientierenden und handlungsleitenden Funktion wichtig für politische Weichenstellungen.

So ist zu hoffen, dass sich die Forscher nach einer Phase statistisch ausgeklügelter Untersuchungen mit beeindruckenden Fallzahlen daran erinnern, dass Burnout etwas anderes ist als »nur ein paar Kreuzchen auf der rechten Seite eines Blattes Papier«.[34] Es zeichnen sich aber auch positive Entwicklungen ab, die in Richtung *gesundheitsfördernder* Faktoren und *Individualisierung* führen. In *Längsschnittstudien* werden Arbeitnehmer mindestens einmal am Tag computergestützt befragt und Schwankungen der Messgrößen mit Tagebucheintragungen in Beziehung gesetzt.

Alle Angaben zur **Häufigkeit von Burnout** sind insofern problematisch, als es keine allgemein anerkannte Definition und entsprechend auch keine eindeutigen Entscheidungskriterien gibt, wer an Burnout leidet. Die Ergebnisse fallen auch unterschiedlich aus, je nachdem, welches Messinstrument eingesetzt und welche Grenzwerte angenommen werden. (→Infoblatt 2) Harte Daten, die indirekt auf Burnout schließen lassen, sind Statistiken und Studien zu Krankheitstagen, Arbeitsunfähigkeit und Frühpensionierungen aufgrund psychischer Erkrankungen. Aber selbst diese Zahlen sind mit Vorsicht zu interpretieren, sind sie doch ebenso abhängig von der Lage am Arbeitsmarkt, von der Rentengesetzgebung und von gutachterlichen Gepflogenheiten. Die WHO prognostiziert, dass im Jahr 2020 Depressionen nach den Herz-Kreislauf-Erkrankungen weltweit die zweithäufigste Ursache von Invalidität sein werden. Ein Teil der Betroffenen werden Menschen mit Burnout sein.

BURNOUT: EIN BEGRIFF MIT UNSCHARFEN GRENZEN

Es gibt keine allgemein anerkannte gültige **Definition** von Burnout. So hat jede Definition Grenzen und dient eher als notwendige *Arbeitshypothese*. Schaufeli und Enzmann unternahmen den Versuch, eine solche zu formulieren:

> Burnout ist ein anhaltender, negativer, arbeitsbezogener Zustand (state of mind) »normaler« Individuen. Er ist in erster Linie von Erschöpfung gekennzeichnet, begleitet von Anspannung (Distress), einem Gefühl verringerter

> Effektivität, verringerter Motivation und der Entwicklung dysfunktionaler Einstellungen und Verhaltensweisen bei der Arbeit. Diese psychische Verfassung entwickelt sich in kleinen Schritten und kann für den betroffenen Menschen lange unbemerkt bleiben. Sie resultiert aus einer fehlenden Passung von Intentionen und Berufsrealität. Burnout erhält sich durch unangemessene Bewältigungsstrategien, die mit dem Syndrom zusammenhängen, oft selbst aufrecht.[35]

Diese Arbeitsdefinition enthält drei zentrale Elemente:

1. *Symptomatik:* Leitsymptom ist die Erschöpfung. Sie wird begleitet von (a) Erschöpfung und Distress mit Symptomen auf der emotionalen, kognitiven und körperlichen Ebene und im Verhalten, (b) dem Gefühl einer verringerten Effektivität der Arbeit, (c) dysfunktionalen Bewältigungsstrategien und (d) einer verringerten Motivation.
2. Die *Entstehung* wird als Passungsproblem verstanden, bei dem unerfüllte Wünsche und Erwartungen eine Rolle spielen. Burnout ist ein *Prozess*, der sich unbemerkt entwickeln kann und zu dem sich selbst *aufrechterhaltende* Mechanismen im Sinne unangemessener Bewältigungsstrategien beitragen.
3. Burnout entwickelt sich im *Bereich* professioneller Tätigkeit oder arbeitsähnlicher Tätigkeiten, und es betrifft »normale« Menschen, die zuvor keine psychischen Auffälligkeiten zeigten.

Burnout findet sich in der 1991 von der WHO herausgegebenen Klassifikation psychischer Störungen (ICD-10) im Kapitel »Faktoren, die den Gesundheitszustand beeinflussen und zur Inanspruchnahme von Gesundheitsdiensten führen« unter Z73.0 als »Erschöpfungssyndrom« (Burn-out-Syndrom). Diese Tatsache führt dazu, dass man in der Laienpresse immer wieder liest, Burnout sei keine Krankheit. Dies stößt Menschen vor den Kopf, die unter einem großen Leidensdruck stehen, die sich eindeutig krank fühlen und die auch für Außenstehende eindeutig als krank erkennbar sind. Damit diese Personen Anspruch auf Leistungen des Gesundheitssystems oder ihrer Versicherungen erwerben, müssen sie sich in die Kategorien vorgegebener Störungen einordnen lassen. So sind Ärzte und Psychotherapeuten im Dilemma, dass sie auch jene Betroffenen in das *Prokrustesbett*[36] einer Diagnose stecken müssen, für deren Zustand Burnout die am ehesten zutreffende Bezeichnung wäre. Für viele Menschen ist es zusätzlich kränkend, wenn sie auf Grund einer normalen Reaktion auf belastende Umstände in die Schublade »psychisch krank« gesteckt werden. Dies mag auch einer der Gründe sein, weshalb sich viele Menschen scheuen, einen Arzt, Psychotherapeuten oder gar Psychiater aufzusuchen. Der Begriff Burnout ist – als Metapher verstanden – eben nicht so *stigmatisierend* wie eine psychiatrische Diagnose.

In den Niederlanden unterscheiden die Leitlinien der »Royal Dutch Medical Association« bei den »Stressbedingten Störungen« je nach ihrer Schwere drei Stufen: (1) *Distress* mit milden Symptomen und einer leichten Funktionseinschränkung; (2) *Nervenzusammenbruch* mit einer Symptomatik, die zu einer vorübergehenden Arbeitsunfähigkeit führt; (3) *Burnout* als arbeitsbezogene »Neurasthenie« mit längerfristigem Krankenstand. Davon sind depressive Störungen, Angststörungen und andere psychiatrische Störungen zu unterscheiden.[37]

Für eine Diagnose von *Neurasthenie* (F48.0) wird Folgendes gefordert:

1. Anhaltende und quälende Klagen über gesteigerte Ermüdbarkeit nach geistiger Anstrengung oder über körperliche Schwäche und Erschöpfung nach geringsten Anstrengungen.
2. Mindestens zwei der folgenden Symptome: Muskelschmerzen und -beschwerden; Schwindelgefühle; Spannungskopfschmerzen; Schlafstörungen; Unfähigkeit zu entspannen; Reizbarkeit und Verdauungsbeschwerden.
3. Bei Vorhandensein von Angst oder Depressionssymptomen sind diese nicht anhaltend und schwer genug, um die Kriterien für eine der spezifischeren Störungen in dieser Klassifikation zu erfüllen.[38]

Bunout-ähnliche Zustände werden diagnostisch unterschiedlich etikettiert. Sie finden sich auch unter den *affektiven* Störungen und den *Anpassungsstörungen*. Überschneidungen mit Begriffen wie Stress, Trauer, Traumafolgen, Mitgefühlsmüdigkeit, Verbitterungsstörung und Arbeitssucht werden im Glossar erläutert.

GESUNDHEITSFÖRDERNDE GEGENPOLE

Man kann Burnout grundsätzlich auf zwei Wegen vorbeugen und behandeln: Man kann Belastungen und Risikofaktoren minimieren und Tendenzen in Richtung Burnout möglichst frühzeitig stoppen. Man kann seinen Blick aber auch auf die gesunden Gegensätze von Burnout richten und sich immer wieder daran erinnern, diese anzusteuern. Einer dieser Gegenpole wäre *Engagement*, ein anderer *Flow-Erleben*, bei dem alles leicht und wie von selbst fließt. *Selbstsorge* und *Selbstmitgefühl* wären die Gegensätze zu Vernachlässigung und einem lieblosen Umgang mit sich selbst. *Balance* würde ein verlorenes Gleichgewicht wieder herstellen.

Die Gegensätze zu den drei Komponenten von Burnout sind eindeutig. Statt erschöpft wäre man kräftig und voller Energie. Statt zynisch distanziert zu sein, ließe man sich respektvoll und wohlwollend auf Beziehungen ein. Statt an der eigenen Leistungsfähigkeit und Effektivität zu zweifeln, würde man auf die Wirksamkeit des eigenen Tuns vertrauen.

Christina Maslach bezeichnete die Abwesenheit von Burnout als *Engagement.*[39] Niederländische Arbeitsgruppen (→S. 38) entwickelten das Konstrukt zu **Work Engagement** weiter. Dies bedeutet für sie *mehr* als die Abwesenheit von Burnout. Sie verstehen darunter einen positiven, erfüllenden, arbeitsbezogenen Zustand, der durch Vitalität, Hingabe und Absorbiertheit charakterisiert ist. *Vitalität* zeigt sich als ein hoher Grad an Energie und Widerstandskraft, als morgendliche Freude auf die Arbeit und als Durchhaltevermögen, auch wenn die Dinge einmal nicht so gut laufen. *Hingabe* definieren die Autoren als Gefühl von Sinnhaftigkeit, Enthusiasmus, Inspiration, Stolz und Herausforderung. *Absorbiertheit* ist gekennzeichnet durch eine völlige Konzentration auf die Arbeit, ein Vertieftsein in die Arbeit, wobei die Zeit schnell vergeht und man Schwierigkeiten hat, sich von ihr zu lösen. Sie kommt dem nahe, was man unter Flow versteht.

Der Psychologe *Mihály Csíkszentmihályi* entwickelte die **Flow**-Theorie mit Blick auf Risikosportarten. Flow ist eine

Art von Glück, die entsteht, wenn Aufmerksamkeit, Motivation und Umgebungsfaktoren in Harmonie zusammenfließen. Flow – Funktionslust, Schaffens- oder Tätigkeitsrausch – beinhaltet folgende Merkmale: Die ausgeführte Tätigkeit dient keinem anderen Ziel als sich selbst und ist mit einer unmittelbaren Rückmeldung verbunden; die Aufmerksamkeit ist voll auf die Tätigkeit fokussiert; Anforderungen und Fähigkeiten sind ausgewogen; es besteht das Gefühl der Kontrolle über die Aktivität; und ein Gefühl von Mühelosigkeit; Sorgen um sich selbst verschwinden; das Zeitgefühl verändert sich; Handeln und Bewusstsein verschmelzen.[40]

Flow entsteht, wenn sowohl die Anforderungen als auch die Kompetenzen zu deren Bewältigung überdurchschnittlich hoch sind. Im Gegensatz dazu entsteht Angst, wenn bei hohen Anforderungen die notwendige Kompetenz zu gering ist. Erholung wird möglich, wenn die Anforderung gering und die Kompetenz hoch ist. Apathie oder *Boreout* sind die Folgen, wenn sich Anforderungen und Kompetenzen auf niedrigem Niveau befinden. Flow-Erfahrungen finden sich am häufigsten während beruflicher Tätigkeiten. So suchen Forschergruppen nach Bedingungen, die Flow in der Arbeit wahrscheinlicher machen. Mehr Flow dient der Qualität der Arbeit, der Freude an der Arbeit und der Gesundheit der Arbeitnehmer.[41]

Der Begriff der **Selbstsorge** ist ein zentrales Thema im Spätwerk des französischen Philosophen *Michel Foucault*. Selbstsorge steht für eine Haltung und das Verhalten, das eigene Leben gleichsam als *Kunstwerk* bewusst schöpferisch zu gestalten und ihm eine unverwechselbare eigene ästhetische Form zu geben. Selbstsorge bedeutet somit, sich nicht an fremden Normen und Erwartungen zu orientieren, sondern die Macht über sich selbst zu übernehmen und sich nicht von jemand anderem regieren und bestimmen zu lassen. Dabei geht es nicht um die Entdeckung dessen, der ich wirklich bin, sondern um das Begreifen der eigenen Existenz als Prozess, dessen Ziel es ist, anders zu denken, anders zu werden als der, der ich vorher war. Dazu gilt es, immer wieder neue Blickwinkel einzunehmen und die Perspektive zu wechseln. Dies ist nicht mit Beliebigkeit zu verwechseln und bedeutet ernsthafte, beharrliche Arbeit an sich selbst. Eben genau dieser Prozess, das beständige Gestalten und Entwickeln eines eigenen Lebensstils macht die Individualität der Menschen aus.[42]

Nach dem Modell der **Selbstwirksamkeitserwartung** wird das Verhalten von Personen wesentlich dadurch bestimmt, welche Ergebnisse sie davon erwarten. Es reicht zumeist nicht aus, ein anstrebenswertes Ziel in Aussicht zu stellen; entscheidend ist die Überzeugung, dass man dazu in der Lage ist, es zu erreichen. Auch bei der Förderung ihrer Gesundheit müssen Menschen daran glauben, dass es etwas bringt, sich zu engagieren oder auf etwas zu verzichten.

Das Konzept der Selbstwirksamkeitserwartung wurde vom kanadischen Psychologen *Albert Bandura* (* 1925 in Mundare) in den 1970er Jahren entwickelt. Bandura selbst ist das beste Beispiel für eine hohe Selbstwirksamkeitserwartung. Er war das jüngste von sechs Kindern einer Einwandererfamilie und wuchs in einem 400-Seelen-Dorf in Kanada auf. Der aus Polen stammende Vater war Kleinbauer und arbeitete bei der Eisenbahn. Bandura erzählte, sein Vater habe mit dem Pfarrer heiligen Wein getrunken, die Mutter sei tief religiös gewesen. Sie vertraute auf die Fähigkeiten ihres Sohnes und sagte: »Du hast die Wahl, du kannst am Feld arbeiten und dich im Gasthaus betrinken, oder du kannst eine Ausbildung machen.«[43] Bandura wurde zu einem der bedeutendsten Psychologen des letzten Jahrhunderts.

Bandura beschrieb *drei Quellen* der Selbstwirksamkeitserwartung: Die wohl wichtigste Quelle sind eigene Erfolgserlebnisse, d.h. viele Erfahrungen gelungener Bewältigung. Die zweite ist das Lernen am Modell: Wenn Personen mit ähnlichen Fähigkeiten wie man selbst eine Aufgabe meistern, traut man sich das auch selbst eher zu. Die Selbstwirksamkeitserwartung steigt auch, wenn andere Menschen daran glauben und auch äußern, dass man zur Bewältigung einer Situation in der Lage ist.

Personen mit einer unrealistisch hohen Selbstwirksamkeitserwartung sind gefährdet, Burnout zu entwickeln. Dies geschieht dann, wenn sie Misserfolge nicht als Lernerfahrung nutzen, sondern die Enttäuschung im Vordergrund steht und sie sich noch mehr anstrengen. Die dritte Komponente von Burnout – das Gefühl verringerter Leistungsfähigkeit – weist Parallelen zu geringer Selbstwirksamkeitserwartung auf. Ziel in der Therapie in diesem Bereich ist es, eine realistische Selbstwirksamkeitserwartung aufzubauen. Dies gelingt, indem man Erfolgserlebnisse ermöglicht. In der Rehabilitation gelingt es speziell in der Ergotherapie, durch die Fokussierung auf Handlungskompetenzen auch nach außen hin sichtbare Wirksamkeitserfahrungen zu vermitteln. In der Psychotherapie hilft der Glaube des Therapeuten an seinen Patienten und dessen Fähigkeiten. Der Glaube allein genügt aber nicht; es müssen Handlungen folgen, die Erfolge bringen.

Einige der erwähnten Modelle schreiben die Entstehung von Burnout einem Ungleichgewicht zu, etwa zwischen Anforderungen und Ressourcen oder zwischen Leistung und Belohnung. Behandlung von Burnout hieße, das Gleichgewicht wieder herzustellen. Prävention bestünde darin, es zu erhalten. *Gleichgewichtsmodelle* haben Tradition: Schon für Weisheitslehrer wie Laotse oder Heraklit sind Harmonie und Mitte, **Gleichgewicht** und **Balance** der Weg und das Ziel.

Heraklit verstand das Leben als ein Pendeln zwischen Gegensätzen, die einander bedingen: zwischen Anspannung und Entspannung, zwischen Erschöpfung und Engagement, zwischen Gesundheit und Krankheit, zwischen Autonomie und Abhängigkeit. Harmonie entsteht durch ein ausgewogenes Pendeln um eine Mitte zwischen den Polen. Das taoistische Bild von Yin und Yang macht sichtbar, wie zwei gegensätzliche Hälften einander ergänzen und gemeinsam ein rundes Ganzes bilden.

Die Vorstellung des Lebens als dynamische Balance prägt auch dieses Buch. In Achtsamkeit bemerkt man frühzeitig jene Bewegungen, die in ein destruktives Ungleichgewicht führen – und kann frühzeitig gegensteuern. Das aus der Wahrnehmung eigener leidender Anteile erwachsende **Selbstmitgefühl** (→S. 188) liefert Impulse, auch eigenes Leid und Burnout zu verhindern und die Balance auf verschiedenen Ebenen wiederherzustellen: im körperlichen Bereich, in der Innenwelt, zwischen den einzelnen Sphären des Lebens und zwischen Geben und Nehmen. Im bewussten Balancieren zwischen den Polen liegen Freude, Fülle und Ganzheit.

UNTER WELCHEN BEDINGUNGEN ENTSTEHT BURNOUT?

Burnout ist *multifaktoriell* bedingt, d.h. bei seiner Entstehung spielen viele Faktoren zusammen. *Björn Husmann* benennt drei Blickwinkel, aus denen man das Phänomen Burnout betrachten kann:[44] Aus der *Adlerperspektive* – mit dem großen Überblick – kann man auf die gesellschaftlichen, aus der *Büffelperspektive* – aus der Sicht des »büffelnden« Arbeitstiers – auf die arbeits- und organisationsbedingten und aus der eingeschränkteren *Mäuseperspektive* auf die individuellen Faktoren schauen. Einen noch weiteren Blickwinkel bietet die *globale Perspektive* auf unseren blauen Planeten.

So konnten beispielsweise bei *Lehrpersonen* auf allen drei Ebenen Hypothesen zur Entstehung von Burnout empirisch bestätigt werden. Einige Forscher sehen die Hauptursachen in gesellschaftlichen Veränderungen, wie einem zunehmenden Autoritätsverlust und einer fehlenden Wertschätzung. Andere sehen diese in spezifischen Merkmalen bzw. Belastungen der Arbeit als Lehrperson und untersuchen die schulischen Umwelten, wie etwa die Arbeitssituation an der einzelnen Schule, den Schultyp, die Anzahl der Schüler pro Klasse und jener mit Verhaltensauffälligkeiten, jener aus bildungsferneren Schichten oder das Klima im Lehrerkollegium. Wieder andere fragen, warum unter vergleichbaren Bedingungen einige Personen ausbrennen, andere jedoch nicht. Sie stellen Merkmale der Persönlichkeit und individuelle Bewältigungsmuster in den Mittelpunkt ihrer Forschung.

Für eine differenzierte Analyse der Ursachen von Burnout ist die Nutzung verschiedener Sichtweisen sinnvoll.

So gibt es persönliche Verhaltensweisen, die für Burnout anfällig machen. Es gibt aber ebenso Umwelt- und Arbeitsbedingungen, die Burnout nahezu heraufbeschwören. Es greift aber zu kurz, nur den Arbeitsbereich zu betrachten, denn meist tragen auch Belastungen oder der Wegfall von Ressourcen im privaten Bereich zur Entstehung von Burnout bei. Freudenberger bezeichnete schon 1980 die Gesellschaft als »Nährboden des Ausbrennens«.[45]

Gesellschaftliche Faktoren

Arbeitswelt und Arbeitsbedingungen haben sich in den letzten Jahrzehnten grundlegend verändert. Die Arbeitsanforderungen haben zugenommen; die dafür zur Verfügung stehenden Ressourcen entwickelten sich oft nicht in gleichem Maß mit. Im Folgenden sollen einige gesellschaftliche Tendenzen herausgegriffen werden, die bei der Entwicklung von Burnout eine Rolle spielen.

Die **Ausweitung des Dienstleistungssektors** mit Verlagerung industrieller Produktionen in Länder mit niedrigem Lohnniveau führt dazu, dass viele Beschäftigte hierzulande in der Industrie im »High-Tech-Bereich« oder im »High-Touch-Bereich« des Gesundheits- und Sozialwesens tätig sind. Durch diese Umschichtung veränderte sich auch das berufliche Belastungsprofil. Während in Industrie- und Agrargesellschaften die körperlichen Belastungen im Vordergrund stehen, sind es in Dienstleistungsgesellschaften mentale und emotionale Herausforderungen. Als Beispiel möge die Tätigkeit auf einer Intensivstation dienen: Es sind Fähigkeiten im Umgang mit Geräten, Konzentration und Wachheit, Entscheidungsfähigkeit, aber auch emotionale Kompetenzen gefragt. Pflegepersonen müssen auch über längere Zeit große körperliche Nähe aushalten. Zugleich zeigt sich gerade im Bereich der Medizin eine immer größer werdende Diskrepanz zwischen hohen Erwartungen und wachsendem Misstrauen. Der Nimbus der durch die moderne Technik unterstützten Allmacht führt zu Erwartungen, die oft enttäuscht werden.

Das Streben von Unternehmen gilt immer häufiger kurzfristigen Gewinnen. In den sog. Hochlohnländern wächst aufgrund der globalen **Konkurrenz** der **Rationalisierungsdruck**. Er äußert sich in Form von Fusionen von Unternehmen und Betriebsübernahmen, von Kündigungen und der Auslagerung von Tätigkeiten und damit von Arbeitsplätzen. Immer weniger Menschen müssen immer mehr Arbeit leisten. Löhne und Gehälter stagnieren, und die Chancen, in der Hierarchie aufzusteigen, werden geringer. Die Angst vor einem Verlust des Arbeitsplatzes wächst. In Betrieben, die von Personalabbau betroffen waren, ist die Wahrscheinlichkeit, regelmäßig Psychopharmaka einzunehmen, bei Männern um 50 Prozent höher als bei jenen ohne Downsizing. Pflegekräfte nahmen umso häufiger Antidepressiva ein, je höher die Bettenauslastung auf einer Station war.[46]

Die Forderung nach immer mehr **Flexibilität**, Mobilität und Anpassungsbereitschaft wird mit dem wachsenden Wettbewerbs- und Leistungsdruck gerechtfertigt. Viele Beschäftigungsverhältnisse fallen nicht mehr in den klassischen Rahmen von Arbeits- und Sozialrecht und sind daher mit höherem Risiko im Hinblick auf Einkommen und soziale Absicherung, mit weniger Mitspracherecht und schlechteren Arbeitsbedingungen verbunden. Dies sind insbesondere befristete und nicht versicherte geringfügige Beschäftigung, Leiharbeit und die sog. Allein-Selbstständigkeit. Eine Formel bringt es auf den Punkt: (Leistungssteigerung × Flexibilität) – Sicherheit = Burnout.[47]

Der zunehmende Einfluss **digitaler Informations- und Kommunikationstechnologien** hat die Globalisierung ermöglicht und gefördert. Es stellen sich ganz neue Anforderungen: Arbeiten sind immer häufiger als befristete Projekte organisiert; internationale Kooperationen führen zur Entgrenzung von Arbeitszeiten; es scheint notwendig zu werden, rund um die Uhr online zu sein. Zeitliche und räumliche Grenzen existieren nicht mehr. Eine neue Art mit Grenzen umzugehen, wird notwendig. So blüht z.B. zur Bewältigung der E-Mail-Flut eine eigene Ratgeberliteratur. *Multitasking* wird zum normalen Funktionsmodus.

Enttraditionalisierung: Der Einzelne ist zunehmend weniger in traditionelle Gemeinschaften wie Großfamilie, Nachbarschaft oder Kirche eingebettet. Die in ihnen vermittelten Werte und Rollenmodelle verlieren an Verbindlichkeit und Bedeutung. Man gewinnt an Freiheit, das Leben in vielen Bereichen selbstbestimmt zu gestalten, auf der anderen Seite verliert man Orientierung, Sicherheit und Halt. Jeder muss selbst herausfinden und entscheiden, was für ihn ein richtiges und gutes Leben bedeutet. Die Sehnsucht nach Klarheit und Orientierung führt nicht wenige Menschen zu fundamentalistischen Weltbildern, in denen klar zu sein scheint, was richtig und falsch, was gut und was böse ist.

Auch die traditionelle Rollenaufteilung zwischen Mann und Frau verliert ihre orientierende Funktion. Paare stehen vor der herausfordernden Aufgabe, für die Frau, den Mann, die Situation und die Umwelt einigermaßen passende Lösungen zu finden und auszuhandeln.

Dies kostet Zeit und Energie und braucht Feinfühligkeit und die Fähigkeit, einander zuzuhören. Wenn keine Lösungen möglich sind, wird das als individuelles Scheitern erlebt.

Dieser Verlust der Bedeutung von traditionellen Modellen führt zur **Individualisierung**, einem der Megatrends spätmoderner Gesellschaften. Neben dem Wunsch nach Gemeinsamkeit und Verbundenheit gilt das Streben der Menschen immer mehr dem Ausdruck der Einzigartigkeit des Einzelnen. Auch erweitern Wohlstand, Bildung und Mobilität die Zahl der Wahlmöglichkeiten. Das Individuum bekommt die Macht, authentisch zu sein und sich selbst zu verwirklichen. Indem auch das Berufsleben zunehmend zur Selbstverwirklichung dient, steigen die Erwartungen an den Arbeitsplatz: Herausfordernde, vielfältige und sinnvolle Tätigkeiten, nette Kollegen, Teilhabe an Entscheidungen, Autonomie und gute Aufstiegsmöglichkeiten.[48] Diese Wunschvorstellungen erfüllen sich oft nicht. Es ist vielmehr so, dass die Anforderungen an die Arbeitnehmer dahin gehen, ein *unternehmerisches Selbst*[49] zu entwickeln. Das Leben sollte als eine Abfolge von Projekten mit kluger Verteilung der Ressourcen optimal organisiert werden. Die Politik setzt immer mehr auf individuelles Risikomanagement und immer weniger auf kollektive Daseinsvorsorge. Es wird vermittelt, dass jeder Bürger allein für sich selbst zuständig und verantwortlich ist, für sein Überleben, seine Arbeit, seine Gesundheit und dafür, dass er den Anforderungen der Gesellschaft entspricht. Er sei somit auch schuld am eigenen Scheitern.[50]

In diesen gesellschaftlichen Zusammenhängen sieht der Pariser Soziologe *Alain Ehrenberg* einen zentralen

Grund für die Zunahme von Depressionserkrankungen. Indem man dem verheißenen Glück nachrennt, überfordert man sich bis zur Selbstausbeutung und wird zum *erschöpften Selbst.*[51] Wenn es einem nicht möglich ist, seine vermeintliche Freiheit zu nutzen und die Diskrepanz zwischen dem potentiell Erreichbaren und der erlebten Realität immer größer wird, habe man sich das selbst zuzuschreiben. Dies nährt Selbstzweifel bis zur Verzweiflung. Man richtet Wut und Aggression gegen sich selbst.

Aufgrund der Veränderung der **Alterspyramide** müssen Menschen insgesamt länger und mit höherem Alter arbeiten. Darauf wird bis jetzt erstaunlich wenig Rücksicht genommen. In vielen Bereichen werden ältere Arbeitnehmer sogar benachteiligt; und statt ihre Kompetenzen zu nutzen, werden sie gekündigt, um die höheren Löhne und Abfindungen zu sparen. Im internationalen Vergleich zeigt sich die höchste Stressbelastung in der Altersgruppe der 45- bis 54-Jährigen.[52]

Das aus der Wissenschaft kommende Wort *Stress* hat inzwischen Eingang in die Alltagssprache gefunden. Gestresst zu sein dient als Rechtfertigung, als Ausrede, aber auch als Zeichen von Wichtigkeit. Ähnlich hat in den letzten Jahren die Popularität und Akzeptanz des Phänomens Burnout zugenommen. Im Windschatten des »Burnout-Booms« ist eine **Burnout-Industrie** entstanden, die mit Burnout Geschäfte macht und mit unterschiedlichsten Angeboten Burnout-Betroffene oder -Gefährdete anspricht und im eigenen Interesse zur Verstärkung des Trends beiträgt. Das Positive dieser Popularität liegt darin, dass psychische Probleme durch das Etikett Burnout aus der Tabuzone ans Licht kommen dürfen und man über sie sprechen kann. Die inflationäre Verwendung des Begriffs kann sich negativ auswirken, wenn sie eine andere Problematik verschleiert, etwa dann, wenn eine behandlungsbedürftige Krankheit als Arbeitsplatzproblem definiert wird oder eklatante Probleme am Arbeitsplatz individualisiert und der geringen Belastbarkeit eines Mitarbeiters zugeschrieben werden.

Beschleunigung trägt als *Beschleunigungsfalle,* als das Gefühl, im Hamsterrad immer schneller laufen zu müssen, zur Entstehung von Burnout bei. Viele Menschen leiden darunter, irgendwie nie nachzukommen und keine Zeit mehr für Wesentliches und Heilsames zu haben. Ein Verständnis für jene gesellschaftlichen Veränderungen, denen wir alle unterworfen sind, soll dabei helfen zu unterscheiden, wo die Beschleunigung mehr in allgemein gesellschaftlichen Phänomenen wurzelt und wo uns eigene innere Anteile antreiben. So können wir die Spielräume nützen, die uns als Individuum bleiben, und machen uns zugleich die Grenzen unserer Einflussmöglichkeiten bewusst. Die folgende Bestandsaufnahme soll somit auch dazu dienen, jene Punkte zu finden, wo Achtsamkeit ansetzen und zur Entschleunigung beitragen kann.

Hartmut Rosa, Soziologe an der Friedrich-Schiller-Universität in Jena, legte 2005 die wohl differenzierteste Untersuchung zur »Veränderung der Zeitstrukturen in der Moderne« vor.[53] Er beschreibt unterschiedliche Formen der Beschleunigung. Die offensichtlichste ist die durchaus beabsichtigte *technische Beschleunigung* zielgerichteter Vorgänge: des Transports, der Kommunikation und der Produktion von Gütern und Dienstleistungen. Diese Beschleunigung ließe erwarten, dass wir durch die ersparte Zeit wichtige Tätigkeiten langsamer, voller Muße und in

Ruhe genießen können. Es ist aber vielmehr so, dass nach der subjektiven Einschätzung alles immer schneller wird und viele Menschen an einer Verknappung der Zeitressourcen und unter Zeitnot leiden. Dass die Versuche, Zeit zu sparen, oft kontraproduktiv sind, zeigte *Michael Ende* schon 1973 in seinem Roman »Momo« eindrucksvoll auf: »Zeit ist Leben. [...] Und je mehr die Menschen daran sparten, desto weniger hatten sie.«[54]

Um der Verknappung von Zeit zu entgehen, beschleunigen wir unser *Lebenstempo*. Man kann *Handlungen* beschleunigen, kann schneller sprechen, schneller gehen, schneller kochen und schneller essen, kann in einer Fast-Food-Kette einen Hamburger verschlingen, statt in einem Feinschmeckerrestaurant fünf Gänge zu genießen. Man kann aber auch die Pausen und Leerzeiten zwischen den einzelnen Aktivitäten verringern oder mehrere Tätigkeiten gleichzeitig ausführen. Wenn man gleichzeitig bügelt, isst, fernsieht und telefoniert, führt dies zwar zu einer Verlangsamung jeder einzelnen Tätigkeit, in ihrer Gesamtheit hat man jedoch den Eindruck, durch *Multitasking* die Aufgaben schneller zu erledigen. Der Freiburger Achtsamkeitsforscher *Stefan Schmidt* hat sich die Mühe gemacht, den Vorspann eines Kinderfilms aus seiner Jugend und einer aktuellen Kindersendung zu analysieren. Bei »Michel aus Lönneberga« dauerten die drei Szenen durchschnittlich 31 Sekunden, bei »Shaun das Schaf« die 16 Szenen jeweils 1,4 Sekunden. Die Szenenfolge war damit mehr als 22-mal so schnell.[55] Beim Zappen zwischen den Fernsehprogrammen vollzieht sich der Wechsel im Durchschnitt alle 2,7 Sekunden.[56]

Die Verkürzung der einzelnen Erlebnisepisoden führt zu dem Eindruck, dass die Zeit immer schneller verfließt.

Die Zeitfenster schrumpfen, in denen die Aufmerksamkeit kontinuierlich auf *ein* bestimmtes Erleben gerichtet ist, wodurch es in einem hohen Maß *fragmentiert* ist. Durch die wachsende Zahl an verfügbaren und potenziell interessanten Gütern und Informationen verkürzt sich die Zeitspanne, die man jedem einzelnen Gegenstand widmen kann. Mit jedem Buch, das wir zusätzlich lesen, mit jeder CD, die wir zusätzlich hören, mit jeder E-Mail, die wir zusätzlich senden, verkürzt sich jener Zeitraum, den wir jedem einzelnen Buch, jeder CD und jeder Mail widmen können. Die Beschleunigungsrate in der Verarbeitung von Informationen, die wir durch verschiedene Anstrengungen wie Speed-Reading oder SPAM-Filter erreichen, bleibt jedoch hinter jener Rate zurück, in welcher die Überflutung mit Informationen zunimmt. Die Zeitressourcen werden immer knapper; das Lebenstempo muss somit immer weiter erhöht werden.

Die Zahl und die Komplexität der im Alltag geforderten Entscheidungen nehmen zu. Oft bleibt ein unsicheres oder unbefriedigtes Gefühl bestehen, wenn man nicht zu viel Zeit in die einzelnen Entscheidungen investieren will. Habe ich das richtige Computermodell gekauft, den günstigsten Handy-Tarif, die beste Krankenversicherung und die sicherste Altersversorgung ausgewählt?

Die zeitliche Deregulierung und der Verlust kollektiv verbindlicher Rhythmen und Zeitstrukturen haben zur Folge, dass Tages-, Wochen- und Jahresabläufe nicht mehr selbstverständlich vorstrukturiert sind. Sie müssen in Abstimmung mit den Kooperationspartnern immer wieder von neuem ausgehandelt und geplant werden. Auch das kostet Zeit und Energie. Termindruck entsteht durch die für Kooperationen notwendige *Synchronisie-*

rung. Wenn der Kindergarten um 14.00 Uhr schließt, muss das Kind spätestens zu diesem Zeitpunkt abgeholt werden. Das *Slipping-Slope-Syndrom* beschreibt ein Gefühl, sich wie auf einem rutschenden Abhang oder einer nach unten fahrenden Rolltreppe zu befinden.[57] Wenn man nicht ständig nach oben geht, führt die Bewegung abwärts. Nahezu alle Wissens- und Besitzstände sind andauernd vom Veralten oder Verfall bedroht. Während man in den frei verfügbaren Zeiträumen darauf verzichtet, tätig zu sein, verändert sich die Umwelt in hohem Tempo weiter. Nach einer Ruhephase warten z.B. auf einen Wissenschaftler ein überquellendes E-Mail-Konto, die Korrekturen von angehäuften Arbeiten seiner Studierenden, für sein Forschungsgebiet relevante Neuerscheinungen und jede Menge Updates auf seinem Computer. Das äußere objektive Geschehen vollzieht sich rascher, als man je in der Lage ist, darauf zu reagieren und es angemessen zu verarbeiten. Aus diesem Zwang zur Anpassung ergibt sich der *Beschleunigungszwang* der Moderne; man *muss* immer schneller arbeiten. Dabei werden die Abhänge der Veränderungsraten stetig steiler, und es bedarf immer größerer Anstrengungen, auf dem Laufenden zu bleiben und nicht abzurutschen.

Auch die *Angst, etwas zu verpassen,* trägt zur Beschleunigung bei. Um das Leben erfüllter und reicher zu machen und möglichst viele Weltoptionen auszukosten, trachtet man in unserer *Erlebnisgesellschaft* danach, pro Zeiteinheit immer mehr zu erleben. Letztlich wird dieser Erlebnishunger durch die Angst vor dem Tod genährt. Man flüchtet in die Vorstellung, ihn durch ein intensiveres Leben subjektiv hinauszögern zu können. Wenn man schnell unterwegs ist und keine Zeit hat, signalisiert das nicht zuletzt auch Begehrtheit und Produktivität. Der Gewinn von Anerkennung erzeugt die Zeitknappheit zwar nicht, er verstärkt sie aber. Die Bewertung dieser Muster scheint sich aber zu verändern. Während bisher die Devise galt, je schneller umso besser, könnte sich in der Spätmoderne Langsamkeit durchaus zu einem Qualitätsmerkmal entwickeln. Es könnte sogar zu einem Wettbewerbsvorteil werden, wenn es sich jemand leisten kann, sich Zeit zu lassen und die Vergabe seiner Zeitressourcen selbst zu steuern. Für Menschen, die dieses Prinzip umsetzen, wurde sogar schon ein Name kreiert: *Slobbies,* »Slowly But Better Working People«.

Das Prinzip, sich zuerst dem Wichtigen zuzuwenden, ist oft nicht mehr anwendbar. Fristen und *The Power of the Deadline* bestimmen die Reihenfolge der Tätigkeiten. Die Notwendigkeit, die Zeiteinteilung zu synchronisieren, hat die Ordnung der Werte durcheinandergebracht. Ziele, die nicht an Fristen oder Termine gebunden sind, geraten aus dem Blickfeld, indem sie von dem vorher noch zu Erledigenden verdrängt werden. Man ist so sehr mit Brandbekämpfung beschäftigt, dass zur Brandverhütung keine Zeit bleibt. Die Zeit fehlt, langfristige Ziele und Vorgaben zu entwickeln, die Zeit ihnen zu folgen, umso mehr. Damit geraten die für wertvoll gehaltenen Tätigkeiten immer mehr in den Hintergrund. Um die innere Unstimmigkeit zu verringern, müssen sie abgewertet werden. Wie bei Burnout führt das Zeitproblem zu einer Umordnung der Wertehierarchie. Man kann sich mit Hartmut Rosa auch fragen, inwieweit Burnout durch zu viel Arbeit und durch den Zwang zum immer schnelleren Laufen verursacht wird, oder viel mehr durch einen Mangel an anstrebenswerten *Zielen.* Bis zum Ende des 20. Jahrhunderts waren mit dem Fortschritt Hoffnungen verbunden. Die heutige Elterngeneration in westlichen Industrieländern erwartet erstmalig seit 250 Jahren nicht mehr, dass es ihren Kindern besser gehen wird als ihr selbst. Sie hofft nur mehr, dass es ihnen nicht viel schlechter gehen wird, dass die Krisen nicht ganz so schlimm werden und dass der erreichte Lebensstandard einigermaßen gehalten werden kann. Dies lässt sich aber nur mit erhöhtem individuellen und kollektiven Einsatz erreichen.

> Dass man immer schneller laufen muss, um seinen Platz zu halten, führt zum Ausbrennen. Stetig wachsen, beschleunigen und innovieren zu müssen, nur um stehenbleiben zu können und nicht in die Krise zu rutschen, führt in eine existenzielle Unmöglichkeit.[58]

Ein kollektives Ausbrennen konnte bisher vermieden werden, indem man sich an die Vorstellung klammerte, dass es nur im Moment ein wenig hektischer zugehe, es aber sicher bald besser werde. Inzwischen dämmert es uns, dass wir dabei einer Illusion erlegen sind.[59]

Wie Achtsamkeit zu einer *Entschleunigung* des Lebenstempos beitragen kann, sei an dieser Stelle schon kurz angedeutet: Achtsamkeit macht zunächst in jedem Augenblick die Geschwindigkeit bewusst, mit der man sich durchs Leben bewegt, sei es beim Gehen, Sprechen oder Essen. Dies ermöglicht zu unterscheiden, ob dieses Tempo sinnvoll und notwendig ist oder einem automatisierten Muster entspricht, das unterbrochen oder zumindest minimal verändert werden kann. Achtsamkeit kultiviert Pausen. Leerräume, die sich ergeben, müssen nicht automatisch mit anderen Tätigkeiten gefüllt werden. Statt sich über den Zeitverlust beim Warten vor einer Ampel oder auf einen Termin beim Chef zu ärgern, kann man sich über den Zeitgewinn freuen, indem man seinen Körper spürt, bewusst ein paar Atemzüge genießt, in der Gegenwart und bei sich selbst ankommt. Zu bemerken, wie man seine Aufmerksamkeit lenkt, eröffnet die Wahl, Multitasking zu betreiben oder sich mit aller Aufmerksamkeit und mit ganzem Herzen *einer* Tätigkeit oder einem Menschen zuzuwenden. Um der Fragmentierung entgegenzuwirken, kann man die bewusste Lenkung des Aufmerksamkeitsscheinwerfers dazu einsetzen, die Sequenzen zu verlängern, in denen man die Aufmerksamkeit ausschließlich einer Sache widmet, und sei es auch nur um Sekunden. Dies kann sogar zu einem effizienteren Arbeiten führen. Eine formale Praxis der Achtsamkeit hilft durch die ritualisierte Einführung von *Entschleunigungsinseln,* diese in den Alltag zu integrieren und immer wieder innezuhalten. Wenn man bei jeder Terminvereinbarung, bei jedem Verschenken eines Stückes vom Zeitkuchen, bei jeder Synchronisierung mit anderen einen Augenblick lang innehält, kann man prüfen, inwieweit die Vereinbarung nicht nur kurzfristig sinnvoll ist, sondern auch langfristigen Lebenszielen und der Umsetzung persönlicher Werte dient.

Mit Hilfe von achtsamer Selbsterforschung kann man herausfinden, welche *eigenen* Anteile an der Beschleunigung beteiligt sind. Ist es die Angst, etwas zu versäumen? Ist es die Sorge, als faul dazustehen, wenn man einmal untätig erwischt wird? Was erhofft man, wenn man Dinge noch schneller erledigt und die zu erledigenden Punkte abgehakt hat? Hat das etwas mit Anerkennung, Wert oder gar mit Existenzberechtigung zu tun, die man sich selbst zumisst oder von der man sich wünscht, sie von anderen zugesprochen zu bekommen? Welcher als Kind erträumten Verheißung rennt man nach?

Arbeits- und organisationsbezogene Faktoren

Christina Maslach hat sich 2001 mit dem Organisationspsychologen *Michael P. Leiter* zusammengetan, um die »Wahrheit über Burnout« zu schreiben.[60]. Sie definieren sechs Bereiche, die für das Verhältnis zur Arbeit von zentraler Bedeutung sind, und formulieren lösungs- und handlungsorientierte Strategien.[61] Diese sechs Bereiche dienen als Leitlinien, um mögliche Belastungen im Arbeitsbereich aufzuzählen, aber auch, um protektive Faktoren zu benennen, welche die Belastungen abpuffern und zu Engagement motivieren. Neben den allgemeinen Belastungen gibt es natürlich auch berufsspezifische Belastungen und Ressourcen. Der folgende ergänzte Fragenkatalog gibt einen Überblick über mögliche Belastungs- und Schutzfaktoren und kann wie eine Checkliste zum Überdenken der eigenen Arbeitssituation inspirieren.

Arbeitsbelastung (Workload): Besteht *Überlastung* oder *Unterforderung?* Ist der innerhalb eines Tages zu bewältigende *Arbeitsumfang* zu groß oder zu klein? Beides gefährdet in Richtung Burnout oder in Richtung Boreout. Sind der Arbeitsumfang und die Ziele klar definiert? Gibt es ein nachvollziehbares, allgemein verbindliches und transparentes Konzept? Gibt es eine klare Stellenbeschreibung? Ist die Arbeit in der vorgesehenen Arbeitszeit zu bewältigen? Ist es möglich, Überstunden einigermaßen zeitnah wieder abzubauen? Besteht ein Druck, diese abzubauen, während man gleichzeitig immer wieder neue Aufgaben zugeteilt bekommt? Besteht eine *Mehrfachbelastung* durch zwei oder mehrere berufliche Rollen? Ist man etwa an mehreren Orten für Arbeiten zuständig? Gibt es diesbezüglich Rollenkonflikte? Wie ist die Belastung über längere Zeiträume verteilt? Gibt es Zeiten extremer Belastung und dann wieder Leerläufe? Sind die Forderungen angemessen, realistisch, nachvollziehbar und sinnvoll, oder scheint es nur um Kennzahlen, Steigerungsraten und das Übertreffen der Konkurrenz zu gehen?

Wie passend gestaltet sich die *zeitliche* Einteilung der Arbeit (Stundenumfang, Arbeitszeiten, Nachtarbeit, Schichtdienste)? Wieviel Zeit nimmt die Anfahrt zum Arbeitsplatz in Anspruch? Gibt es Termindruck? Werden Fertigstellungstermine realistisch festgesetzt und bei Bedarf flexibel gehandhabt oder unbarmherzig starr, ohne dass dies sachlich begründet wäre?

Besteht eine *24/7-Dauerbelastung,* bzw. wie steht es im Unternehmen mit der *Pausenkultur?* Kann man zwischendurch kleine Verschnaufpausen einlegen? Ist es möglich, sich Zeit zum Essen zu nehmen? Muss man auch in der Nacht erreichbar sein? Stehen die Wochenenden zum Abschalten zur Verfügung? Muss man im Urlaub immer erreichbar sein? Gibt es eine Stellvertretung, der man die Arbeit bei einer Abwesenheit mit gutem Gewissen anvertrauen kann? Oder häufen sich während Auszeiten Arbeiten in einer Weise an, dass sie nach der Rückkehr kaum zu bewältigen sind und eine Erholung schnell wieder zunichte machen? Kann man es sich leisten, krank zu werden, oder wird erwartet, dass man halbkrank und bis zum Umfallen arbeitet? Gibt es die Möglichkeit eines Pflegeurlaubs, in Karenz zu gehen oder sich für Weiterbildung oder andere Zwecke eine Sabbat-Zeit zu nehmen?

Entspricht die *Komplexität* der Aufgaben den individuellen *Kompetenzen* oder herrschen Überforderung oder Unterforderung? Sind die zu ihrer Erfüllung notwendigen *Ressourcen* vorhanden? Stehen angemessene Hilfsmittel zur Verfügung oder kosten veraltete Geräte, häufig abstürzende Computer und unbrauchbare Programme unnötig Zeit und Energie? Gab es beim Antreten der Stelle eine angemessene Einführung? Gibt es laufend die notwendige Anleitung? Hat man die für die Arbeit benötigten Informationen? Kann man bei Bedarf um Rat fragen oder um Hilfe bitten? Ist für entsprechende Weiterbildung gesorgt? Gibt es Supervision oder Coaching während der Arbeitszeit?

Wie ist die *Art der Arbeit*? Ist sie monoton oder vielfältig? Gibt es Kontakte mit Kunden, Patienten oder Klienten? Ist viel Beziehungsarbeit und Nähe gefordert? Inwieweit ist es möglich, Nähe und Distanz zu regulieren? Machen Warteschlangen, volle Wartezimmer oder telefonische Warteschleifen eine Massenabfertigung notwendig? Kann sich zwischendurch ein Gefühl einstellen, es sei genug? Oder ist man nie wirklich fertig, ist es nie genug? Bringt der Einsatz unmittelbar sichtbare Erfolge oder gleicht die Arbeit eher der des Sisyphus? Sind die Klienten kooperativ oder boykottieren sie die Arbeit? Sind sie eher fordernd und unzufrieden oder dankbar dafür, was sie bekommen? Sind ihre Forderungen erfüllbar und angemessen? Ist es möglich, sich einigermaßen dem zu widmen, weshalb man den Beruf ergriffen hat? Oder wird man von Verwaltungsaufgaben und Dokumentation überwältigt? Geht Zeit mit unstrukturierten und sinnlosen Besprechungen verloren?

Wie gestaltet sich die *Organisation der Arbeit?* Sind Strukturen und Zuständigkeiten klar? Müssen mehrere

Aufgaben gleichzeitig erledigt werden, oder kann man sich über längere Zeit ausschließlich einer Tätigkeit widmen? Wird man häufig unterbrochen und gestört, oder kann man sich zumindest für gewisse Zeiträume abschotten? Ist es möglich zu planen, oder werden Pläne immer wieder kurzfristig verändert oder verworfen?

Besteht die Möglichkeit, sich ein gesundheitsförderndes *Umfeld* zu schaffen? Gibt es einen geschützten Platz, den man den persönlichen Vorlieben entsprechend gestalten kann und der auch Rückzug ermöglicht? Wie sind die Arbeitsräume? Wie ist der Lärmpegel? Wie sind die Lüftung und das Mikroklima?

Gibt es *Rückmeldungen* von Vorgesetzten, Mitarbeitern oder Klienten? Wie sind diese gestaltet? Gibt es z.B. regelmäßige Mitarbeitergespräche?

Dass lange Arbeitszeiten allein keinen Belastungsfaktor darstellen *müssen*, konnte Cary Cherniss in der Untersuchung von Extremgruppen nachweisen. Er interviewte Schwestern eines katholischen Ordens, die über Jahre sieben Tage die Woche Menschen mit geistiger Behinderung betreuten und nicht ausbrannten. Offenbar gewannen die Schwestern Stärke aus ihrem Glauben und der Gemeinschaft, erlebten Kompetenz und fanden in ihrer Arbeit Sinn und Bedeutung. Ähnliche Ergebnisse fand er bei Lehrpersonen einer Montessori-Schule.[62]

Die Bedeutung von **Kontrolle** findet im Anforderungs-Kontroll-Modell ihren Niederschlag (→S. 34). Leiter und Maslach fragen nach einem individuell passenden Maß an Selbstbestimmung; nach Teilhabe an Entscheidungen, welche die eigene Arbeit betreffen; nach der Freiheit, den eigenen Einschätzungen gemäß zu handeln; nach dem Ausmaß an Informationen, welche die Vorgesetzten hinsichtlich wichtiger Neuerungen im Unternehmen weitergeben; nach der Bedeutung von Team-Entscheidungen. Sie erheben auch, inwieweit die Führungsqualitäten des oberen Managements und des unmittelbaren Vorgesetzten als passend erlebt werden und welche Möglichkeiten bestehen, eigene Erfahrungen und Einschätzungen einzubringen.

Probleme mit Kontrolle können in zwei Richtungen auftauchen. Man kann sich übermäßig kontrolliert fühlen, wenn sich andere störend in die Arbeit einmischen und wenn man in seinem Arbeitsbereich nicht selbst entscheiden kann und wegen jeder Kleinigkeit um Erlaubnis fragen muss. Unangemessenes Kontrolliert-Werden – etwa durch Videoüberwachung an Rückzugsorten – kann die Intimsphäre verletzen und kränken. Reibungsverluste entstehen häufig durch eine mangelnde Kooperation mit der Verwaltung, insbesondere wenn sie die Arbeit ausschließlich anhand von Zahlen bewertet. Problematisch kann es auch sein, wenn man selbst die Aufgabe hat, anzuleiten und zu kontrollieren, diese aber nicht angemessen ausführen kann, etwa dann, wenn die dafür nötigen Ressourcen nicht zur Verfügung stehen oder sich Mitarbeiter der Kontrolle entziehen.

Etwas selbst in der Hand zu haben, es beeinflussen und kontrollieren zu können, befriedigt das Grundbedürfnis nach Autonomie (→S. 162) und vermittelt ein Gefühl von Macht. Wenn man etwas Bedeutsames nicht beeinflussen kann und es in der Kontrolle anderer liegt, können sich Gefühle von Ohnmacht und Wut melden, z. B. wenn Vorgesetzte ihre Mitarbeiter mit Arbeit überhäufen, bildlich gesprochen immer wieder neue Aktenberge auf deren ohnehin schon überquellenden Schreibtischen ablegen.

Angst, Ohnmacht und Wut könnten auch bei der Gefährdung des Arbeitsplatzes auftreten, wenn dessen Erhalt von der Willkür eines Vorgesetzten, von der Fähigkeit des Managements oder von Entwicklungen auf dem Weltmarkt abhängen und somit völlig der Kontrolle des einzelnen Arbeitnehmers entzogen ist.

Die Bedeutung von **Belohnung** wurde schon im Modell der Gratifikationskrisen deutlich (→S. 36). Arbeit kann auf vielfältige Weise lohnend sein und auf ebenso viele Weisen unbefriedigend. Es geht darum, was motiviert weiterzumachen? Entsprechen das Gehalt und die Sozialleistungen dem, was man benötigt, und dem, was man an einem anderen Arbeitsplatz bekommen würde? Passt die Genauigkeit von Leistungsbewertungen? Gibt es die Möglichkeit einer Beförderung, eines Bonus oder einer Gehaltserhöhung? Steht das, was ich von meinem Arbeitgeber bekomme, in einem ausgewogenen Verhältnis zu meinem Einsatz? Stimmen Entlohnung, Sozial- und Zusatzleistungen? Wie sind diese Leistungen im Gesamtgefüge der Organisation und darüber hinausgehend in diesem Arbeitsbereich einzuordnen? Welchen Gewinn an Status und gesellschaftlichem Ansehen bringt meine Tätigkeit? Wie steht es mit der Arbeitsplatzsicherheit? Geld allein macht nicht glücklich. Wie steht es in meinem Unternehmen mit der Anerkennungskultur? Bemerkt überhaupt jemand meine Bemühungen und Leistungen? Werden die Bemühungen von Vorgesetzten und dem Management gewürdigt, wird Anerkennung ausgedrückt? Zusammenfassend: Inwieweit kann man die Zeit, in der man arbeitet und mit Menschen zusammenarbeitet, wirklich genießen?

Die wesentlichste Komponente der Belohnung liegt im

Idealfall in der Arbeit selbst. Wenn Arbeit sinnvoll ist und Freude macht, dient sie zu mehr als zum Broterwerb. Es kann als erfüllend erlebt werden, seine Kompetenzen der Welt zur Verfügung zu stellen und sich selbst und die Welt dabei weiter zu entwickeln.

Gemeinschaft und Beziehungen: Zur Bestandsaufnahme kann man an alle Menschen denken, auf die man in der Arbeit trifft, Kunden, Mitarbeiter, Vorgesetzte, Untergebene und andere, und sich dann einige Fragen stellen: Wie steht es mit Offenheit und Ehrlichkeit innerhalb des Teams und im ganzen Unternehmen? Bin ich in ausreichendem Maße frei, abweichende Meinungen zu vertreten? Passt das Ausmaß, in dem ich mich bei der Arbeit auf andere verlassen muss? Wie steht es im gesamten Unternehmen mit dem gemeinsamen Streben nach einem Ziel und dem Gemeinschaftssinn? Wird man angemessen unterstützt? Ist es problemlos möglich herauszufinden, was im Unternehmen passiert? Passt die Anzahl an Menschen, die einen informellen Umgang miteinander pflegen?

In ihren Lösungsvorschlägen beschränken sich Maslach und Leiter auf drei Problemkreise: (1.) Dysfunktionale Gruppenbildungen innerhalb von Teams oder Unternehmen und die Isolation von Einzelpersonen; (2.) problematische oder fehlende Kommunikation; (3.) Entfremdung statt unterstützender und Anteil nehmender Beziehung.

Das Bedürfnis nach *Bindung* gilt als emotionales Grundbedürfnis (→S. 162). Dazu gehört der Wunsch nach Zugehörigkeit, Verbundenheit und Geborgenheit, nach Konstanz, Verlässlichkeit, Berechenbarkeit und Loyalität. Dieses Bedürfnis bleibt unerfüllt, wenn Einzelpersonen isoliert, diskriminiert oder abgewertet werden, und wenn es Mobbing gibt. Durch Spaltung bilden sich in Teams nicht selten Gruppen oder Lager, die einander misstrauisch oder gar feindlich gegenüberstehen. Man muss jedes Wort auf die Waagschale legen und hat das Gefühl, dass alles, was man sagt, gegen einen verwendet werden könnte. Wenn es statt Unterstützung destruktive Konkurrenz gibt, man stets mit anderen verglichen wird, die alles besser und schneller machen, man abgewertet wird und vermittelt wird, man sei ohne weiteres austauschbar, kann das verletzen und kränken. Vorgesetzte schüren häufig Konkurrenzdenken und Einzelkämpfertum, indem sie einzelnen Teammitgliedern Zielvorgaben machen. Statt eines Wir-Gefühls fördern sie ein Gegeneinander – nicht selten zum Erhalt der eigenen Macht. Rückzug mit innerer Kündigung und Verstummen sind eine Möglichkeit, darauf zu reagieren. Die andere Möglichkeit ist der Gegenangriff.

Belästigung und *Mobbing* sind nach den Ergebnissen einer österreichischen Erhebung im Unterrichtswesen sowie im Gesundheits- und Sozialbereich, im Verkehrswesen und in der Nachrichtenübermittlung vergleichsweise stark verbreitet. In diesen Bereichen liegt der Anteil an Belasteten mit mehr als fünf Prozent deutlich über dem Durchschnitt.[63]

Im Bereich der *Kommunikation* gibt es viele Problemfelder. Es beginnt dort, wo Vorgesetzte für ein Gespräch einfach nicht zur Verfügung stehen, sich abschotten, immer beschäftigt oder gar nicht erreichbar sind. Dies setzt sich dort fort, wo die Zeit für den Austausch fehlt oder Teilzeit-Beschäftigte eines Teams einander kaum zu Gesicht bekommen. Oft fehlt ein geeigneter zeitlicher Rahmen oder ein Ort, an dem man geschützt sprechen kann. Etwa bei informellen Besprechungen beim Mittagessen in öffentlichen Räumen ist es kaum möglich, brisantere Themen anzusprechen. Vielfach hören Vorgesetzte nicht zu, verhindern den Dialog, indem sie anderen ins Wort fallen, sie gar nicht zu Wort kommen lassen oder die Tatsachen verdrehen. Oft fehlt Transparenz, oder es herrscht Nicht-Kommunikation, indem verweigert wird, über bestimmte Inhalte zu sprechen oder Fragen entweder gar nicht, beschuldigend oder beschämend beantwortet werden. Nicht selten werden Fehlinformation und Verwirrung strategisch eingesetzt.

Mit *Entfremdung* statt Anteil nehmender Beziehung wird der Verlust eines wesentlichen Teils des Menschseins und das Fehlen des Schutzfaktors der sozialen Unterstützung beschrieben. Wo kann man offen sagen, wie es einem in der Arbeit geht? Gibt es die Möglichkeit, die verbindende Erfahrung zu machen, dass es anderen ähnlich geht? Gibt es Austausch über Bewältigungsmöglichkeiten und eine konstruktive Auseinandersetzung über Verbesserungen der Arbeit? Stehen dafür ausreichend Zeit und bei Bedarf externe Supervision zur Verfügung?

Um **Fairness und Respekt** zu sondieren, kann man sich fragen, wie im Betrieb in unterschiedlichen Bereichen mit Mitarbeitern umgegangen wird und wie die Befragten selbst die anderen behandeln. Wie fair werden die Angestellten von ihren unmittelbaren Vorgesetzten und vom oberen Management behandelt? Schenkt das Management jedem die gleiche Beachtung? Wie objektiv sind Entscheidungen hinsichtlich Aufgaben- und Zeitplanung? Wie klar, offen und objektiv wird die Vergabe eines Bonus, einer Auszeichnung, einer Gehaltserhöhung oder

Beförderung gehandhabt? Inwieweit sind die Kriterien für die Werdegänge einzelner Mitarbeiter nachvollziehbar und angemessen? Wie höflich und respektvoll ist der Umgang der Einzelnen untereinander, und wie steht es mit der Feinfühligkeit für kulturelle Unterschiede?

Wenn Menschen unter ihrer Arbeit leiden, so liegt die Ursache dafür seltener in der Arbeit selbst oder im Umgang mit den Klienten. Häufiger liegt sie in *Geringschätzung,* fehlendem Respekt und unfairem Verhalten von Kollegen und Vorgesetzten. Verbaler oder nonverbaler Ausdruck von Geringschätzung oder Abwertung kränken. Nichtbeachtung verletzt in der Regel am tiefsten. Fehlende Wertschätzung zeigt sich in vielen Kleinigkeiten, indem man die anderen warten lässt, telefoniert, während man mit ihnen spricht, gar nicht zuhört oder nicht auf das Gesagte eingeht. Fehlender Respekt zeigt sich u.a. in Grenzüberschreitungen, indem man etwa ohne anzuklopfen ein Zimmer betritt oder die Arbeitnehmer außerhalb der Arbeitszeiten oder gar im Krankenstand im eigenen Interesse kontaktiert. Grenzüberschreitungen können auch darin bestehen, persönliche Details wissen zu wollen, eigene intime Details auszuplaudern oder Dinge über Dritte zu erzählen, die einen nichts angehen.

Fairnessprobleme sind auch Ungleichbehandlungen und *Diskriminierung* von Mitarbeitern aufgrund ihres Aussehens, ihrer Hautfarbe, Herkunft und Religion, aufgrund ihrer sexuellen Orientierung oder aufgrund ihres Geschlechts. Die Ungleichbehandlung von Männern und Frauen ist in vielen Unternehmen – zwar nicht im Leitbild, aber de facto – immer noch die Regel. Einzelpersonen oder Subgruppen können von Gratifikationen ausgeschlossen werden. Sie können strategisch geplant über- oder unterfordert und ihre Initiativen unterdrückt werden, man lässt sie ins Messer laufen. Menschenverachtende, sexualisierende Bemerkungen oder Witze beschämen und kränken. Derartiges Verhalten schädigt nicht nur die unmittelbaren Opfer; es ist auch für jene Mitarbeiter und Kollegen quälend, die als ohnmächtige Zeugen dabei sein müssen. Dies kann traumatisierend wirken (→S. 293).

Eine andere Form der Ungleichbehandlung besteht in der *Bevorzugung* Einzelner im Rahmen von *Vetternwirtschaft,* Seilschaften und Klüngeln. Man erwartet sich eigene Vorteile aus dieser Bevorzugung, sei es Bewunderung, Dankbarkeit, Abhängigkeit oder sexuellen Genuss. Man ist sich gegenseitig gefällig und lässt einander an Pfründen teilhaben. Eine Hand wäscht die andere; eine Krähe hackt der anderen kein Auge aus.

Man könnte einwenden, dass Fairness und Respekt zu den im nächsten Abschnitt behandelten Werten gehören. Es scheint aber durchaus gerechtfertigt, diese hervorzuheben und gesondert zu behandeln, weil Kränkungen und das Gefühl, unfair behandelt worden zu sein, in vielen Fällen wesentlich zur Entstehung von Burnout beitragen. Auf der anderen Seite sind soziale Unterstützung, Bindung und Loyalität und der wertschätzende Umgang miteinander wichtige Ressourcen.

Im Bereich der **Werte** fragen Leiter und Maslach: Glauben Sie an das, was Sie tun? Wie passen Ihre Werte mit jenen der Firma zusammen? Wo geraten unterschiedliche Wertvorstellungen in Konflikt? Passt der Einfluss von Unternehmenswerten auf meine Arbeit? Passt deren Einfluss auf all das, was im Unternehmen geschieht? Ist der Einsatz des Managements bei der Erfüllung seiner Aufgaben angemessen? Werden Gewissenhaftigkeit, Ehrlichkeit und Integrität gewahrt? Passt die Bereitschaft, persönliche Abstriche zu machen, um das Unternehmen zu unterstützen? Inwieweit kann ich darauf vertrauen, dass die Aufgaben des Unternehmens sinnvoll und konstruktiv sind und es einen Beitrag leistet, um Lebensqualität zu verbessern?

Die Lösungsstrategien fokussieren auf drei Werteprobleme: (1.) auf Unehrlichkeit und Gier, (2.) auf destruktive Auswirkungen von Unternehmen auf Mitarbeiter und Gesellschaft und (3.) auf Sinn- und Bedeutungslosigkeit der Arbeit. Immer häufiger bekommt man den Eindruck, dass Arbeitskräfte zum Wohl einer Minderheit ausgebeutet werden, dass Gier regiert und es nur mehr um Gewinn und Macht geht. Manchmal steht allerdings auch die Angst dahinter, alles zu verlieren, oder dass immer mehr verlangt wird, um den Status quo zu erhalten. Zum Erreichen der Ziele scheinen alle Mittel recht, auch Unehrlichkeit. Dies ist insbesondere dann schwer auszuhalten, wenn nach außen hin – in den offiziell vertretenen Leitbildern – das Gegenteil verkündet wird.

Manchmal leiden Menschen unter der Arbeit, wenn sie bemerken, dass die Arbeit selbst oder das Unternehmen insgesamt *destruktive Auswirkungen* hat. Dies kann die Ausbeutung von Ressourcen im Bereich des sog. Humankapitals oder von Rohstoffen und Energie sein. Wird auf Kosten schneller Gewinne auf Nachhaltigkeit verzichtet und die Umwelt belastet? Macht der Betrieb seine Mitarbeiter psychisch oder körperlich krank, oder zerstört er Beziehungen? Freue ich mich am Sinn der Arbeit, oder leide ich an deren Bedeutungslosigkeit? Können meine Werte in der Arbeit umgesetzt werden, sodass ich mich am Abend zufrieden zurücklehnen kann?

Eine Vielzahl von Studien fand heraus, dass Burnout mehr mit arbeitsplatzbezogenen Stressoren verbunden ist als mit Klientenfaktoren.[64] Mit welcher Personengruppe man zu tun hat, hängt allerdings vom Beruf ab. Die Darstellung **berufsspezifischer Aspekte von Burnout** soll die Vielfalt und Komplexität des Phänomens mehr im Detail aufzeigen und deutlich machen, wie problematisch Verallgemeinerungen im Bereich der Ursachen und vorschnelle Lösungsvorschläge sein können. Lehrpersonen sind anderen Belastungen ausgesetzt als Sozialarbeiter, Polizisten oder Krankenschwestern. Selbst bei Pflegepersonen, die mit sterbenden Patienten arbeiten, wird diese Arbeit davon geprägt, ob sie auf einer Intensivstation oder in einem Hospiz tätig sind.

Die ersten Beschreibungen und Felduntersuchungen zu Burnout finden sich im Bereich der Sonderpädagogik und bei Lehrpersonen in allgemeinbildenden Schulen der USA, in der Altenpflege und Psychiatrie und bei Psychotherapeuten. Die am besten untersuchte Berufsgruppe sind Lehrpersonen, es folgen Menschen in Gesundheitsberufen. Hier sind es vor allem Pflegende, seltener Psychologen, Psychotherapeuten und Ärzte. An dritter Stelle stehen Sozialarbeiter. Es gibt aber auch Untersuchungen von Polizisten und Gefängnispersonal, bei Richtern, in Verwaltung und Management und im kirchlichen Bereich. Das Feld der Berufe, in denen Burnout beschrieben wird, weitet sich immer mehr aus. Es gibt Studien zu Burnout bei Bankern, in der IT-Branche, in der Luftfahrt und vielen anderen Berufen. Auch bei pflegenden Angehörigen wird Burnout beobachtet.

Aus dem **Gesundheitsbereich** sollen beispielhaft einige Aspekte von Burnout in der Pflege und bei Ärzten dargestellt werden. Der Bedarf an *Pflegekräften* nimmt zu. Zugleich ist die Verweildauer in pflegenden Berufen erschreckend kurz. Dies ist einer der Gründe, weshalb sich Studien mit den Belastungen von Pflegepersonen befassen. In dem wohl größten diesbezüglichen Projekt, der *NEXT-Studie* (Nurses' early Exit)[65] wurden in zehn europäischen Ländern insgesamt fast 39000 Pflegepersonen aufgefordert, den Grad ihrer Erschöpfung mittels Fragebögen einzuschätzen.

Mit Ausnahme der Niederlande und Norwegen bewegten sich die Mittelwerte in allen Ländern knapp über oder unter dem Mittelpunkt der Skala für Burnout, d.h. Pflegekräfte fühlen sich »ein bis zwei Mal in der Woche« körperlich und geistig erschöpft. Länderspezifische Unterschiede überraschen wenig, wenn man die Arbeitszeiten betrachtet: In den Niederlanden beträgt die durchschnittliche Wochenarbeitszeit 25, in der Slowakei 38 und in Polen 39 Stunden. In Krankenhäusern und Pflegeheimen war eine allgemeine Burnout-Symptomatik häufiger als bei ambulanten Pflegediensten. Frauen erreichten in allen Ländern höhere Werte als Männer.[66]

Fast die Hälfte der Pflegepersonen mit hohen Erschöpfungswerten war unzufrieden mit den Möglichkeiten, ihren Patienten die benötigte Pflege zu geben, und litt unter widersprüchlichen Anweisungen. Etwa 40% bekamen relevante Informationen zu spät, waren unzufrieden mit der psychologischen Unterstützung, unsicher bei der Bedienung von Geräten und hatten Angst, Fehler zu machen. Etwa 37% klagten über eine geringe Bereitschaft von Kollegen, einander auszuhelfen, und darüber, dass sie nicht genug Zeit haben, mit den Patienten zu sprechen. Sie litten unter der Unkenntnis darüber, was sie Patienten oder Angehörigen mitteilen dürfen, und insgesamt unter zu wenig Zeit, um ihre Aufgaben zu erledigen.

In einem anderen Teil der Studie wurden in Deutschland 157 Pflegepersonen befragt, die ihre Einrichtungen verlassen haben. Die *Arbeitsbelastungen* wurden am häufigsten als Motiv für das Verlassen der letzten Tätigkeit angegeben. Hierbei waren vor allem psychische und physische Belastungen durch Über- und Unterforderung ausschlaggebend, Personalmangel sowie Zeitmangel bei der Versorgung der Patienten bzw. Bewohner. Die 63 Pflegenden, die *private Gründe* als Anlass für die Beendigung des Arbeitsverhältnisses angaben, bezogen sich mehrheitlich auf persönliche Umstände wie einen Umzug, eine Schwangerschaft oder auf eine Veränderung des Familienstatus. Die Kategorie *Führung* stellt den vierthäufigsten Grund für ein Verlassen der Einrichtung dar, wobei Konflikte mit der Führungskraft am häufigsten waren. Weitere Kündigungsgründe waren unzureichende Anleitungs- und Organisationskompetenz und ein Mangel an Unterstützung und Verständnis durch die Führungsebene.[67] Im Pflegeberuf stellt auch *Gewalt* einen Belastungsfaktor dar, der allerdings nicht jene Aufmerksamkeit bekommt, die ihm gebühren würde. In der NEXT-Studie berichteten insgesamt 22% der Befragten über häufige (d.h. monatliche und häufigere) Erfahrungen von Gewalt von Seiten der Patienten und Angehörigen.[68]

Insgesamt fällt auf, dass – außer bei den Gewalterfahrungen – zwar Beziehungen als Belastungsfaktoren genannt werden, aber jene zu Vorgesetzten und Kollegen im Vordergrund stehen. Die Belastung in der Arbeit mit Patienten scheint eher darin zu liegen, nicht in dem Maß für sie da sein zu können, wie es notwendig wäre. Das Burnout-Risiko steigt mit der Zahl der Patienten, für die eine einzelne Pflegeperson zuständig ist. Darüber hinaus wurden noch andere Zusammenhänge gefunden: Burnout der Pflegepersonen korrelierte mit deren Arbeitsstunden pro Woche, der Patientenunzufriedenheit und der Häufigkeit von Fehlern wie falsche Medikamentengabe, Stürze und Dekubitalgeschwüre, die zu verhindern gewesen wären.[69]

Im Auftrag der Österreichischen Ärztekammer beteiligten sich an einer Online-Umfrage über 6000 *Ärzte*. Etwa 18 % der Befragten befanden sich in einem behandlungsbedürftigen Stadium von Burnout. Dies entspricht im Vergleich zu anderen belasteten Berufen einem überdurchschnittlichen Risiko. Besonders gefährdet sind männliche Spitalsärzte unter 47 Jahren. Nachtdienste und Notarzt-Tätigkeit lassen das Burnout-Risiko weiter ansteigen. Auch Singles sind deutlich stärker betroffen.[70]

In einer italienischen Studie konnte gezeigt werden, dass der Stoffwechsel von Zuckerkranken, die von Ärzten mit hoher Empathiefähigkeit behandelt wurden, seltener entgleiste als bei jenen Diabetikern, die bei weniger einfühlsamen Ärzten in Behandlung waren.[71] Burnout-Prävention bei Ärzten zur Erhaltung der Empathiefähigkeit hat somit auch gesundheitsfördernde Auswirkungen auf deren Patienten. Die beiden Studien machen beispielhaft deutlich: »Sich selbst schützend schützt man andere.«

Ludwig Wittgenstein hat in seinem Lebensabschnitt nach 1920 das Schicksal vieler ausgebrannter **Lehrer** der 1968er Generation vorweggenommen. Mit hohen menschlichen und pädagogischen Idealen wurde er ein

Landschulmeister, der zuletzt desillusioniert und mit seinen Nerven am Ende aus dem Dorf vertrieben wurde, in dem er gearbeitet hatte.[72] Wittgenstein liegt mit sechs Jahren Lehrtätigkeit etwa im Mittelfeld: Die Hälfte aller Lehrpersonen verlassen ihren Beruf innerhalb von sieben Jahren.[73]

Eine beispielhafte Studie an einer Nürnberger kaufmännischen Berufsschule ging der Frage nach, welche Tätigkeiten zum Aufgabenbereich von Berufsschullehrern gehören.[74] Die detaillierte Aufstellung verdeutlicht eindrucksvoll die Vielfalt und Menge der zu bewältigenden Aufgaben. Sie soll dazu anregen und ermutigen, sich einmal selbst die Mühe zu machen, an repräsentativen Arbeitstagen zu dokumentieren, welche beruflichen Tätigkeiten man während und auch außerhalb der offiziellen Arbeitszeiten ausführt. Diese können dann in einem nächsten Schritt bestimmten Aufgabenbereichen und u. U. unterschiedlichen Rollen zugeordnet werden (→S. 168 bzw. Arbeitsblatt 1).

Zu den *unterrichtsbezogenen* Aufgaben zählten Unterricht und Vertretungen, die Vor- und Nachbereitung der Stunden, Korrekturarbeiten, Zeit für Eltern- und Schülergespräche und Zeit für Zusammenarbeit mit Betrieben, den zuständigen Arbeitsstellen und anderen Systempartnern. Zu den *allgemeinen* Aufgaben zählen allgemeine Konferenzen, Fachbereichs- bzw. Berufsbereichskonferenzen, Klassen- und Zeugniskonferenzen, schulische Veranstaltungen, Fortbildung in der unterrichtsfreien Zeit, Aufsichten, Verwaltungsaufgaben und Abschlussprüfungen. *Funktionsbezogene* Aufgaben am Beispiel der Klassenleitung waren Verwaltungstätigkeiten wie Dokumentation, die Vorbereitung und Protokollierung von Klassenkonferenzen, Kontrolle von Notenbögen und Schülerdokumenten; Gespräche und Kooperationen mit Ausbildungsbetrieben, Schülern, dem schulpsychologischen Dienst und bei Bedarf auch mit Eltern; sonstige Klassengeschäfte wie die Unterstützung der Umweltziele der Schule, Organisation von Klassenausflügen, Exkursionen und Klassenfahrten. Funktionsbezogene *Sonderaufgaben* an dieser Schule waren u.a. Bereichsbetreuung, Erstellung des Stundenplans, Schulverwaltung und Statistik, EDV-Systembetreuung, Qualitätsmanagement und die Rolle des Umweltbeauftragten.

Die Auflistung macht deutlich, was von den untersuchten Lehrpersonen zusätzlich zur reinen Unterrichtszeit zu bewältigen ist. Sie zeigt auch, dass die Anforderungen im Jahresverlauf stark schwanken und sich speziell am Beginn und Ende des Schuljahres Belastungsspitzen ergeben. Schon allein aus zeitlichen Gründen müssen Konflikte innerhalb der einzelnen Rollen auftreten, wenn in bestimmten Bereichen Schwerpunkte gesetzt und andere eher vernachlässigt werden müssen. Konflikte zwischen den unterschiedlichen Rollen sind unausweichlich, wenn man z.B. entscheiden muss, in der vorhandenen Zeit den Unterricht vorzubereiten, die Aufgaben der Klassenleitung zu erfüllen oder sich einer Sonderaufgabe zu widmen.

Zusätzliche *Intra-Rollenkonflikte* ergeben sich daraus, dass die Lehrpersonen sehr hohen, unterschiedlichen und zum Teil widersprüchlichen Erwartungen verschiedener Personengruppen ausgesetzt sind. Dies beginnt bei den Erwartungen einzelner Schüler, einer Schulklasse, setzt sich bei den Eltern einzelner Schüler, bei der Elternschaft einer Klasse und dem Elternbeirat fort. Da sind auch die Erwartungen der Kollegen, der Schulleitung, der Schulbehörden bis hin zur Ebene des Bildungssystems und der Gesellschaft mit der Erwartung an die Lehrerschaft, sonstige Versäumnisse wiedergutzumachen. Zusätzlich zu einem qualitätsvollen Unterricht müssen Lehrer auch beurteilen, sollen erziehen und beraten. In der Beziehungsgestaltung mit den Schülern geht es um eine immer wieder neue Balance in den Spannungsverhältnissen zwischen Nähe und Distanz, Person und Sache, Gleichbehandlung und Berücksichtigung individueller Besonderheiten, Organisation und Beziehung, Reglementierung und pädagogischer Freiheit.

Belastend sind ebenso der zunehmende Autoritätsverlust, Aggression, Gewalt und Abwertung durch Schüler, fehlende Wertschätzung im Kollegium und durch die Schulleitung, Einzelkämpfertum, die im Vergleich zu anderen Akademikern geringe Bezahlung am Beginn der Berufslaufbahn, ständige Schulreformen und Innovationen und schlechtes Image des Lehrerberufs – »Lehrer hätten ohnehin den halben Tag frei und lange Ferien«. Lehrpersonen leiden auch unter den Arbeitsbedingungen, u.a. unter einem stündlich wechselnden Arbeitsplatz in der Schule bzw. der Zweiteilung des Arbeitsplatzes mit Unterricht in der Schule, Vorbereitung und Korrekturen zuhause; oft auch unter Platzmangel im Konferenzzimmer, unter Lärm, schlechter Luft und mangelhafter technischer Ausrüstung der Schulen.

»Emotionsarbeit« in Dienstleistungsberufen: Eine kleine Anekdote illustriert, was *Arlie Russell Hochschild,* eine Soziologin an der University of California in Berkeley, unter *Emotionsarbeit* versteht:

Im Flugzeug fragt ein junger Geschäftsmann eine Flugbegleiterin: »Warum lächeln Sie nicht?« Während sie das Tablett zurück auf ihren Essenswagen stellt, antwortet sie: »Ich sage Ihnen etwas. Sie lächeln zuerst, dann werde ich lächeln.« Der Geschäftsmann lächelt sie daraufhin an. »Gut«, sagte sie, »jetzt frieren Sie dieses Lächeln ein und halten es für 15 Stunden.[75]

Emotionsarbeit in Dienstleistungsberufen meint die Anforderung, den Kunden König sein zu lassen und immer freundlich zu bleiben, was nicht selten bedingt, aufsteigende Gefühle zu unterdrücken. »Das gekaufte Herz« ist der bezeichnende Titel des Buches, der das beschreibt.[76]

Burnout bei pflegenden Angehörigen: Speziell Frauen in helfenden Berufen sind zusätzlichen Belastungen ausgesetzt, wenn man von ihnen erwartet, sie mögen ihre Kompetenzen auch im Kreise der Familie zur Verfügung stellen. »Mutter oder Vater brauchen Pflege, und Du bist doch Krankenschwester«, heißt es dann. Was kann man darauf sagen? »Ich bin ohnehin schon den ganzen Tag für andere da, ich brauche meinen Erholungsraum?« Wäre man egoistisch, wenn man in diesem Sinne antworten würde? Innerhalb der Familie ist es meist noch schwieriger, Grenzen zu setzen, als im beruflichen Feld. Abhängigkeiten, Loyalitäten und nicht zuletzt Verbundenheit und Zuneigung führen dazu, sich auf etwas einzulassen, was problematisch werden kann. Einer der größten Irrtümer ist es, zu glauben, man könne z.B. zugleich Schwiegertochter und Krankenschwester sein. Rollenkonflikte sind vorprogrammiert. So könnte es in der Rolle der Krankenschwester notwendig und angemessen sein, durchaus energisch Dinge zu fordern, die dem Wohl der zu Pflegenden dienen. Das gleiche Verhalten der Schwiegertochter im Haus ihrer Schwiegereltern könnte als besserwisserisch, anmaßend und überheblich verurteilt werden. Wie steht es mit Forderungen nach Freizeit, Urlaub und Ausgleich? Was im Beruf selbstverständlich ist, kann in der Familie auf Unverständnis stoßen. Oft fühlt man sich selbst oder der Partner zu Dank verpflichtet, etwa weil ihm das Haus vererbt wurde.

Oft sind es auch finanzielle Gründe oder Schuldgefühle, die Pflegende dazu bringen, ihre Grenzen zu missachten: wenn es mit dem Gewissen nicht vereinbar ist, Eltern oder Schwiegereltern in ein Altenheim »abzuschieben«, wenn man es sich nicht leisten kann, externe Hilfen anzufordern, oder man auf das Pflegegeld angewiesen ist, um andere Finanzlöcher zu stopfen.

Die Auswirkungen können nicht nur die Gesundheit im Sinne eines Burnout betreffen. Längere Zeit über die eigenen Grenzen zu gehen ruft Wut und Aggression hervor, die zu Gegenaggression führen kann. Die Beziehungen werden belastet. Die eigene Partnerschaft, die Kinder, man selbst kommt zu kurz, alle leiden. So sind in Familien, im verwobenen Netz gegenseitiger Abhängigkeiten die Sätze Nyanaponikas von besonderer Bedeutung: Sich selber schützend, schützt man andere. Andere schützend schützt man sich selbst.

Individuelle Faktoren

Zur Frage, ob die Ursachen von Burnout mehr im Individuum oder in seiner Umwelt liegen, lässt sich ein *Kontinuum* beschreiben: Am einen Pol liegt der konstruierte Fall des sog. *Selbstverbrenners*, bei dem Burnout ausschließlich durch persönliche Faktoren selbst verursacht ist. Am anderen Pol liegt der idealtypische Fall eines reinen *Opfers der Umstände*, eines sog. *Wearout*. Der Einzelfall befindet sich je nach individueller Gewichtung irgendwo zwischen diesen Extremen.

Nach einem *interaktionellen Verständnis* von Burnout können Individuum und Umwelt grundsätzlich nie getrennt betrachtet werden. Es gilt, ihre Wechselwirkungen zu verstehen. Die Wechselwirkung wird als *Passung* beschrieben, als Punkt auf einem Kontinuum zwischen den Polen optimaler bzw. fehlender Passung. Die Frage, wer nicht zu wem passt, scheint wenig sinnvoll. Die interaktionelle Sichtweise ist insbesondere deshalb hilfreich, weil einseitige Schuldzuschreibungen unterbleiben, wenn man Konflikte als Passungsprobleme beschreibt.

Bei der Betrachtung von Burnout zu sehr das Individuum in den Fokus zu nehmen, kann sich destruktiv auswirken. In der gewohnten Denkweise, nach dem Schuldigen zu suchen, greifen einseitige Erklärungen und vorschnelle Lösungsversuche nicht nur zu kurz, sondern richten weiteren Schaden an. Was bedeutet es für Betroffene, wenn sie unter Erschöpfung leiden und dann auch noch die Schuld dafür selbst zugeschrieben bekommen? »Sie müssten sich wichtiger nehmen, einfach mehr auf sich und Ihr Privatleben schauen und klare Grenzen setzen,« so könnten die wohlgemeinten Diagnosen und Ratschläge lauten. Wenn einseitige Schuldzuschreibungen erfolgen und jemand hört, er habe z.B. ein Helfersyndrom, fühlt er sich nicht verstanden, wird wütend und trotzig. Sein Selbstbild wird u.U. weiter festgeschrieben nach dem Motto »so bin ich eben«.

Die Vorstellung von *Burnout als Fluss* veranschaulicht, dass es durch Wechselwirkungen bedingt wird, so wie ein

Fluss in Abhängigkeit von Flussbett und Wasser in jedem Moment immer wieder neu entsteht. So könnte es in der inneren Landschaft eines Menschen Talböden geben, die sich als Flussbett anbieten. Man spricht von *disponierenden Faktoren*, wenn sie die Wahrscheinlichkeit erhöhen, ein Burnout zu erleiden. Diese Neigung allein reicht jedoch nicht aus; es bedarf noch *realisierender Faktoren*. Es ist Wasser notwendig, damit ein Fluss entsteht. Es müssen Anforderungen und Belastungen auf die Person zukommen, die sie überfordern. *Moderierende Faktoren* lösen Burnout für sich allein nicht aus; sie beeinflussen aber dessen Entwicklung. Ist der Boden weich und nachgiebig, sodass das Flussbett immer tiefer wird? Zuletzt gibt es noch *aufrechterhaltende Faktoren*, es kommt immer weiter Wasser nach. Darüber hinaus gibt es aber auch *Schutzfaktoren*, die dabei helfen, Anforderungen zu bewältigen und ein Burnout zu verhindern. Ist der Boden des Flussbettes hart und widerstandsfähig, so dass sich der Fluss nicht tiefer eingraben kann? Gibt es vielleicht Staustufen und ein natürliches Ufer, die verhindern, dass er zu schnell und reißend wird? Gibt es vielleicht sogar Schleusen, die man öffnen und schließen kann?[77]

Als *Schutzfaktoren* gelten Resilienz (→S. 290), Widerstandsfähigkeit (→S. 287), Selbstwirksamkeitserwartung (→S. 47), aktive Bewältigungsstrategien in Richtung Problemlösung und Selbstregulation, Kompetenzerwerb und soziale Unterstützung. Als *disponierende Faktoren* gelten Erfahrungen von Grenzverletzungen, Überforderung und Vernachlässigung in der frühen Kindheit, insbesondere dann, wenn sie zu einem geringen Selbstwertgefühl und zu Störungen im Kontakt mit anderen Menschen geführt haben. Auch prägende beschämende Erlebnisse aufgrund von körperlichen Auffälligkeiten können verletzlicher machen.

Moderierende Faktoren sind die Strategien im Umgang mit den großen Lebensthemen. Wenn ich gelernt habe, dass mein *Wert* nur an meiner Leistung gemessen wird, muss ich mir selbst und anderen immer wieder durch neue und höhere Leistungen beweisen, dass ich ein wertvoller Mensch bin. Wenn ich gelernt habe, dass ich nur dann Zuwendung bekomme, wenn ich für andere da bin und ihnen helfe, werde ich dieses Muster fortsetzen. Aus *Abhängigkeit* und Angst, dass sich andere von mir abwenden könnten, suche ich mein Heil in Helferbeziehungen, helfe anderen und opfere mich dabei auf. Wenn ich gelernt habe, wie schmerzlich es ist, keine *Kontrolle* zu haben, werde ich danach trachten, alles unter Kontrolle zu halten und perfekt zu erledigen. Wenn ich unsicher bin und Angst habe, die Zuneigung der anderen zu verlieren, werde ich alles tun, um immer wieder ihre Aufmerksamkeit und *Anerkennung* zu bekommen und zu beweisen, wie toll und wichtig ich bin und dass mein Dasein auf dieser Erde berechtigt ist.

Oft spielen *unerfüllte Erwartungen* eine große Rolle. Dies können die eigenen Erwartungen sein oder die von wichtigen Bezugspersonen. Nicht selten sind wir hohen äußeren Anforderungen ausgesetzt; oft fantasieren wir aber auch nur, was die anderen von uns erwarten, und irren dabei gewaltig. Häufig ist es ein Gefühl von Verantwortung. Wenn man ihr nicht gerecht werden kann, fühlt man sich u.U. hilflos und schuldig. Unerfüllte Erwartungen und das Ausbleiben von Anerkennung und sonstigen Gratifikationen führen zu Enttäuschung, von sich selbst, vom Beruf oder von anderen.

Die besondere Burnout-Gefährdung von Berufsanfängern erklärt man sich u.a. auch mit Enttäuschungen und dem *Realitätsschock*, der sich bei zu hohen Erwartungen einstellt. Bei psychiatrischen Krankenschwestern soll sich dieser meist nach eineinhalb Jahren, bei Rechtsanwälten nach etwa zwei Jahren, bei Sozialarbeitern erst nach zwei bis vier Jahren einstellen. Wenn Menschen am Beginn ihrer Berufslaufbahn aufgrund anfänglicher Unsicherheit ihre berufliche Identität grundsätzlich in Frage stellen, löst das oft Krisen aus. Es ist dann für sie kaum vorstellbar, je die notwendigen Kompetenzen zu erwerben.[78] Zur vielfach vertretenen These, *Idealismus* sei ein Risikofaktor für Burnout, gibt es widersprüchliche Studienergebnisse. Manchmal stellt Idealismus sogar einen Schutzfaktor dar.[79]

Realisierende Faktoren sind alle Anforderungen und Belastungen, die eine Person überfordern. Dies sind nicht unbedingt dramatische, traumatische oder besondere Dinge. Vielmehr sind es oft nur die Mikrostressoren, die tausend Kleinigkeiten und Ärgernisse des Alltags, die für sich allein durchaus zu bewältigen sind, aber in ihrer Menge und Vielfalt überfordern. Es kann – wie in dem arabischen Sprichwort – ein einzelner Strohhalm sein, der dem überladenen Kamel den Rücken bricht.

Als *aufrechterhaltende Faktoren* gelten all jene, die verhindern, aus krank machenden Mustern auszusteigen. Das kann Verleugnung sein oder ein Gefühl von Ausweglosigkeit, wenn Veränderungen unmöglich scheinen. Dies ist z.B. dann der Fall, wenn man Angst hat, eine Reduktion der Arbeit würde zur Folge haben, den Arbeitsplatz oder an Status zu verlieren, die Schulden nicht mehr zurückzahlen zu können, den Lebensstandard zurückschrauben oder gar das selbst gebaute Haus verkaufen zu müssen. Als aufrechterhaltende Faktoren sind auch die Strategien zu beachten, die man zur Bewältigung belastender Situationen einsetzt. In der *Coping*-Forschung, die sich eben mit diesen *Bewältigungsmechanismen* beschäftigt, unterscheidet man – je nach Aufmerksamkeitsfokus – zwischen direkten und indirekten Strategien. *Direkte* oder *problemfokussierende Strategien* sind jene, bei denen die Konfrontation mit dem Problem oder Stressor gesucht wird, um an der Situation etwas zu verändern. *Indirekte* oder *emotionsfokussierende* Strategien haben das Ziel, die eigenen belastenden Gefühle zu regulieren und Gleichmut zu erlangen. Dies ist speziell in jenen Situationen sinnvoll, die nicht zu verändern sind und denen man sich nicht entziehen kann. Daneben gibt es *aktiv-angehende* und passiv-vermeidende Strategien. Burnout wird dann wahrscheinlich, wenn *passiv-vermeidende* Strategien potentielle Lösungen verhindern. Dies wären etwa Ablenkung durch Musik, Fernsehen, Alkohol, Drogen oder als Notbremse auch Krankheit. Welche Strategien jemand einsetzt, hängt von seiner Lebensgeschichte ab und davon, wie er die Erfolgsaussichten seines Einsatzes einschätzt. Wenn es gelingt, Erfolgserlebnisse zu kreieren und Selbstwirksamkeit (→S. 47) zu erfahren, können sich scheinbar festgefahrene Muster durchaus verändern.

Ob jemand etwas zur Veränderung seiner Situation beiträgt, hängt auch von dem sog. *Locus of Control* ab. Dieser Begriff meint den Ort, dem man die Kontrolle zuschreibt. Menschen mit *internaler Kontrollüberzeugung* haben das Gefühl, Erfolg und Misserfolg in ihrem Leben würden von ihnen grundsätzlich selbst bestimmt. Menschen mit *externaler Kontrollüberzeugung* glauben, ihr Erfolg und

Misserfolg würde von anderen abhängen, die anderen bzw. die Umwelt würde über sie bestimmen. Eine dritte Kategorie von Menschen mit *Fatalismus* ist davon überzeugt, es sei ohnehin alles vorbestimmt, man könne daran nichts ändern. Dieser Fatalismus kann eine depressiv-resignative Färbung haben, aber auch aus Glauben und Vertrauen gespeist zu Optimismus und zur Einschätzung führen, es werde sich irgendwann einmal alles zum Guten wenden, und sei es in einem Leben nach dem Tod. Bei Menschen mit Burnout findet sich häufiger der Typus der externalen Kontrollüberzeugung.[80]

Bei den **geschlechtsspezifischen Unterschieden** im Entstehungsgefüge von Burnout wird die enge Verwobenheit von gesellschaftlichen, arbeitsplatzbezogenen und individuellen Faktoren besonders deutlich. Die gesellschaftlichen Bedingungen haben Einfluss auf die Arbeit, etwa auf Karrierechancen und Bezahlung, aber auch auf die einzelnen Menschen und ihre Vorstellungen darüber, welche Rollen Männer und Frauen einnehmen und welche Erwartungen sie erfüllen sollen. Daneben wird natürlich jede Frau und jeder Mann ebenso von seinen unmittelbaren Rollenvorbildern und deren Hintergrund geprägt. Zur Frage, ob Männer oder Frauen häufiger unter Stress und Burnout leiden, finden sich widersprüchliche Studienergebnisse. Klar ist, dass Männer und Frauen in Beruf und Familie *unterschiedlichen* Belastungen und Erwartungen ausgesetzt sind.

Herbert Freudenberger nimmt in seinem zweiten Buch »Women's Burn-Out« geschlechtsspezifische Aspekte ins Blickfeld und schreibt im New York des Jahres 1985:

> Burnout ist ein Energieverschleiß, eine Erschöpfung aufgrund von Überforderungen, die von innen oder von außen – durch Familie, Arbeit, Freunde, Liebhaber, Wertesysteme oder die Gesellschaft – kommen kann und einer Person Energie, Bewältigungsmechanismen und innere Kraft raubt. Burnout ist ein Gefühlszustand, der begleitet ist von übermäßigem Stress, und der schließlich persönliche Motivationen, Einstellungen und Verhalten beeinträchtigt. Im Licht der besonderen Position, die Frauen in unserer Gesellschaft haben, gewinnt diese Definition unerwartete Nuancen. Viele Frauen haben sich so an den Stress und die Zwänge ihrer Rolle gewöhnt, dass für sie der Erschöpfungszustand der Normalzustand ist. Klagen über Müdigkeit, mangelnde Motivation und schwindenden Elan werden weggeschoben, als seien sie integraler Bestandteil des Frauseins – man darf sie nicht zu ernst nehmen.[81]

Fast 30 Jahre später liest man in »Die Zeit«:

> Der gesellschaftliche Anspruch auf Perfektion quält heute insbesondere Frauen, die das Gefühl haben, sie müssten Beruf, Kindererziehung und Familienglück gleichzeitig optimieren. Doch nicht nur dieser Spagat zwischen altem Rollenverständnis und neuen Ansprüchen sorgt für Stress.[82]

Eine italienische Studie weist auf die Belastungen in jenen Berufen hin, in denen typischerweise Frauen tätig sind. In Italien finden sich Frauen häufiger in der Textil-, Bekleidungs-, Lebensmittel- und Pharmaindustrie, auch als Lehrerinnen, Friseurinnen und als Pflege- und Reinigungskräfte. In vielen dieser Bereiche sind die Arbeiten von Frauen im Geschlechtervergleich monotoner; es geht seltener um Problemlösungen und Lernen. Frauen können seltener bestimmen, wann sie Pause machen; sie werden häufiger durch unvorhergesehene Aufgaben unterbrochen; sie bekommen seltener Trainings oder Schulungen und haben insgesamt weniger Spielraum für Autonomie.[83] Frauen sind häufiger Diskriminierung ausgesetzt, stoßen beim Erklimmen der Karriereleiter an gläserne Decken, sind häufiger in befristeten Arbeitsverhältnissen und Teilzeitjobs beschäftigt und werden schlechter bezahlt. Sie gehen öfter in Karenz, müssen ihre Berufstätigkeit unterbrechen und beim Wiedereinstieg finanzielle Einbußen in Kauf nehmen.

Eine Studie ging der Frage nach, was Männer und was Frauen als belastend erleben. Bei Männern schien Burnout primär durch organisationsbezogene Faktoren bedingt, bei Frauen durch belastende Beziehungen am Arbeitsplatz. Bei Frauen trugen auch Faktoren außerhalb des Arbeitsplatzes zur Entstehung von Burnout bei, bei Männern nur Faktoren, die den Arbeitsplatz betrafen, auch wenn sie verheiratet und die Ehefrauen ebenfalls berufstätig waren.[84]

So erzählt eine 47-jährige Psychotherapeutin in freier Praxis:

> Ich hatte so vor fünf, sechs Jahren nicht das Gefühl, dass ich ausgebrannt bin von meiner beruflichen Arbeit, sondern dass ich so'n Burnout-Syndrom eher hab, was die Familie angeht. Und dass mir meine professionelle Arbeit eigentlich immer der Kraftspender war. Da kriegte ich Anerkennung. Da kriegte ich Geld. Da kriegte ich Förderung meiner Person. Da musste ich meinen Kopf anstrengen.

> Da musste ich mich überdenken. Und das war für mich – ich hab das auch immer so erlebt – so was wie 'nen Hobby. Meine Arbeit ist mein Hobby.[85]

Geschlechtsspezifische Unterschiede im Verhältnis zwischen Berufs- und Privatleben ortet auch eine Professorin an einer Fachhochschule für Sozialwesen, wenn sie meint:

> Es ist vor allem bei den Männern in diesen [helfenden] Berufen, insbesondere bei den Ärzten so, dass sie sozusagen ihre Partnerinnen als ihr persönliches Naherholungsgebiet betrachten. Bei Frauen ist es eher umgekehrt, dass sie im beruflichen und privaten Bereich fast immer in der Rolle der Gebenden sind und häufig männliche Partner haben, die zu wenig emotional nähren und unterstützend sind und ihnen das nicht geben, was sie an Unterstützung bräuchten.[86]

ACHTSAMKEIT

Die Praxis der Achtsamkeit führt in mehrfacher Hinsicht zum Gegenteil von dem, was Burnout kennzeichnet: Der Erschöpfung steht die Kultivierung von innerer Ruhe und Gleichmut als Kraftquelle gegenüber. Bei einer bruchstückhaften und verzerrten Wahrnehmung der Welt klärt und erweitert Achtsamkeit den Blick auf die Realität. Statt zu fliehen, hält man inne, um zu bemerken was ist. Statt sich zynisch zu verschließen, kann man sich wohlwollend öffnen, und anstatt sich selbst zu vergessen, erinnert man sich an seinen Körper und seine Bedürfnisse. Anstatt das Wesentliche aus den Augen zu verlieren, behält man Klarheit darüber, was wichtig ist. Statt besinnungslos und automatisch zu funktionieren, ist man in einem Zustand der Achtsamkeit mit allen Sinnen wach und lebendig präsent und sich dessen bewusst, was man tut oder aber unterlässt.

»Wenn das so ist, sei doch einfach achtsam!«, könnte man zu sich sagen. Man kann sich oder anderen aber nicht befehlen, achtsam zu sein. Es ist eher so, dass man eine Türe öffnen und Achtsamkeit einladen kann. Sie kann allerdings nur dann eintreten, wenn Platz im inneren Raum frei ist und er nicht mit all dem überfüllt ist, was sie normalerweise blockiert. Wenn sie aber da ist, wird es leicht und mühelos.

In ihrem Kern bedeutet Achtsamkeit, im lebendigen Kontakt mit der Gegenwart zu sein und von Augenblick zu Augenblick zu bemerken, was ist, und dabei die ursprüngliche Absicht in Erinnerung zu behalten. Allerdings kann keine Erklärung von Achtsamkeit aus der Außenperspektive ihr Wesen wirklich erfassen. Achtsamkeit in Worte fassen zu wollen ist wie jemandem zu erklären, wie eine Mango schmeckt. Man muss sie selbst probieren. Diese Ausführungen sollen neugierig machen, eigene Erfahrungen zu sammeln und die Achtsamkeit aus der *Innenperspektive* zu erforschen. Sie beschreiben nur ein kleines Stück eines lebenslangen Entwicklungsweges, wie er etwa in buddhistischen Traditionen gelehrt wird. Sie sind auf den Zusammenhang mit Burnout ausgerichtet und entspringen einem psychologisch-psychotherapeutischen Verständnis von Achtsamkeit.

Wie kommt man nun in Kontakt mit der Gegenwart, und wie erinnert man sich gleichzeitig an die ursprüngliche Absicht? Bei der klassischen Übung von Achtsamkeit, der Atembeobachtung, lautet eine Anleitung: »Beobachten Sie, wie sich Ihre Bauchdecke beim Atmen hebt und senkt. Wenn Sie bemerken, dass Ihr Geist abschweift, bringen Sie ihn wieder sanft zurück.« Es wäre ein Missverständnis zu glauben, man sei nur achtsam, wenn es über längere Zeit gelingt, mit der Aufmerksamkeit bei diesem Heben und Senken zu verweilen. Dies würde Achtsamkeit auf die Fähigkeit zur Konzentration reduzieren. Achtsamkeit bedeutet aber ebenso, zu bemerken, wenn der Geist auf Wanderschaft geht. Bei dieser Übung lernt man, ihn – entsprechend der ursprünglichen Absicht – wieder behutsam auf den vorher gewählten Fokus zurückzuführen.

VIER ASPEKTE DER ACHTSAMKEIT

Neben der Absicht sind vier Aspekte der Achtsamkeit von besonderer Bedeutung: Die bewusste Steuerung der Aufmerksamkeit, die es ermöglicht, sich auf Wesentliches zu konzentrieren; die Fokussierung auf Gegenwärtiges; eine akzeptierende Haltung und das im Zentrum stehende Erwachen des inneren Beobachters.

Wozu sollte man die Fähigkeit zur **Steuerung der Aufmerksamkeit** schulen? Wenn man die Aufmerksamkeit mit einem Scheinwerfer vergleicht, so nehmen wir nur jenen Ausschnitt der Welt wahr, den der Kegel des Scheinwerferlichts beleuchtet; und was wir wahrnehmen bestimmt, welches Bild wir von der Welt entwerfen. Burnout ist u.a. dadurch charakterisiert, dass die Kontrolle über die Aufmerksamkeit verloren geht. Man kann sich nicht mehr konzentrieren, wird von Gedanken überschwemmt. Burnout-Gefährdete beschäftigen sich zumeist mit all dem, was nicht so ist, wie sie es haben wollen. Misserfolge oder Probleme blenden sie entweder aus, oder sie werden von ihnen beherrscht. Es ist, als ob der Pilot die Macht über das Flugzeug verloren hätte, als ob er die Pilotenkanzel verlassen und den *Autopiloten* aktiviert hätte. Es ist nicht mehr möglich, positive Aspekte des Berufes oder der Personen, mit denen man zu tun hat, wahrzunehmen. Nebensächliche, meist unangenehme Kleinigkeiten oder Ängste beherrschen das Bild.

Die Aufmerksamkeitssteuerung erfolgt in der Regel *automatisch*. Wenn wir etwa ein lautes Geräusch hören, wenden wir uns, ohne nachzudenken, in die Richtung, in der wir dessen Quelle vermuten. Wenn das Handy läutet, macht sich unsere Hand schon auf die Suche. Wenn wir von jemandem angesprochen werden, wenden wir uns der Person zu. Wohin uns die Aufmerksamkeit dann weiterführt, hängt von eingeschliffenen Mustern und vom augenblicklichen Zustand ab. Sind wir mit der Aufmerksamkeit beim anderen und bei der Frage, was er braucht? Hat diese Frage automatisch die Worte im Schlepptau: »Was kann ich für ihn tun?« Höre ich mich sagen: »Ja, das mache ich natürlich!« Oder bemerke ich, wie es in der Brust eng wird und ein Teil von mir weiß, dass ich das nicht leisten kann oder will?

Ein wesentlicher Aspekt von Achtsamkeit besteht darin, mir bewusst zu sein, worauf sich meine Aufmerksamkeit richtet. Bin ich im Augenblick mit meiner Aufmerksamkeit innen oder außen? Neige ich insgesamt mehr dazu, mich mit der Außenwelt oder mit meiner Innenwelt zu beschäftigen? Bin ich jemand, der sich gut auf eine Sache konzentrieren kann und alles rundherum vergisst, oder habe ich auch immer das Umfeld mit im Auge? Wird meine Aufmerksamkeit leicht von etwas gefesselt, oder fühle ich mich frei, zu wählen? Wie groß ist das Feld, das der Lichtkegel meines Aufmerksamkeitsscheinwerfers beleuchtet? So kann ich etwa beim Lesen eines Buches auf einen einzelnen Buchstaben fokussieren oder auf einen Teil von ihm. Ich könnte der kleinen hellen Fläche, die von einem »o« umschlossen wird, meine ungeteilte Aufmerksamkeit schenken und sie zum Gegenstand der Betrachtung machen. Ich könnte mich ebenso auf den Punkt am Ende eines Satzes konzentrieren und ein paar Augenblicke auf ihm verweilen. Der Scheinwerferkegel gleicht dabei mehr einem gebündelten Laserstrahl, mit dem man Einzelheiten wahrnehmen kann, die ansonsten der Aufmerksamkeit entgehen. Achtsamkeit wird mit einer *Lupe* oder einem Mikroskop verglichen. Beide ermöglichen Dinge zu sehen, die wir sonst gar nicht wahrnehmen. Erst wenn wir einen gedruckten Buchstaben mit der Lupe betrachten, sehen wir, wie ausgefranst die Ränder sind oder wie er am Bildschirm aus einzelnen Pixeln zusammengesetzt ist. Das »o« ist in Wirklichkeit nicht rund, es hat Ecken.

Ist es möglich, die Aufmerksamkeit zu teilen und zusätzlich zum Sehen noch zu spüren? Ist es möglich, das Buch und Gegenstände im Raum zu sehen und gleichzeitig meine Körperhaltung wahrzunehmen? Wie liegen meine Hände da? Diese Art der *geteilten Aufmerksamkeit*, immer wieder auch den Körper in den Fokus zu nehmen, hilft dabei, sich selbst nicht zu vergessen. Kann ich, während ich am Computer schreibe oder etwas Schweres hebe, auch spüren, ob ich mich verspanne oder ob ich rückenschonend sitze oder hebe?

Die Aufmerksamkeit zu teilen oder sie zwischen unterschiedlichen Objekten hin und her springen zu lassen, ist die Voraussetzung für *Multitasking*. Dem Geist der Achtsamkeit entsprechend ist Multitasking nicht besser oder schlechter, als sich mit der vollen Aufmerksamkeit *einer* Tätigkeit zuzuwenden. Entscheidend ist, ob es meiner bewussten Absicht entspricht, mehrere Dinge gleichzeitig zu tun. Oder hat der Autopilot die Führung übernommen und lässt meine Aufmerksamkeit, von Wesentlichem abgelenkt, von einem Objekt zum nächsten wandern? Ist Multitasking im Augenblick für mich selbst und andere heilsam oder unheilsam? Das ist die entscheidende Frage, wenn es um das Ziel geht, nicht unnötig Leid zu schaffen. Kann ich es mir erlauben, einem Kind oder auch einem Patienten meine ungeteilte Aufmerksamkeit zu schenken, oder muss ich die anderen Kinder oder die anderen Patienten einer Krankenstation ebenso im Auge haben?

Man kann sich auf *ein* Objekt konzentrieren und mit der Aufmerksamkeit darauf ruhen und sie nach einem Abschweifen wieder dorthin zurückbringen. Man kann der Welt aber auch mit *offenem Gewahrsein* begegnen und offen für alles bleiben, was innen oder außen auftaucht: Ist es beim achtsamen Sitzen ein Gedanke, der sich meldet, ein Geräusch, das kommt und wieder geht, ein Jucken oder ein Schmerz? Ich kann dabei bleiben, bis sich etwas anderes ins *Gewahrseinsfeld* schiebt. Öffne ich mich in einem *Panoramabewusstsein* für die gesamte äußere und innere Weite, wie auf einem Berggipfel mit einem 360-Grad-Rundumblick? (→ Übungsanleitung Audiodatei 4)

Diese *offene, passiv aufnehmende, zugleich aber hell wache Wahrnehmungsbereitschaft* ist eine weitere Qualität achtsamer Aufmerksamkeit. So wie der Blick des Fluglotsen den Radarschirm nicht krampfhaft nach Leuchtpunkten absucht, ist es eher eine wache und zugleich entspannte Neugier darauf, was im Feld des Gewahrseins auftaucht und die Aufmerksamkeit auf sich zieht. Wenn der Fluglotse bemerkt, dass sein Blick vom Schirm abgelenkt wird, muss er entscheiden: Ist es gerechtfertigt, die Beobachtung des Schirms zu vernachlässigen, oder sollte er sich wieder seiner primären Aufgabe zuwenden? Achtsamkeit hat somit auch die Funktion eines *Pförtners*. Wenn man sich über seinen Wahrnehmungsfokus bewusst ist, kann man wählen, einem beliebigen Objekt die Aufmerksamkeit zu schenken oder sie ihm wieder zu entziehen. Was lasse ich durch die Pforten meiner Sinne ein? Welchen Gedanken, Gefühlen und Empfindungen gebe ich Raum, und wo wende ich mich bewusst wieder ab? Mit meiner

Aufmerksamkeit *schenke* ich Dingen, Menschen, Themen oder mir selbst *Energie.* Achtsamkeit ermöglicht bewusst zu wählen, wohin die Energie fließt.

Auch auf der *neurobiologischen Ebene* fließen Energie und Information: die elektrischen Ladungen der miteinander vernetzten Nervenzellen verändern sich, und Botenstoffe werden freigesetzt. Je häufiger bestimmte Nervenbahnen genutzt werden, umso intensiver wird die Verbindung. Auf diese Weise kann man sich auch vorstellen, dass es bei regelmäßiger Übung leichter wird, die Aufmerksamkeit zu lenken. Dass die Saat der Übung zu keimen beginnt, lässt sich mit Hilfe moderner bildgebender Verfahren nachweisen; sie liefern uns eindrucksvolle Bilder vom Energieverbrauch in bestimmten Regionen unseres Gehirns. Um die Frage, welches Saatgut man säen und zum Keimen bringen möchte, kreist auch die Geschichte von den *Zwei Wölfen:*

Ein alter, weiser Indianer sitzt mit seinem Enkel vor seinem Zelt am Lagerfeuer. Nach einer langen Zeit der Stille bricht der Enkel das Schweigen und bittet seinen Großvater, ihm aus seinem Leben zu erzählen. »Weißt Du, im Herzen von jedem Menschen kämpfen zwei Wölfe. Einer ist selbstsüchtig, nachtragend, aggressiv und wütend, der andere ist liebevoll, sanft und mitfühlend.« »Und welcher von den beiden gewinnt?« fragt der Enkel besorgt. »Der, den du mehr fütterst!« antwortet der Großvater.

Um diese Frage geht es im Leben: Welchen Wolf füttere ich? Wohin richte ich gerade meine Aufmerksamkeit? Was in meiner Innen- und Außenwelt kultiviere ich? Im Zusammenhang mit Burnout ist es aber ebenso wichtig, sich zu fragen: Was vernachlässige ich, welche Teile meines »inneren Gartens« lasse ich verwildern oder verdorren?

Man kann sich vorstellen, dass das Gehirn wie der Arbeitsspeicher eines Computers mit einer sehr beschränkten Speicherkapazität funktioniert. Nach der *Fünf-plus-minus-zwei-Regel* kann man maximal drei bis sieben Objekte gleichzeitig im Gewahrsein halten. Achtsamkeit ermöglicht zu wählen, womit wir unseren Arbeitsspeicher füllen, um es dann später in den Langzeitspeicher übertragen zu können. Was ist heilsam? Was ist es wert, sich später einmal daran zu erinnern? Welche Auswirkungen hat es z. B., wenn wir die Meldungen der täglichen Fernsehnachrichten in uns aufnehmen? Überall wird verkündet, wie wichtig es sei, sich maßvoll und qualitativ hochwertig zu ernähren. Bisher wenig Verbreitung gefunden hat hingegen die Idee, eine *Reizdiät* einzuhalten oder *Reizfastentage* einzulegen, indem man beispielsweise auf den Fernsehkonsum verzichtet. Einer der Teufelskreise bei Burnout besteht darin, dass nicht selten die Energie fehlt, um die Wächterfunktion der Achtsamkeit zu nutzen. Man ist zu erschöpft, um sich zu schützen.

Wenn man sich vornimmt, den Geist auf die Beobachtung des Atems zu konzentrieren, und sich dazu zehn Minuten Zeit nimmt, wird bei Anfängern sehr bald deutlich, wie schwer das fällt. Plötzlich tauchen Gedanken daran auf, was ich noch erledigen wollte oder was ich mir für morgen vornehme; eine abwertende Äußerung eines Kollegen kommt mir in den Sinn, Ärger steigt hoch. Ich nehme mir vor, mich das nächste Mal zu wehren; weitere Situationen tauchen auf, in denen das ebenfalls nicht möglich war. Dann erinnere ich mich wieder, dass ich doch meinen Atem beobachten wollte. Nach drei Atemzügen ein Geräusch, dem der Gedanke folgt, was ist jetzt los? Zurück zum Atmen: Ich nehme meinen Körper wahr, bemerke einen leichten Schmerz in meinem Bein, und ohne mich bewusst dazu entschlossen zu haben, hat der Autopilot die Körperhaltung auch schon verändert. Der Geist reagiert auf äußere oder innere Reize oder springt spontan, ohne ersichtlichen Grund, wie ein Affe von Baum zu Baum. Der zerstreute, unruhige Geist wird daher in östlichen Traditionen oft als *Affengeist* bezeichnet. Affen sitzen nie still, Affen sind dauernd in Bewegung. Die Übung der Achtsamkeit bedeutet nun, den Affengeist an die Leine zu nehmen und ihn zu zähmen. Das Heben und Senken der Bauchdecke kann einen Ankerpunkt bilden, an den man den Geist wie mit einer Ankerkette immer wieder zurückholt. Wenn man das eine Weile macht, bemerkt man, wie er ruhiger wird. Die Pausen zwischen den Gedanken werden ganz von selbst länger. Die bewusste Lenkung der Aufmerksamkeit und die Fokussierung auf ein Objekt bringen den Geist zur Ruhe und helfen, sich zu *sammeln*. Manchmal fühlt es sich so an, als ob man den Geist nach Hause bringen würde.[1]

Wenn sich der Geist beruhigt, kann seine *beobachtende Funktion* zum Tragen kommen und die Geistestätigkeit selbst zum Gegenstand der Beobachtung werden. Die Gedanken kreisen nicht nur, sondern man kann sich zusätzlich darüber bewusst werden, dass sie kreisen und wie unruhig der Geist ist. Ich kann mir selbst dabei zuschauen, womit sich mein Arbeitsspeicher füllt, welcher innere Wolf heult. Achtsamkeit führt somit nicht nur zu innerer Ruhe, sondern auch zu *Einsichten* in das Funktionieren des menschlichen Geistes im Allgemeinen und in die höchst individuelle, persönliche *Selbstorganisation*. Was hat mein mächtigster Affe im Sinn? Welche Affenfamilien beherrschen mein inneres Territorium?

Das Training der Fähigkeit, sich zu **konzentrieren** bzw. zu bemerken, was davon abhält, dient nicht nur der Burnout-Prophylaxe. Schon *William James*, einer der Begründer der modernen Psychologie, schreibt:

> Die Fähigkeit, den Geist freiwillig auf ein Objekt zu richten und die Aufmerksamkeit wieder und wieder zurück zu bringen, ist die Wurzel der Urteilsfähigkeit, des Charakters und des Willens [...]. Eine Erziehung, die diese Fähigkeiten stärkt, wäre eine Erziehung par excellence.[2]

Die westliche Psychologie hat sich erstaunlich wenig mit einer systematischen Schulung der Aufmerksamkeit beschäftigt. Die buddhistischen Traditionen haben inzwischen lang bewährte Schulungswege entwickelt. Einer davon ist die Praxis der Achtsamkeit. Wenn es zunehmend gelingt, bei einer Sache zu sein, geht die Arbeit leichter von der Hand. Ihre Qualität steigt, und Spitzenleistungen werden möglich. Als Ausgleich erholen sich jene Menschen besser, die in ihrer Freizeit ganz in ihrem Hobby oder im Sport aufgehen können.[3] Achtsamkeitstraining verbessert nachweisbar eben diese Fähigkeit zur Aufmerksamkeitssteuerung und Konzentration.[4]

Es ist natürlich auch von Bedeutung, *worauf* wir unsere Aufmerksamkeit richten, *was* wir zu ihren *Objekten* machen. Der amerikanische Zen-Mönch *Shinzen Young* hat die scheinbar unendliche Zahl möglicher Objekte in fünf Kategorien eingeteilt:[5] Fokus Außen, Fokus Innen, Fokus Ruhe, Fokus Wandel und Fokus Positives. Es passiert ganz spontan: Wenn wir uns vornehmen, den Atem zu beobachten, tritt unerwartet ein Geräusch von außen in unser Bewusstsein – ein Auto fährt vorbei, oder jemand hustet. Dann nehmen wir wieder den Körper wahr oder bemerken Gedanken, die unsere Aufmerksamkeit fesseln. Wir kehren zum Atem zurück und bemerken, es wird ruhiger. Ein paar Augenblicke ist es innen und außen still. Plötzlich wird klar, wie sich alles wandelt. Geräusche kommen und gehen, Gedanken huschen vorbei, das Blut pulsiert in den Adern. Dann bemerkten wir angenehme Wärme in den Händen, Entspannung in den Schultern und stille Zufriedenheit. Auf diese Weise haben wir fünf Landschaften durchwandert:

Beim *Fokus Außen* erforschen wir über die fünf Sinneskanäle die Außenwelt; man spricht daher von *Fünf-Sinne-Achtsamkeit.* Unheilsame Gedanken treten in den Hintergrund, wenn man sich ganz der Außenwelt widmet. Manche Menschen neigen allerdings dazu, ihre Antennen nur nach außen zu richten. Sie laufen Gefahr, ihre Innenwelt zu vernachlässigen.

Achtsam den *Fokus nach innen* zu richten, bezeichnen wir als *Innere Achtsamkeit.* Sie erschließt den Reichtum unserer inneren Bilderwelt, unserer Gedanken- und Körperwelt. Der visuellen Wahrnehmung der Außenwelt entsprechen die *inneren Bilder,* die wir aus der Erinnerung abrufen oder uns neu ausmalen. Dem Sinneskanal des Hörens entsprechen die *Gedanken,* die Worte, Sätze und Dialoge, die automatisch in unserem Kopf ablaufen. Manchmal begleitet uns auch eine Melodie als Ohrwurm. Dem Tastsinn, mit dem wir die Außenwelt erforschen, entsprechen *Empfindungen* wie Wärme, Schwere oder die Wahrnehmung von Haltung und Bewegung unseres Körpers.

Beim *Fokus Ruhe* wendet man sich den Zwischenräumen zwischen den einzelnen Sinnesreizen zu und dem Urgrund, aus dem sie auftauchen. Wie hört sich die äußere Stille an? Wie klingt die innere Ruhe zwischen den Gedanken? Was sehe ich, wenn bei geschlossenen Augen keine Bilder auftauchen: einen grauen Bildschirm oder einfach Licht? Wie fühlt sich mein Körper an, wenn sich keine Verspannungen, Schmerzen oder sonstige Empfindungen melden? Ist da innerer Frieden?

Beim *Fokus Wandel* widmet man seine Aufmerksamkeit einem universellen Wesenszug unserer Welt. Aus Sicht der buddhistischen Psychologie ist es wesentlich, zu erkennen, dass alles einem Wandel unterworfen ist. Dabei geht es nicht darum, ein Konzept zu verstehen, sondern durch achtsames Beobachten den Wandel unmittelbar zu erfahren. Im Experimentierlabor der Übung der Atembeobachtung bemerken wir das Weiten des Brustkorbes beim Einatmen und das Loslassen beim Ausatmen. Geräusche kommen und gehen, der Gedankenfluß strömt vorbei. Wir können die Wolken betrachten, wie sie sich bilden, ihre Form verändern, weiterziehen oder sich einfach auflösen. Wenn es gelingt, nicht gegen die Veränderungen anzukämpfen, sondern mit ihnen Frieden zu schließen, fällt eine wesentliche Quelle selbst geschaffenen Leidens weg. Das bedeutet allerdings nicht, dass es uns nicht traurig machen soll, wenn wir etwas verlieren.

Mit dem *Fokus auf Positives* wenden wir uns angenehmen und erfreulichen Objekten zu. In buddhistischen Traditionen werden Zustände von *Liebender Güte* gepflegt. Dazu stellt man sich die Gegenwart eines liebevollen und geliebten Menschen vor. Das entstehende Feld kann man auf andere Menschen ausweiten, die man liebt, und dann auf neutrale Personen. In weiteren Schritten können Menschen einbezogen werden, mit denen man es schwer hat, und schließlich die ganze Welt mit allen fühlenden Wesen. Nicht zu vergessen ist dabei jenes Wesen, das im Zentrum des Feldes steht: ich selbst. Auch ihm gebührt liebevolle Aufmerksamkeit. Ziel der Übung ist keineswegs, sich in irgendeiner Weise zu manipulieren und gegenteilige Gefühle wie Abneigung oder Hass zu unterdrücken. Vielmehr begibt man sich auf die Suche nach einem inneren Ort bzw. Zustand, von dem aus es möglich ist, zu akzeptieren und zu lieben.

Wenn fünf Möglichkeiten der Aufmerksamkeitsfokussierung zur Verfügung stehen, kann man wählen. So kreisen nicht selten Gedanken unaufhörlich um ein Problem und führen in ein Stimmungstief, wenn man sie nicht unterbricht. Man weiß zwar, dass die Gedanken nicht gut tun, kennt aber keinen Ausweg. Der Vorsatz, nicht weiter an das Problem zu denken, hat eine ähnlich paradoxe Wirkung wie die Aufforderung, *nicht* an einen rosaroten Elefanten zu denken. Sobald wir uns krampfhaft darum bemühen, ist er da. Wenn wir uns allerdings vornehmen, an ein weiß-blau kariertes Krokodil zu denken und uns dessen Form und Farben ausmalen, ist der rosarote Elefant verschwunden. In diesem Sinne ist es sehr wohl möglich, ein Objekt durch ein anderes zu ersetzen. Die fünf Möglichkeiten der Fokussierung sind wie Räume, die wir bewusst betreten und wieder verlassen können, indem wir einen anderen Ort aufsuchen. Nachdem man ein paar Atemzüge lang das Heben und Senken der Bauchdecke wahrgenommen hat, etwa um ein destruktives Gedankenmuster zu unterbrechen, kann man bewusst entscheiden, welchen Raum man aufsuchen möchte: Innen,

Außen, Ruhe, Wandel oder Positives. Zur Burnout-Prävention könnte es sinnvoll sein zu üben, den Fokus immer wieder auf Ruhe zu legen, auf die Wahrnehmung des Körpers oder auf Positives.

Achtsamkeit bedeutet auch: **Gegenwärtiges wahrnehmen**. Der damit gemeinte Zeitraum umfasst einige Sekunden. Es braucht eine Weile, bis sich eine Erfahrung entfalten kann, bis man etwa einen Buchstaben oder den Boden unter den Füßen wirklich wahrgenommen hat. Auf die Gegenwart zu fokussieren ist insofern etwas Besonderes, als wir dazu neigen, uns in Gedanken mehr mit der Vergangenheit oder mit der Zukunft zu beschäftigen. Dies ist durchaus sinnvoll, um aus Vergangenem zu lernen oder für die Zukunft zu planen. Der Großteil der alltäglichen Gedanken führt allerdings meist wenig konstruktiv im Kreis und wird als unheilsam erlebt. Ich kann mich dann bewusst der Gegenwart zuwenden, wenn ich bemerke, dass mich Vergangenes oder Zukünftiges auf unheilsame Weise beschäftigt. Speziell die Wahrnehmung des Körpers führt immer in die Gegenwart. Man kann nicht spüren, was vor ein paar Minuten war oder wie er sich morgen anfühlen wird.

Achtsamkeit ist nicht mit Nachdenken zu verwechseln. Es ist etwas völlig anderes, ob ich die Oberfläche des Papiers genau betrachte oder darüber nachdenke, woher es stammt, ob ich die Kälte in meinen Füßen wahrnehme oder darüber nachdenke, dass ich mir Socken anziehen sollte, oder darüber, warum ich immer kalte Füße habe. Achtsamkeit ist im Gegensatz zum *Nachdenkmodus* ein *Modus der Wahrnehmung*. Um in diesen Modus umzuschalten, kann man sich fragen: »Was nehme ich im Moment wahr?« Dies kann dann eine körperliche Empfindung sein, aber auch ein Gedanke. Der Gedanke selbst wird zum Objekt, wenn ich beobachte: »Da ist wieder der Gedanke an meinen Vorgesetzten«. Wenn ich mir über die Tatsache der Wahrnehmung und das Objekt klar geworden bin, kann ich einfach zu mir sagen: »Gedanke« oder »Kälte« oder »Empfindung«. Dieses *Etikettieren* wahrgenommener Objekte ist eine wertvolle Technik. Sie fördert Achtsamkeit, denn man kann ein Objekt nur benennen und etikettieren, wenn man sich bewusst ist, dass man es wahrnimmt. Darüber hinaus entsteht Distanz zum Benannten.

Im Augenblick des Wahrnehmens taucht das auf, was beobachtet wird, und jener, der beobachtet. Dieser wird hier als **»Innerer Beobachter«** bezeichnet; in manchen spirituellen Traditionen nennt man ihn den *Zeugen*. Da der Kern der Achtsamkeit eben in diesem bewussten Beobachten liegt, kann man Achtsamkeit als *Erwachen des »Inneren Beobachters«* beschreiben. Ein achtsamer Zustand wäre dann durch die Aktivierung des Beobachters definiert. Der Begriff des inneren Beobachters verführt allerdings dazu, ihn zu verdinglichen. Auch wenn man Zentren im Gehirn lokalisieren kann, die für die Lenkung der Aufmerksamkeit zuständig sind, ist der innere Beobachter doch kein kleines Männchen im Kopf. Er steht vielmehr für den *Prozess* des Beobachtens, für ein bewusstes Gewahr-*Sein*.

Das Erwecken des inneren Beobachters, indem man eine Beobachterposition einnimmt und den Wahrnehmungsmodus aktiviert, schafft Abstand zu den beobachteten Objekten. In der Regel sind wir mit unseren Gedanken identifiziert; wir erleben uns als deren Urheber und schenken ihnen Glauben. Bei eingefahrenen destruktiven

Gedanken hat dies bisweilen fatale Folgen. Wir neigen auch dazu, uns mit unserem Körper und unseren Gefühlen zu identifizieren. Sobald man eine Beobachterhaltung einnimmt, kann man zu sich sagen: »Gedanken kommen und gehen. Ich kann meine Gedanken beobachten, und was ich beobachten kann, kann nicht Ich sein. Auch Gefühle gehen ebenso schnell, wie sie kommen. Ich kann meine Gefühle beobachten, und was ich beobachten kann, kann nicht Ich sein.«[6] Diesen Prozess, sich von Identifikationen zu lösen und sich mit dem beobachtenden Zentrum zu identifizieren, nennt man *Disidentifikation*. In den Augen vieler Achtsamkeitsforscher stellt genau diese Disidentifikation den *zentralen Wirkmechanismus* von Achtsamkeit dar.

Zwei Automatismen verursachen offensichtlich menschliches Leiden: etwas zu wollen, was *nicht* ist, und etwas *nicht* zu wollen, was ist. Die buddhistische Psychologie nennt diese beiden Wurzeln des Unheilsamen *Anhaften* und *Ablehnung* oder *Gier* und *Hass*. Der Weg der Achtsamkeit führt zu etwas Drittem: zu Gleichmut. *Gleichmut* ermöglicht, die Dinge so zu akzeptieren, wie sie im Augenblick sind. Etwas für den Moment zu akzeptieren bedeutet nicht, Dinge, die unheilsam und veränderbar sind, unnötig lange auszuhalten. **Akzeptanz** verhindert einen aussichtslosen und zum Scheitern verurteilten Kampf gegen Unveränderbares. Es ist allerdings oft gar nicht einfach zu unterscheiden, was man verändern kann und was nicht bzw. in welchem Zeitraum sich etwas verändern lässt.

Die buddhistische Psychologie beschreibt noch einen weiteren Automatismus. In der Regel löst die Wahrnehmung bestimmter Objekte Gedankenketten aus. Mit diesen Gedanken sind zumeist *Bewertungen* verbunden. Oft wertet man sich selbst oder andere ab. »Dem werde ich nie etwas beibringen können« oder »Der hat nicht die geringste Lust, etwas zu lernen« – solche Gedanken könnten einem Lehrer beim Anblick eines Schülers kommen. Die Wahrnehmung löst Gedanken aus, die mit unangenehmen Gefühlen verbunden sind. Wenn man sich bedroht oder ausgesaugt fühlt, münden diese in Beschreibungen wie »Sargnagel« oder »Parasiten«. Ein innerer Film beginnt zu laufen, der den unmittelbaren Kontakt mit dem Gegenüber und seine realistische Wahrnehmung verhindert. Nach einem Augenblick im Wahrnehmungs-Modus schaltet man ganz automatisch in den Nachdenkmodus um und beginnt, sich Horrorgeschichten aus der Vergangenheit oder der Zukunft zu erzählen. Im Sinne einer *selbsterfüllenden Prophezeiung* können diese Geschichten Wirklichkeit werden. In Achtsamkeit werde ich mir bewusst, welcher Film gerade läuft. Entscheidend ist dabei, dass ich den Film als Film erkenne und ihn nicht mit der aktuellen Realität verwechsle. Ich kann dann wieder in den Wahrnehmungsmodus zurückschalten und möglichst aus der Haltung des *Anfängergeists* heraus neugierig bleiben, in welchem Zustand sich ein Schüler oder ein Patient heute, im gegenwärtigen Augenblick befindet. Ich bleibe offen für neue Arten der Begegnung. Meine Haltung verändert sich in Richtung Akzeptanz, wenn es darüber hinaus gelingt, auf etwas Positives zu fokussieren oder ansonsten negativ bewertete Eigenschaften auf dem lebensgeschichtlichen Hintergrund als Fähigkeiten zu verstehen, die in anderen Situationen durchaus wertvoll waren. Wenn das Gegenüber mein Bemühen um Wertschätzung spürt und ebenfalls in der Lage ist, aus alten

Filmen auszusteigen, wird eine unmittelbare Begegnung möglich. *Max Frisch* hat in sein Tagebuch geschrieben: Das »Geheimnis, das der Mensch ja immerhin ist, ein erregendes Rätsel, das auszuhalten wir müde geworden sind. Man macht sich ein Bildnis. Das ist das Lieblose, der Verrat.«[7] Aus Müdigkeit und Gewohnheit schauen wir nicht mehr genau hin und machen uns ein Bild. Unveränderbare, leblose Bilder wiederum ermüden. Der Blick aus der disidentifizierten Beobachterposition heraus verändert die negativen Einstellungen gegenüber den anderen Menschen, aber auch uns selbst gegenüber.

Wie sich die Sicht auf die Welt verändern kann, zeigen die Erfahrungen von Astronauten. Sie wurden von einer unendlich großen Liebe zu unserem blauen Planeten erfüllt, sobald sie ihn mit seinen Meeren und Ländern, mit seiner Tag- und Nachtseite, mit all seiner Schönheit und in seiner Ganzheit auf sich wirken ließen. Die Erde aus großem Abstand vom Weltall aus zu betrachten, verwandelte ihre Einstellung zu der kleinen Kugel, auf der wir leben. Ihre Liebe blieb erhalten, und viele begannen, sich in Umweltorganisationen für das Überleben der Menschheit einzusetzen. Wenn es uns gelingt, etwas aus einer gewissen Distanz in seiner Ganzheit mit allen Facetten zu betrachten, wachsen oft ganz spontan Akzeptanz und Liebe. Unbegründete Vorurteile werden durch Wahrnehmung und besseres Verstehen ersetzt. Wenn man etwas versteht, fällt es meist leichter, es zu akzeptieren. Mitgefühl entsteht, wenn man sich auch noch den leidenden Anteilen in anderen Wesen zuwenden kann, ohne sich zu verschließen.

So führt Achtsamkeit auf unterschiedlichsten Wegen zu Akzeptanz. Etwas ohne Identifikation mit einem Persönlichkeitsanteil zu betrachten, lässt alles offen. *Shunryu Suzuki* hat das so ausgedrückt: »Im Anfänger-Geist gibt es viele Möglichkeiten, im Geist des Experten nur wenige.«[8] Etwas neugierig offen und interessiert zu betrachten, als ob man es noch nie gesehen hätte, führt dazu, es zu lieben.

Nyanaponika: Die Buddhistischen Wurzeln der Achtsamkeit

Herbert Freudenberger floh von Frankfurt aus in Richtung Westen nach Amerika. Er wandte sich auf seiner Suche nach Wegen zur Linderung von Leiden der Psychoanalyse zu. 25 Jahre vor ihm wurde *Siegmund Feniger* (*1901; †1994 in Kandy, Sri Lanka) in Hanau nahe Frankfurt geboren. Er suchte seinen Weg im Osten und fand ihn im Buddhismus. Bei der Geburt des einzigen Sohnes eines jüdischen Ehepaares ahnte niemand, dass er später als Mönch der Buddhistischen Theravada-Tradition wesentlich zur Verbreitung der Achtsamkeit beitragen sollte. Als junger Erwachsener fielen ihm als Buchhändler Bücher über den Buddhismus in die Hände. Ihn faszinierte die Ausgewogenheit der Lehre Buddhas; sie befriedigte sowohl die kritischen Ansprüche seines Intellekts als auch die religiösen Bedürfnisse seines Herzens. 1922 zog er mit seinen Eltern nach Berlin, wo er erstmals mit den Schriften des *Nyanatiloka* in Berührung kam. Als er erfuhr, dass der ebenfalls aus Deutschland stammende Mönch im damaligen Ceylon auf einer Insel in einem See eine Einsiedelei für westliche Mönche gegründet hatte, wuchs in ihm die Sehnsucht, dorthin zu gehen und Mönch zu werden. 1935 floh er mit seiner verwitweten Mutter aus Deutschland und fand Aufnahme bei Verwandten in

Wien. Ein Jahr später verließ er Europa und reiste nach Ceylon. Er bekam den Namen *Nyanaponika*, was so viel bedeutet wie »zur Erkenntnis geneigt«. Nachdem er 1952 in Burma Einsichtsmeditation geübt hatte, entschloss er sich, das Herzstück buddhistischer Meditation zu beschreiben. Sein bekanntestes Werk »Geistestraining durch Achtsamkeit« entstand.

An der Lehre Buddhas schätzte er insbesondere die detaillierte Erklärung des Pfades, der zu einer erfahrbaren Befreiung von Leiden führt. Sie verspricht keine Lösung in einer anderen Welt, sondern stellt eine Befreiung im Hier und Jetzt durch eine realistische Einsicht in die Bedingungen der menschlichen Existenz in Aussicht. Dem Pfad zu folgen setzt keinen Glauben oder kein Vertrauen auf äußere Erlöser voraus. Verlangt werden ethische Ernsthaftigkeit, Selbstvertrauen, ehrliche Reflexion und ein unablässiges Bemühen. Angesichts des Leids, das Nyanaponika miterleben musste, beschäftigten ihn auch ethische Fragen. In der Buddha-Lehre fand er ein sicheres Fundament für eine Ethik, die keiner Hinwendung an eine äußere Autorität bedarf, sondern direkt aus der Natur des menschlichen Geistes abgeleitet werden kann. Den Schlüssel, den er suchte, fand er in den Aussagen zu den sog. unheilsamen Wurzeln: Gier, Hass und Verblendung und in der Kultivierung der positiven Gegenkräfte: Großzügigkeit, liebende Güte und Erkenntnis.

Nyanaponika übersetzte und kommentierte die Lehrrede des Buddha von den Grundlagen der Achtsamkeit, die *Satipatthana Sutta*. Im Schulungsweg der Achtsamkeit sah er den Generalschlüssel, das vollkommene Werkzeug, um den Geist zu erkennen, um ihn zu formen und zu befreien. Er betonte die Einfachheit und Tiefgründigkeit, die praktische Anwendbarkeit und Universalität der Achtsamkeit.[9]

Man muss an nichts glauben und kein Buddhist sein, um von der Praxis der Achtsamkeit zu profitieren. Dies wird auch in den Grundannahmen der Achtsamkeitsschulung deutlich, die ein zeitgenössischer Achtsamkeitsforscher in sieben Punkten zusammenfasst:

1. Menschen sind sich im Allgemeinen ihrer Erfahrungen von einem Augenblick zum anderen nicht bewusst, und sie operieren häufig im Autopiloten-Modus.
2. Der Mangel an Bewusstsein bezüglich der eigenen geistigen Inhalte und Prozesse bietet einen guten Nährboden für fehlerhafte Wahrnehmungen und Selbsttäuschungen.
3. Wir sind in der Lage dazu, die Fähigkeit zu entwickeln, von Augenblick zu Augenblick ein nicht-wertendes und höchst differenziertes Bewusstsein unserer geistigen Inhalte aufrecht zu erhalten.
4. Die Entwicklung dieser Fähigkeit geht allmählich vonstatten, nimmt langsam zu und erfordert ständiges Üben.
5. Durch das Bewusstsein der Erfahrungen von Augenblick zu Augenblick entsteht ein reichhaltigeres und vitaleres Lebensgefühl, insofern als die Erfahrungen dabei lebhafter werden und unbewusste Reaktivität durch achtsame Anteilnahme ersetzt wird.
6. Durch eine solche beständige, nicht-wertende Beobachtung geistiger Inhalte entsteht langsam ein größerer Wahrheitsgehalt der Wahrnehmungen.
7. Weil eine genauere Wahrnehmung der eigenen geistigen Reaktionen auf äußere und innere Stimuli erreicht

wurde, werden dadurch zusätzliche Informationen gewonnen, die wiederum wirksame Handlungen in der Welt fördern und zu einem stärkeren Gefühl der Kontrolle führen.[10]

WOZU ACHTSAMKEIT?

Sehr unterschiedliche Ziele motivieren Menschen dazu, eine regelmäßige Achtsamkeitspraxis zu beginnen. Bei der Anwendung von Achtsamkeit zur *Stressbewältigung* steht am Beginn der Praxis meist der Wunsch nach *Entspannung*. Nach einem Erschrecken über die Unruhe des Geistes wird schnell erfahrbar, wie etwa die Übung der Atembeobachtung oder das Durchwandern des Körpers dabei helfen, abzuschalten und den Geist ruhiger werden zu lassen. Anschließend öffnet sich eine weitere Ebene: Man lernt, dass man sich selbst dabei zuschauen kann, wie man funktioniert. Man bemerkt, wie man sich im Alltag – neben den von außen vorgegebenen Anforderungen – noch zusätzlich selbst belastet. Diese *Erforschung der Selbstorganisation* steht im Mittelpunkt der psychotherapeutischen Anwendungen von Achtsamkeit in der Hakomi-Methode (→S. 230). In anderen Verfahren lernt man, sich von krank machenden *Gedanken* zu distanzieren und Rückfällen in depressive Phasen vorzubeugen (MBCT, →S. 228). Achtsamkeit befähigt jene Menschen, ihre Gefühle zu regulieren, die ansonsten von ihnen überschwemmt und beherrscht werden. Achtsamkeit fördert die persönliche *Entwicklung* und die Entfaltung innewohnender Potenziale. In Managementtrainings wird sie mit dem Ziel vermittelt, *effizienter und qualitätsvoller arbei-*

ten zu können. Die Sehnsucht nach einem anderen Umgang mit sich selbst, mit anderen Menschen und unserem Planeten führt zur Integration von Achtsamkeit in unterschiedlichste Lebensbereiche. Im ursprünglichen, von Buddha beschriebenen Weg zur Erleuchtung dient sie dem *spirituellen Wachstum*. Bei langer und intensiver Praxis öffnet sie Türen in transpersonale Sphären.

Die Auswirkungen einer konsequenten Achtsamkeitspraxis lassen sich in drei Begriffe fassen: Konzentration, Klarheit und Gleichmut.[11] *Konzentration* meint die Fähigkeit, die Aufmerksamkeit auf das zu richten, was im Augenblick wesentlich scheint. Wenn es gelingt, immer ausdauernder bei der Wahrnehmung eines Objekts zu verweilen, wächst auch die Empfindlichkeit des Forschungsinstrumentes der Achtsamkeit. Aus dem genauen Beobachten folgen Einsichten und *Klarheit*. Eine immer klarere Wahrnehmung der Realität ersetzt Täuschungen. *Gleichmut* und Gelassenheit sind die Folge der Ruhe, die sich einstellt, aber ganz wesentlich auch der Disidentifikation.

WIE WIRKT ACHTSAMKEIT – AUCH ZUR BURNOUTPRÄVENTION?

In buddhistischen Traditionen hat die Geistesschulung zwei miteinander verwobene Ziele: Ruhe und Einsicht. Um den Geist zur *Ruhe* zu bringen, wird Konzentration trainiert. Das ruhige Beobachten führt zu *Einsichten* über sich selbst, über die Natur des Geistes und die Welt.

Die Fähigkeit, sich konzentrieren und die *Aufmerksamkeit steuern zu können*, ist in mehrfacher Hinsicht wertvoll. Man kann sich wichtigen Dingen zuwenden und sie im

Fokus halten, sie aber auch wieder loslassen. Die Bewusstheit darüber, worauf sich die Aufmerksamkeit jeweils richtet, hilft dabei, sich nicht zu verlieren und nichts Wesentliches zu vernachlässigen. Bevor man sich anderen Menschen oder Aufgaben zuwendet, kann man sich immer wieder auf sich selbst einstimmen und nach innen lauschen. Wenn die Steuerung der Aufmerksamkeit flexibler wird, kann man außerdem Dinge aus mehreren Perspektiven betrachten.

Beobachten führt zu *Einsichten* in die Ursachen menschlichen Leidens. In der Prävention von Depression und Angst ist insbesondere die Einsicht wertvoll, dass *Gedanken nur Phänomene sind*, deren Kommen und Gehen man beobachten kann. Oft haben sie erstaunlich wenig mit der aktuellen Realität zu tun. *Gefühlen* wird eine Signalfunktion zugemessen, so meldet sich z.B. bei Bedrohungen natürlicherweise Angst. In der Regel tauchen Gefühle auf, ebben dann aber innerhalb kurzer Zeit wieder ab. Es ist eine spezifisch menschliche Fähigkeit, sich an Situationen erinnern, sich die Zukunft vorstellen und planen zu können. Diese inneren *Simulationen* sind mit den nahezu gleichen Emotionen verbunden wie das Erleben in der Realität. Wenn man über längere Zeit in einem *Simulationsmodus* verweilt und sich wiederholt mit gefühlsbetonten Erinnerungen beschäftigt oder Vergangenes in die Zukunft projiziert, wird auch der damit verbundene Gefühlszustand fixiert. Gefühle ebben dann nicht ab, sondern bleiben erhalten bzw. werden immer wieder von neuem aktiviert, obwohl es dazu keinen aktuellen Anlass gibt. Sich darüber bewusst zu sein, dass man sich wieder in einer Simulation, in einem inneren Film befindet, führt zu einem *Perspektivenwechsel*. Während man im

Film fühlt und handelt, kann man sich selbst wie von einem sicheren Kinosessel aus zuschauen. Durch das Erwachen des *inneren Beobachters* ist man nicht mehr zu hundert Prozent mit jenem Persönlichkeitsanteil identifiziert, der im Film gerade die Hauptrolle spielt. Dies eröffnet einen Spielraum, in dem man seine Automatismen nicht nur beobachten, sondern auch aus ihnen aussteigen kann. Man kann den *Autopilotenmodus* unterbrechen. Man muss den Gedanken nicht unbedingt Glauben schenken und den Impulsen nicht unmittelbar folgen. Die Haltung des Beobachtens bringt die Freiheit, *nicht zu reagieren.* Zugleich unterbricht der Ausstieg aus dem Autopiloten die automatischen Mechanismen, sich von Negativem abzuwenden oder es überhaupt zu vermeiden. Achtsamkeit ist durch *Offenheit auch gegenüber unangenehmen Erfahrungen* gekennzeichnet. Diese Zuwendung ist einerseits die Voraussetzung für ein aktives Lösen von Problemen; andererseits kann man bei einer ausdauernderen Beobachtung von Unangenehmem neue und unerwartete, oft sogar positive Erfahrungen machen. Gerade bei Burnout kann dies jene Muster unterbrechen, die eine konstruktive Auseinandersetzung mit negativ besetzten Themen verhindern.

Es wäre ein Missverständnis anzunehmen, dass Achtsamkeitspraxis das Auftreten unangenehmer Erfahrungen verhindern kann. Es ist vielmehr am Beginn der Praxis häufig so, dass nicht nur angenehme, sondern auch unangenehme Erfahrungen intensiver werden. Allerdings verändert sich der Umgang mit unangenehmen Erfahrungen, denn die Übung von Achtsamkeit führt zu mehr *Gelassenheit.* Diese entwickelt sich einerseits als eine Folge der Disidentifikation durch den Perspektivenwechsel, andererseits durch Einsicht in die Vergänglichkeit aller Phänomene. Man lernt, sich selbst freundlicher dabei zuzuschauen, wie Automatismen der Ablehnung oder des Anhaftens aktiviert werden. Mit einem inneren Lächeln kann man darauf verzichten, mit aller Anstrengung etwas festhalten zu wollen, was man nicht festhalten kann, oder etwas erreichen zu wollen, was nicht erreichbar ist. Vielleicht bemerkt man einen Anflug von Traurigkeit, wenn man dies als Realität anerkennt. Man kann innehalten, wenn man einsieht, wie sinnlos es ist, mit hohem Aufwand ein Bild von sich selbst aufrechtzuerhalten, das nicht mehr stimmig und ohnehin dauerndem Wandel unterworfen ist.

Außerdem stärkt Achtsamkeitsschulung die Fähigkeiten zur *Emotionsregulierung*. Die erste Voraussetzung dafür, Gefühle genau erfahren und beobachten zu können, besteht darin, sie nicht zu vermeiden, sondern sie *zuzulassen*. Sie wahrzunehmen und zu beobachten ist wiederum die Voraussetzung für eine *Klärung* und dafür, sie zu benennen und ihre Botschaft zu verstehen. Das Benennen hilft, sich aus der Identifikation mit ihnen zu lösen. Emotionsregulation bedeutet darüber hinaus, sich nicht von Gefühlen beherrschen zu lassen und den mit ihnen verbundenen Impulsen nicht unmittelbar nachzugeben. Gefühle in ihrer Funktion zu verstehen, sich aber nicht von ihnen bestimmen zu lassen, macht es wiederum leichter, sie zu akzeptieren und in einer freundlichen Beobachterhaltung zu bleiben. Sie wohlwollend zu betrachten führt dazu, sie differenzierter wahrnehmen zu können und neue Qualitäten zu erfahren, etwa die Lebendigkeit in der Wut. Zum anderen hilft die Fähigkeit der Aufmerksamkeitslenkung, das Aktivierungsniveau zu regulieren, z.B. über eine Umfokussierung auf das Ausatmen oder den Bodenkontakt. Wenn es dann gelingt, sich dem Stress auslösenden Reiz, z.B. einer Person, offen und freundlich zuzuwenden, entdeckt man oft neue Qualitäten, die sie in einem anderen Licht erscheinen lassen. Man erträgt sie leichter, und es eröffnen sich neue Möglichkeiten der Problemlösung.

Die Auswirkungen von Achtsamkeit im Bereich der Emotionsregulation werden mittels bildgebender Verfahren im Gehirn sichtbar. So waren bei Versuchspersonen mit höherer dispositioneller Achtsamkeit die Mandelkerne beim Anblick bedrohlicher Reize weniger aktiviert. Die Mandelkerne sind im Gehirn für die gefühlsmäßige Bewertung von Situationen zuständig und lösen automatische Reaktionen aus.

Weiter führt Achtsamkeit dazu, sich über den jeweils aktivierten Funktionsmodus bewusst zu werden. Sie hilft zu bemerken, wenn man sich in einem Modus des automatischen Funktionierens, des Aktivseins, des Nachdenkens oder des inneren Geschichtenerzählens befindet. Man lernt umzuschalten, wenn er für die Situation nicht angemessen ist, etwa beim abendlichen Nach-Hause-Kommen oder in Arbeitspausen. Achtsamkeitspraxis kultiviert einen *Modus des Seins*, in dem man aus der Beobachterhaltung heraus einfach nur wahrnimmt. Man kann wählen, was man in den Fokus der Aufmerksamkeit nimmt und was man loslässt. Man kann es genießen, der Raum zu sein, in dem sich innere und äußere Erfahrungen immer wieder von neuem entfalten. Wenn man die Aufmerksamkeit auf diesen Raum lenkt, auf die Pausen zwischen den Gedanken und den Sinneseindrücken, wird es ruhig. Man erfährt Stille und kann auftanken.

DIE PRAXIS DER ACHTSAMKEIT

Der folgende Abschnitt soll vor allem plausibel machen, dass es sich lohnt zu üben. Für konkrete Anleitungen sei auf die umfangreiche existierende Literatur verwiesen. Es gibt grundsätzlich zwei Formen der Praxis, die einander ergänzen: die formale und die informelle Praxis. Mit *formaler Praxis* meint man, regelmäßig etwa zwischen fünf und fünfundvierzig Minuten dem Üben zu widmen. In dieser Zeit praktiziert man dann z.B. Atembeobachtung, offenes Gewahrsein, den Bodyscan, achtsames Gehen oder achtsames Yoga. *Informelle Praxis* meint das Ausführen einer alltäglichen Handlung in einer Haltung der Achtsamkeit. Man kann etwa achtsam Zähne putzen, duschen, Geschirr waschen, kochen oder essen. Ein *Tag der Achtsamkeit* kann die Praxis ebenso vertiefen wie der Rückzug in ein *Retreat* an einem geschützten Ort, an dem sich formale und informelle Praxis abwechseln.

Das primäre Ziel der Achtsamkeitsschulung im weltlichen Bereich besteht meist darin, Achtsamkeit in den Alltag zu integrieren. Die entsprechenden Fähigkeiten erwirbt, übt und vertieft man mittels formaler Praxis. Dazu hat sich ein systematisches Vorgehen bewährt, bei dem man das Feld des Gewahrseins schrittweise ausweitet. Zunächst übt man, möglichst aufrecht und entspannt zu sitzen, den *Körper* und den *Atem* wahrzunehmen. Das Beobachten von *Gefühlen* regt die Entwicklung von Gleichmut und Mitgefühl an. Die emotionalen Qualitäten mit den Körperempfindungen und der Atmung zu verbinden, wirkt integrierend. Die nächsten Objekte der Beobachtung sind *Gedanken, Erinnerungen und innere Bilder* und ihre Wechselwirkungen mit den drei anderen Ebenen.

Auf der höchsten Integrationsstufe wird ein *ganzheitliches Gefühl des Seins* gefördert, bei dem die Bewusstseinsinhalte auf all diesen Ebenen gleichermaßen beobachtet und präsent gehalten werden.[12]

Die einfache **Übung der Atembeobachtung** erweist sich bei genauer Betrachtung als sehr vielschichtig (→Übungsanleitung Text 1 und Audiodatei 1). Sie ermöglicht *Einsichten* in das Funktionieren unseres Autopiloten; und zugleich lernt man, aus Mustern auszusteigen, Impulsen nicht unbedingt zu folgen, sich zu sammeln und zur Ruhe zu kommen.

Die Atmung eignet sich aus mehreren Gründen besonders gut als Objekt achtsamer Zuwendung. Solange wir leben, ist sie Ausdruck unserer Lebendigkeit und in jedem Augenblick verfügbar. Es fällt außerdem leichter, mit der Aufmerksamkeit bei etwas zu verweilen, das sich verändert, als bei etwas, das bei oberflächlicher Sicht gleich bleibt. Die Lunge ist das größte innere Organ. Die Atmung durchströmt den Kopf, bewegt den Brustkorb, den Bauch und den ganzen Körper. Wir können sie mit allen Sinnen wahrnehmen; sie ist uns aber nur selten bewusst. Sie verbindet durch den ständigen Austausch Innen und Außen, man nimmt etwas auf und gibt etwas ab. Eine Besonderheit der Atmung besteht darin, dass sie die meiste Zeit unseres Lebens automatisch abläuft, wir sie aber ebenso bewusst beeinflussen können. Vielen Menschen fällt es anfangs gar nicht leicht, den Atemfluss einfach nur zu beobachten, ohne ihn verändern oder kontrollieren zu wollen. Zugleich erfährt man, wie sich die Atmung allein durch deren Beobachtung verändert und wie eng körperliche und psychische Vorgänge zusammenhängen. Bei Aufregung, Angst oder Gedanken an etwas Unangenehmes atmet man schneller und oberflächlicher. Wenn der Geist zur Ruhe kommt, vertieft sich die Atmung meist von selbst; sie wird langsamer und fließt mehr in den Bauchraum. Umgekehrt geht die Konzentration auf den Atem und die damit verbundene Verlangsamung und Vertiefung der Atmung mit einer Beruhigung des Geistes einher. Die Pausen zwischen den Gedanken werden länger.

Die Atmung dient somit als immer verfügbarer, relativ leicht wahrnehmbarer *Anker* für das Schiff der Aufmerksamkeit auf unruhiger See. Sie hilft dabei, uns immer wieder mit dem Hier und Jetzt zu verbinden und uns zu *sammeln.* Die Atembeobachtung übt einen *heilsamen Umgang mit dem Wandern der Gedanken:* Durch das Einnehmen der Beobachterperspektive tritt man gleichsam einen Schritt zurück und kann entscheiden, ob man den derzeitigen Zustand verlassen will. Um in einen heilsameren Geisteszustand zu wechseln, kann man sich wieder der Gegenwart, dem Atem zuwenden. Man kann immer wieder bemerken, wenn der Geist auf Wanderschaft geht, und wie man mit sich selbst spricht. Tauchen selbstkritische oder selbstabwertende Gedanken auf, oder gelingt es, sich selbst freundlich und behutsam zu begegnen? Ist es auch in Ordnung, sich nicht gut zu fühlen?[13]

Ebenso wie die Atembeobachtung übt das **Durchwandern des Körpers** im Bodyscan unterschiedliche Fertigkeiten und Haltungen und vermittelt Einsichten (→Übungsanleitung Text 2).[14] Man lernt, aus dem Nachdenkmodus in den Erfahrungsmodus umzuschalten, um sich mit einer freundlichen Offenheit der unmittelbaren Wahrnehmung des Körpers zuzuwenden, so wie er sich von Augenblick zu Augenblick anfühlt. Mit zunehmender Übung nimmt man immer wieder neue Feinheiten wahr. Man bemerkt allerdings genauso, wo es »blinde Flecken« gibt, welche Körperteile man eher ausblendet. Beim Üben muss nichts erreicht werden. Es gibt keine Vorgabe, wie sich der Körper anfühlen sollte. Man übt *Gelassenheit,* indem man ihn lässt, wie er ist, und ihm erlaubt, so zu sein, wie er ist. Wenn dies nicht möglich ist, gelangt man zu Einsichten darüber, wogegen man ankämpft, was man anders haben will. Die Automatismen, mit denen man sich das Leben schwer macht, können wiederum zum Gegenstand der Beobachtung werden. Man kann beobachten, welche *Gefühle und Gedanken* bei bestimmten Körperteilen auftauchen und welche Geschichten man mit ihnen verknüpft. Das Bemerken eröffnet die Wahl, den inneren Erzählern weiter zuzuhören oder wieder zur unmittelbaren Erfahrung zurückzukehren. Auf diese Weise übt man einen konstruktiven Umgang mit Gedanken und Gefühlen: sie zu bemerken und sie anzuerkennen, um dann einfach wieder zum Hier und Jetzt zurückzukehren, ohne ihnen unnötig Gewicht zu geben und bei ihnen hängen zu bleiben.

Beim Körperdurchwandern wird die Fähigkeit zur *Steuerung der Aufmerksamkeit* dadurch geschult, dass man sich nacheinander unterschiedlichen Körperteilen zuwendet. Man übt das bewusste *Ausrichten* des Aufmerksamkeitsscheinwerfers, die *Zuwendung,* das *Verweilen* und dann ebenso das bewusste *Lösen* der Aufmerksamkeit von einem Objekt. Wenn die Aufmerksamkeit von etwas gefangen ist, fällt ja oft gerade das Loslassen schwer. Man erlebt, dass ein Loslassen leichter fällt, indem man sich anderen Stellen im Körper zuwendet. So macht man die Erfahrung, dass nicht nur der Atem, sondern *unterschiedlichste Teile des Körpers als Anker genutzt* werden können, um Gedanken und Gefühle loszulassen. Dazu kann man sich fragen, was man im jeweiligen Augenblick vom Körper wahrnimmt, und eine sanfte Erkundung des Körpers beginnen. Man übt, in der Beobachterperspektive zu verweilen und zu erkennen, wenn *Hindernisse* auftauchen, seien es Impulse aufzustehen, Langeweile, Schmerzen oder andere Irritationen. Impulse »nur« zu bemerken und beim Beobachten zu bleiben, ohne ihnen unmittelbar zu folgen, stellt oft eine große Herausforderung dar. Allerdings ist dies gerade für jene Menschen besonders lohnenswert, die sich ansonsten unruhig und getrieben fühlen.

Wie üben?

Es wird gesagt, man müsse die Übungen nicht unbedingt mögen, man muss sie nur ausführen. Dann kann man nach einer gewissen Zeit entscheiden, ob man weiterhin üben möchte, wenn sie einem gut tun. Gute Vorsätze geraten allerdings schnell in Vergessenheit, selbst wenn sie noch so sinnvoll sind. Dies geschieht insbesondere dann, wenn kein Leidensdruck besteht und ihre Umsetzung mit Überwindung und Anstrengung verbunden ist. Gerade wenn man Achtsamkeit zur Burnout-Prävention einsetzt, kann die Praxis als zusätzliche Anforderung und lästige Pflicht erlebt werden. Sich fünf oder zehn Minuten dafür Zeit zu nehmen, einfach nichts zu tun, fällt besonders schwer, wenn ohnehin schon vieles auf der Strecke bleibt. Als innere Haltung gegenüber der Praxis ist es für manche Menschen hilfreich, das Üben langfristig als *Überlebensnotwendigkeit* anzuerkennen; anderen scheint es attraktiver, sich die Zeit zu gönnen, wenn sie diese Freiheit als *Luxus* betrachten.

Wer dazu neigt, sich selbst zu überfordern, könnte einmal etwas weniger von sich verlangen als möglich wäre. Wenn man z.B. gut dazu in der Lage ist, fünf Minuten lang zu sitzen und den Atem zu beobachten, dann kann man stattdessen nur drei oder vier Minuten sitzen. Vielleicht bekommt man dann sogar Lust, sich spontan mehrmals am Tag kurze Auszeiten zu nehmen und sie zu verlängern. Eine Empfehlung geht noch weiter: Man möge sich für einen Tag nur *eine* Übung fix vornehmen, nämlich *ein Mal* achtsam ein- und wieder auszuatmen. Damit hat man die Pflicht für diesen Tag erfüllt, und alles Weitere ist Kür – und die macht bekanntlich mehr Freude.[15]

Viele Praktizierende erleben, dass mit zunehmender Praxis das Üben immer selbstverständlicher und müheloser und schließlich zu einem Bedürfnis wird und dass ihnen etwas fehlt, wenn sie nicht dazu kommen. Um dorthin zu gelangen, ist aber eine gewisse Regelmäßigkeit notwendig. Fünf bis zehn Minuten täglich an fünf Tagen in der Woche sind auf jeden Fall ein guter Anfang.[16]

MIT ACHTSAMKEIT BURNOUT VORBEUGEN

1. DEN KÖRPER WAHRNEHMEN UND FÜR IHN SORGEN

Der Körper spielt auch bei Burnout eine wesentliche Rolle. Die Erschöpfung äußert sich häufig primär körperlich. Es ist nicht nur die Beziehung zu den Klienten, sondern auch die Beziehung zum eigenen Körper und der Umgang mit ihm gestört; körperliche Bedürfnisse werden vernachlässigt. Der Körper sendet Warnsignale aus; es ist allerdings niemand da, der sie empfängt. Am Höhepunkt der Entwicklung bricht er zusammen; er kann nicht mehr und lässt sich beim besten Willen zu nichts mehr bewegen. Der Körper bekommt nicht die Aufmerksamkeit, die er braucht. Er wird entweder gar nicht wahrgenommen oder auf missbräuchliche Weise. Achtsamkeit verändert die Beziehung zum eigenen Körper und stellt die notwendigen Heilmittel zur Verfügung: Wenn man übt, ihm Aufmerksamkeit zu schenken und freundlich auf ihn zu schauen, erwachen Mitgefühl und Fürsorge. Achtsamkeit bringt Einsichten und Klarheit über unsere Beziehung zu unserem Körper und darüber, wie wir ihn behandeln.

In unserer Zeit wird der Körper zumeist funktionalisiert und unter Leistungs- und Schönheitsaspekten betrachtet. Viele Menschen leiden unter der Diskrepanz zwischen dem Bild, wie sie ihn gerne hätten und wie er ist. Beide beziehen sich auf die Außensicht. Wenn man in der Achtsamkeitspraxis übt, den Körper zu spüren, nimmt man ihn aus der *Innenperspektive* wahr. Achtsamkeit erinnert uns an die körperliche Dimension unseres Seins, die ständige Veränderung, die Fragilität und die Vergänglichkeit unseres Körpers. Wir nehmen die enge Verzahnung unserer Gedanken, Handlungen und Beziehungen mit unserem körperlichen Zustand wahr. Achtsamkeit macht klar, welche Auswirkungen bestimmte Gedanken auf unseren Körper haben. Unser Körper fühlt sich völlig anders an, wenn wir uns intensiv vorstellen, mit einem geliebten Menschen zusammen zu sein, als wenn wir uns an eine Szene erinnern, in der wir einen Konflikt mit unserem Vorgesetzten hatten. Man kann körperlich nachspüren, was passiert, wenn man innerlich mit allen Fasern »Nein« zu etwas sagt oder inbrünstig »Ja« haucht. Man spricht von *Top-down-Aktivierungen,* wenn mentale Vorgänge auf unseren Körper wirken.

Die Praxis macht ebenso bewusst, welche Auswirkungen der Körper auf unser Seelenleben hat. Allein schon seine Haltung kann Gefühle wesentlich beeinflussen. Mit krummem Rücken, gebeugt, die Augen auf den Boden gerichtet, mit zusammengefallener Brust kommen mir andere Dinge in den Sinn, als wenn ich aufrecht und erhobenen Hauptes in die Welt blicke. Man spricht von *Bottom-up-Aktivierungen,* wenn man die Wirkungen körperlicher Aktivierungsmuster auf mentale Vorgänge beschreibt. Man kann dies beim Üben berücksichtigen, indem man dazu eine Haltung einnimmt, die Würde ausdrückt.

Da unser Dasein wesentlich durch körperliche Vorgänge geprägt ist, haben wir nur eine beschränkte Zahl von Möglichkeiten, auf unsere Umwelt zu reagieren. Die angeborenen Programme dienen dem Überleben und der Erhaltung unserer Spezies, dienen dem Umgang mit Bedrohung und der Pflege unserer Nachkommen. Die ersten Erfahrungen in unserem Erdenleben waren primär körperlich: Wir wurden gehalten, gefüttert, gewaschen und gekost. Wir lernten Möglichkeiten der körperlichen Regulation kennen, wenn jemand da war, der unsere Signale besser verstand als wir selbst und mit aller Feinfühligkeit wusste, was wir brauchten, und uns das zu geben vermochte. Der Körper lernte Rhythmen, etwa den Wechsel zwischen Wachen und Schlafen, zwischen Aktivität und dem Erforschen der Welt und dem Ruhen und Verdauen. Etwas in uns wusste genau, wie man trinkt, verdaut, atmet und schreit. Wie unsere Vorfahren im Tierreich haben wir Programme für Kampf und Flucht. Wenn eine Gefahr droht, müssen wir dem Herz nicht befehlen, schneller zu schlagen und extra Blut in die Muskeln zu pumpen.

Drei **Motivationssysteme** bestimmen unser Leben und sind darüber hinaus beim Verstehen von Burnout von Bedeutung. Das Sicherheitssystem erfasst Bedrohungen und reagiert automatisch. Das Belohnungssystem motiviert uns, etwas zu leisten, um uns in angenehme Zustände zu versetzen. Wenn wir uns mit anderen Menschen verbunden fühlen, sorgt das Bindungssystem für Beruhigung.[1]

Das *Sicherheitssystem* ist das entwicklungsgeschichtlich älteste System. Es funktioniert beim Menschen in ähnlicher Weise wie bei Ratten, Kaninchen oder Affen. Wenn Gefahr droht, werden die *Mandelkerne* (Amygdala) aktiv. Sie sind im hierarchischen Aufbau des Gehirns ein tieferes Zentrum als das Großhirn, das für unser Bewusstsein zuständig ist. Die Mandelkerne senden dem Körper Signale, um auf Bedrohungen zu reagieren, schon bevor man diese bewusst fassen kann. Menschen und Tiere sind mit Programmen ausgestattet, die viel sensibler auf Bedrohungen und negative Reize reagieren als auf positive. Im Laufe der Evolution diente es dem Überleben, sich insbesondere an potentiell lebensgefährliche Fehler zu erinnern, um sie nicht ein zweites Mal zu machen. Aufgrund von Veranlagung oder von Erfahrungen im Kindesalter ist das Sicherheitssystem bei Menschen mit Angstkrankheiten, Depression oder Burnout oftmals besonders sensibel und unangemessen häufig und stark aktiviert. Um aus Erfahrungen zu lernen, denkt man über sie nach, und allein schon dieses Nachdenken im Simulationsmodus (→ S. 116) kann das Sicherheitssystem aktivieren, das für die körperlichen und psychischen Stressreaktionen verantwortlich ist.

In fortgeschrittenen Stadien von Depression und Burnout kommt es neben der Aktivierung des Sicherheitssystems zu einem Verlust von Energie und Antrieb, von Freude und Hoffnung, und zu einem Gefühl von Isolation. Zustände von Zufriedenheit und innerem Frieden sind nicht mehr zugänglich. Dies ist durch die fehlende Aktivität der beiden anderen Motivationssysteme erklärbar:

Das *Belohnungssystem* wird durch die Vorstellung, ein lohnenswertes Ziel erreicht zu haben, ebenso aktiviert wie durch dessen tatsächliches Erreichen. Wir strengen uns an, etwas zu leisten, um anschließend durch einen angenehmen Zustand belohnt zu werden. Im Gehirn spielen in solchen Zuständen die Überträgersubstanzen *Dopamin* und *Serotonin* eine wichtige Rolle. In westlich geprägten Gesellschaften aktiviert man etwa beim Computerspielen, im Kaufrausch oder beim Schokoladeessen das Belohnungssystem und kommt in Zustände freudvoller Erregung. Das in Amerika als Glückspille bekannte *Prozac* ist eine antidepressive Substanz, die den Serotoninspiegel hebt.

Zustände, in denen das *Bindungssystem* aktiviert ist, sind Wohlfühlzustände, die sich friedlich und ruhig anfühlen. Die Neurochemie dieses Systems wird durch die Wirkungen des »Kuschelhormons« *Oxytocin* und durch *Endorphine* bestimmt. Weisheitstraditionen aller Welt unterstützen eher dabei, diese Zustände des Zufriedenseins und Mitfühlens zu kultivieren. Das Gefühl, dass uns jemand liebt und für uns sorgt, aktiviert dieses System. Es ist außerdem als Gegenspieler zum Sicherheitssystem wichtig, denn gerade in Zeiten von Bedrohung hilft die Aktivierung des Bindungssystems, sich zu regulieren. Statt uns isoliert und allein zu fühlen, spüren wir die Verbundenheit zu anderen Wesen und fühlen uns sicher. Oxytocinrezeptoren in den Mandelkernen modulieren deren Aktivität. Das System wird aktiviert, wenn wir in Kontakt mit jemand sind, der uns freundlich gesonnen ist und für uns sorgt, unabhängig davon, ob dies jemand anderer ist oder ob wir selbst freundlich und voller Selbstmitgefühl (→S. 188) auf uns schauen und selbst für uns sorgen.

Bei Depression und Burnout findet man eine erhöhte Aktivierung des Sicherheitssystems, die mit Gefühlen von Angst, Wut und Irritabilität verbunden ist. Zugleich sind die positiven Gefühle reduziert. Wenn das Belohnungssystem deaktiviert ist, fühlen wir uns innerlich wie tot, sind ohne Motivation, können uns auf nichts mehr freuen und empfinden auch keine Freude mehr. Essen, Sex und Urlaub werden bedeutungslos. Die Welt wird grau und leblos. Im Zustand tiefer Depression haben wir keine Lust aufzuwachen oder gar aufzustehen. Wir fühlen uns als unfähige Versager. Wenn das Bindungssystem deaktiviert ist, fühlen wir uns von den anderen Menschen abgeschnitten, allein, isoliert und ungewollt. Es ist unmöglich wahrzunehmen, dass uns jemand versteht oder liebt, man ist wie durch eine unsichtbare Wand von anderen Menschen getrennt. Die verschiedenen Formen von Depression und Burnout sind u.a. durch unterschiedliche Mischungsverhältnisse der Deaktivierung der beiden Systeme verstehbar. Das Potenzial, auf diese Weise zu reagieren, haben unsere Körper und Gehirne im Lauf der Evolution erworben. Wir haben keine anderen Möglichkeiten! In Achtsamkeit kann man beobachten, wie diese Prozesse vonstatten gehen, ohne mit ihnen identifiziert zu sein.

Die **körperlichen Bedürfnisse** bilden die Basis der Bedürfnispyramide (→S. 152). Hier findet sich das Bedürfnis nach Nahrung und ausreichend Schlaf; hierher gehört das Bedürfnis nach Schutz vor Kälte, nach Wärme und Licht. Es gibt saisonale Formen der Depression, die durch Lichtmangel ausgelöst werden. Wenn Betroffene sich morgens vor eine spezielle Lampe setzen, hellt sich die Stimmung nach einigen Tagen wieder auf. Es scheint banal, aber Erholung hängt wesentlich davon ab, ob man sich ausreichend *Schlaf* gönnt und sich einigermaßen gesund *ernährt*. Bei der Entwicklung eines Burnout werden diese Bedürfnisse meist gar nicht mehr bewusst wahrgenommen. Achtsamkeit schafft den Rahmen, sich zu fragen, wann es gut wäre, eine kleine Ruhepause einzulegen, die Toilette aufzusuchen, einen Schluck zu trinken, etwas zu essen oder sich kurz hinzulegen.

Es gibt viele Wege, die **Körperwahrnehmung zu schulen** und zu üben, dem Körper Aufmerksamkeit zu schenken: durch die Atembeobachtung im Sitzen, den Bodyscan im Liegen, durch achtsames Stehen und achtsames Gehen. Es ist somit in allen Körperhaltungen, in Ruhe und Bewegung möglich, achtsam zu sein.

Die Übung der Atembeobachtung wurde schon im Kapitel der Achtsamkeitspraxis dargestellt (→S. 121). Die klassische Übung, dem Körper wohlwollende Aufmerksamkeit zu schenken, ist das *Körperdurchwandern.* Ihr Wesen besteht darin, nacheinander alle Körperteile ins Feld des Gewahrseins zu nehmen. Wenn dieser Bodyscan innerhalb des achtwöchigen MBSR-Programms täglich geübt wird, werden mit der Zeit Teile des Körpers wahrgenommen, zu denen vorher gar kein Kontakt bestand. Er fühlt sich lebendiger an. (→Übungsanleitung Text 2) Wenn man regelmäßig übt, wird es leichter, den Körper auch im Alltag zu spüren. Man kann es sich angewöhnen, während des Tages immer wieder innezuhalten, um den Körper wahrzunehmen und bewusst ein paar Mal ein- und auszuatmen. Die bildliche Darstellung der Anspannung im Tagesverlauf bekommt – wenn man sich nach einer Zunahme der Anspannung wieder ein Stück entspannt – die Form eines Sägeblattes; man spicht daher vom *Sägezahn-Prinzip*. Dazu gibt es unterschiedliche Möglichkeiten, z.B. bewusst auf das Ausatmen zu fokussieren. Wenn man einatmet, nimmt man Sauerstoff auf und bereitet sich vor, aktiv zu werden, indem der *Sympathikus*, ein Teil des vegetativen Nervensystems, anspringt. Beim Ausatmen wird der Parasympathikus, der sog. *Ruhenerv*, aktiviert; etwas beruhigt sich. Bei der Aktivierung des Sympathikus schlägt das Herz schneller, bei jener des Parasympathikus langsamer. Wenn man die Abstände zwischen den einzelnen Herzschlägen misst, wird sichtbar, dass das Herz beim Einatmen schneller, beim Ausatmen etwas langsamer schlägt. Diese feinen Unterschiede in der Herzfrequenz bzw. Herzrate werden als *Herzratenvariabilität* bezeichnet. Sie ist ein Indikator für ein ausgewogenes Wechselspiel zwischen sympathischem und parasympathischem Nervensystem und damit für gesunde Regulationsvorgänge. Bei der Atembeobachtung verringert sich meist spontan die Atemfrequenz, und die Herzratenvariabilität steigt. Wir regulieren uns herunter, und ein gesundheitsfördernder Zustand tritt ein. Auf der Kurve des Sägezahns ergibt dies eine kleinere oder größere Zacke, je nachdem wie lange man sich Zeit nimmt, in diesem Zustand zu verweilen. Speziell dem Ausatmen und der *Pause* nach dem Ausatmen die Aufmerksamkeit zu schenken, hilft dabei, sich körperlich zu beruhigen. Die Lenkung der Aufmerksamkeit auf den Körper hilft zudem, belastende Gedankenketten zu unterbrechen und mit der Fokussierung auf Ruhe (→S. 104) körperlich und psychisch umzuschalten. Der Vorteil dieser kleinen Übung besteht darin, dass sie kaum zusätzliche Zeit benötigt und immer wieder zwischendurch einzubauen ist: zwischen zwei Kundengesprächen, beim Händewaschen zwischen zwei Patientenkontakten, zwischen zwei Unterrichtsstunden oder während die Schüler beschäftigt sind, etwas aufzuschreiben.

2. DIE INNENWELT ERFORSCHEN

Liebesfähigkeit und Arbeitsfähigkeit waren die Ziele, die *Sigmund Freud* in seinen Behandlungen anstrebte. Die humanistische Psychologie geht darüber hinaus: Sie unterstützt Menschen dabei, das ihnen innewohnende Potenzial zu entwickeln und zu entfalten. Die buddhistische Psychologie beschreibt die Ursachen menschlichen Leidens und den Weg zur Befreiung von Leid. Dabei ergänzen einander die westlichen und östlichen Wege: Die Psychotherapie wendet sich dem einzelnen Menschen und seiner Geschichte zu, die buddhistische Psychologie untersucht die grundsätzliche Funktionsweise des menschlichen Geistes. Ihr zentrales Werkzeug bei diesen Beobachtungen ist Achtsamkeit. Sie ist zudem das Herzstück des Befreiungsweges.

Wie beschreibt nun die buddhistische Psychologie unsere Geistestätigkeit und die Entstehung von Leid? Auf tibetischen Darstellungen vom »Rad des Lebens« finden sich in dessen Zentrum drei Tiere: ein Hahn, eine Schlange und ein Schwein. Sie sind Symbole für die drei Wurzeln von Leid, die jeder Übende für sich selbst überprüfen kann. Wir schaffen selbst Leid, indem wir etwas wollen, was nicht ist, indem wir etwas nicht wollen, was ist, und indem wir Täuschungen unterliegen und deshalb immer wieder enttäuscht werden. Der Hahn steht für *Gier*, den Impuls, etwas sein, etwas haben oder behalten zu wollen. Die Schlange steht für den *Hass*, den Impuls der Ablehnung, etwas nicht haben oder sein zu wollen. Das Schwein steht für die *Unwissenheit*, die darin besteht, dass wir in Vorstellungen von uns selbst und der Welt gefangen sind, die nicht der Wirklichkeit entsprechen.

Achtsamkeitspraxis schult, **mit Unangenehmem umzugehen** und nicht automatisch darauf zu reagieren. Wenn Forscher in ihrem Labor Experimente durchführen, dokumentieren sie die einzelnen Schritte und Resultate ihres Versuchs. Das Etikettieren oder Benennen erfüllt eine ähnliche Funktion. Wenn ich etwa ein Geräusch höre, kann ich innerlich zu mir sagen: »Geräusch«, oder wenn es juckt, kann ich das als »Jucken« benennen. Genau so etwas könnte während einer Übung passieren: Während man das Heben und Senken der Bauchdecke beobachtet, juckt es irgendwo. Ich kann das Jucken etikettieren und weiter beim Beobachten bleiben. In der Regel verschwindet es von selbst; wenn es das nicht tut, kann ich weiter beobachten, was geschieht.

Um ihn mikroskopisch genau zu untersuchen, kann man den Vorgang verlangsamen und in einzelne Schritte zerlegen: (1.) Man bemerkt den Wunsch, das unangenehme Gefühl loszuwerden, und gibt ihm das Etikett »begehren« oder »wünschen«; (2.) bevor man die Hand bewegt, kann man einen Augenblick bei der Absicht und dem Impuls verweilen und etikettieren: »Absicht zu bewegen«; (3.) während man die Hand bewegt, kann man sich dieser Bewegung bewusst bleibend beobachten, wie sie sich zu jenem Ort bewegt, wo es juckt, und etikettieren: »bewegend«; (4.) während die Finger die juckende Stelle kratzen, kann man wiederum etikettieren: »bewegen« oder »kratzen«; (5.) auch während sich die Hand zu ihrem Ausgangspunkt zurück bewegt, kann man sich dessen bewusst bleiben und benennen: »bewegen«. Wenn man die Hand wieder ablegt, kann man zu sich sagen: »ablegen« und dabei bemerken, wie man wieder mehr oder weniger in der ursprünglichen Haltung angekommen ist; (6.) wenn sich jetzt ein angenehmes Gefühl eingestellt hat, kann man es bemerken und etikettieren: »fühlen«. Wenn man ein paar Augenblicke darauf verweilt, kann sich der Impuls einstellen, dieses gute Gefühl länger haben zu wollen. Diesen kann man wiederum benennen mit »wollen« oder »wünschen«; (7.) man kehrt wieder zum ursprünglichen Vorgehen zurück, etwa der Beobachtung des Hebens und Senkens der Bauchdecke.[2]

Dieses einsichtsorientierte Vorgehen ist natürlich nicht unmittelbar in den Alltag übertragbar. Dort ist es oft gut, wenn Dinge automatisch ablaufen, *ohne* sie im Einzelnen bemerken zu müssen. Die Entscheidung, im Autopilotenmodus zu funktionieren, kann in vielen Situationen durchaus angemessen sein. In anderen Situationen erkennen wir oft erst nach einer Handlung, dass es wohl besser gewesen wäre innezuhalten, nachzudenken und sie zu unterlassen oder auf eine andere Weise auszuführen. In dem kleinen Augenblick zwischen dem Bemerken eines Impulses und der Ausführung der Handlung liegt die individuelle Freiheit des Menschen. Gerade bei burnout-gefährdeten Personen hat sich das Funktionieren im Modus des Autopiloten meist so verselbstständigt, dass das Aussteigen aus den destruktiven Spiralen dringend notwendig wäre.

Die Übung weist noch auf etwas anderes hin. Neben den Körperempfindungen beschreibt die buddhistische Psychologie auch Gefühle. Sie unterscheidet nur drei Arten von Gefühlen: angenehme, unangenehme und neutrale, d.h. weder angenehm noch unangenehm. Diese Einteilung trägt zum Verständnis der Ursachen von Leiden bei. Bei etwas Angenehmem entsteht *Anhaften,* ein Impuls, mehr davon zu haben oder es zumindest behalten zu wollen. Bei unangenehmen Dingen entsteht *Ablehnen,* ein Impuls, diese nicht haben und loswerden zu wollen. In der Regel funktionieren die inneren Prozesse so schnell, dass wir die angenehmen oder unangenehmen Gefühle gar nicht wahrnehmen, sondern erst nachträglich bemerken, dass wir schon reagiert haben. Wenn die Hand versehentlich auf die heiße Herdplatte gegriffen hat, ist es durchaus sinnvoll, nicht lange nachzuspüren und innezuhalten, sondern sofort zu reagieren. In den meisten anderen Fällen werden wir aber durch die unmittelbaren automatischen Reaktionen der Wahlmöglichkeit beraubt; wir sind nicht wirklich frei. Am Beginn der Praxis ist es oft leichter, die eigenen Reaktionen wahrzunehmen als die ihnen zu Grunde liegenden Gefühle. Manchmal lässt sich noch nachspürend rekonstruieren, welche es genau waren, die eine Reaktion ausgelöst haben.

Ebenso lohnenswert aber noch schwieriger ist es, die *Grundstimmung,* mit der man der Welt begegnet, zum Gegenstand der Beobachtung zu machen. Man kann sie mit einer Brille vergleichen, durch die man schaut. Sprichwörtlich sind die rosaroten Brillen der Verliebten und die grauen Brillen der Depressiven. Bin ich mit einem Lächeln erwacht oder mit dem linken Fuß aufgestanden? Erwarte ich, dass heute alles besser wird, oder bin ich ein Pechvogel, bei dem immer alles schiefgeht? Die Situation kann fatal werden, wenn man vergisst, dass man eine Brille trägt. Man ist dann der festen Überzeugung, die Welt *ist* rosarot oder grau. Man sucht dann lieber nach der Bestätigung seiner Welt- und Selbstsicht, als dass man diese in Frage stellt oder in Frage stellen lässt.

So wie den Körperempfindungen und Stimmungen kann man den **Gedanken** zuschauen, wie sie kommen und gehen. Abstand zu den Gedanken zu bekommen, um ihnen in einer beobachtenden Haltung zu begegnen, fällt nicht leicht. *Descartes* prägte unser Menschenbild mit dem Satz: »Ich denke, also bin ich«. Indem wir unsere Existenz mit dem Denken verknüpfen, sind wir voll mit ihm identifiziert. Wir neigen dazu, das Ich mit den Gedanken und seinen Inhalten gleichzusetzen. Ein anderes Konzept kommt jenem der buddhistischen Psychologie näher: Es sieht das sog. Ich als Hintergrund, auf dem diese Gedanken entstehen und wieder vergehen.[3] Die nächste verhängnisvolle Gewohnheit besteht darin, dass wir unseren Gedanken Glauben schenken. Ein konstruktiver Umgang mit Gedanken könnte darin bestehen, sie lediglich als Vorschläge zu betrachten, denen zu folgen man die Wahl hat.

Die Verhaltenstherapie hat die krankmachende Wirkung bestimmter Gedanken speziell bei Angsterkrankungen und Depressionen erkannt. Bei Angst werden die Menschen von sog. *Katastrophengedanken* beherrscht. Sie malen sich im Simulationsmodus (→S. 116) in glühenden Farben aus, was etwa bei einer Flugreise, einem Vortrag oder einer Seilbahnfahrt im schlimmsten Fall passieren könnte. Dabei wiederholen sie wie ein Mantra: »Das geht sicher schief.« Wenn jemand einmal eine depressive Phase durchgemacht hat und ihn etwa ein mulmiges Gefühl in der Magengrube an diese Zeit erinnert, tauchen Sätze auf wie: »Jetzt kommt das wieder, das stehe ich nicht nochmals durch, das ist der Anfang vom Ende.« Derartige Gedanken setzen eine Abwärtsspirale in Gang. Sie lösen Gefühle und Körperempfindungen aus, die wiederum den Inhalt der Gedanken bestätigen.

In Verhaltenstherapieprogrammen lernt man, die destruktiven Gedanken zu erkennen, zu hinterfragen und sie durch positive und Mut machende Formulierungen zu ersetzen. Dabei werden z.B. die negativen Gedanken auf einer Seite eines Blattes Papier notiert und auf ihren Realitätsgehalt überprüft. Auf die andere Seite des Blattes schreibt man gegenteilige positive Gedanken, um sich gleichsam umzuprogrammieren.

Auf der Suche nach Möglichkeiten zur Rückfallprävention bei depressiven Erkrankungen entdeckte eine Gruppe von Verhaltenstherapeuten das achtsamkeitsbasierte Programm zur Stressreduktion (MBSR, →S. 228). Sie modifizierten es und entwickelten die *achtsamkeitsbasierte kognitive Verhaltenstherapie* (MBCT, →S. 228). In diesem Programm geht es nicht mehr darum, negative Gedanken durch positive zu ersetzen, sondern gleichsam aus dem Gedankensystem auszusteigen und aus der Außenperspektive Gedanken als mentale Aktivitäten zu erkennen. Man lernt, Gedanken zu beobachten, wie sie kommen und gehen, so wie man Vogelstimmen lauscht oder den Wellen des Meeres oder wie man einen Radioempfänger nutzt. Es laufen unterschiedlichste Programme, und der Hörer entscheidet, auf welches er sich einstimmt.

Wenn man auf diese Weise nach innen lauscht, hört man, wie die Sätze genau lauten, die man innerlich zu sich sagt. Mit der Zeit wird man bemerken, dass es verschiedene innere Stimmen gibt. Man kann sich vorstellen, dass die Gedanken eine Ausdrucksform unterschiedlicher **Persönlichkeitsanteile** sind. So unterschied etwa *Sigmund Freud* ein Ich, ein Über-Ich und ein Es. Das *Es* vertritt das Lustprinzip; es könnte etwa am Morgen dafür plädieren, noch im warmen Bett liegen zu bleiben. Das *Über-Ich* vertritt die Normen und erinnert daran, dass die

Pflicht ruft und man doch um acht Uhr pünktlich bei der Arbeit erscheinen müsse. Das *Ich* vertritt das Realitätsprinzip und schlägt den Kompromiss vor, noch fünf Minuten im Bett zu genießen. Andere Modelle, die Burnout erklären, sprechen von *inneren Antreibern*.[4]

Wie entstehen die unterschiedlichen Persönlichkeitsanteile? Wieso sind wir nicht immer ein und derselbe, sondern viele? Wenn sich ein kleines Kind in Anwesenheit seiner Eltern sicher, geborgen und geliebt fühlt, kann es sich neugierig auf den Weg machen, um die Welt zu erkunden. Zwischendurch sucht es immer wieder den sicheren Hafen der Eltern auf oder vergewissert sich, dass sie auch sehen, was für einen schönen Sandkuchen es gebacken hat. Wenn das Kind in seinem lustvollen Spiel unsanft unterbrochen wird und es den Sandkasten verlassen muss, wechselt sein Zustand schlagartig von einem *spielerisch natürlichen Kind* in ein *trotziges Kind*. Es ist, als ob man ein anderes Wesen vor sich hätte: Der Kopf wird rot, die Stirn wirft sich in Zornesfalten, die kleinen Hände ballen sich zu Fäusten, ein Fuß stampft auf. Es braucht eine Weile, bis es sich von der Mutter wieder beruhigen lässt. Die Transaktionsanalyse beschreibt das Auftreten von Ich-Zuständen in Beziehungszusammenhängen. Ein Gegenüber in einem *fürsorglichen Eltern-Ich-Zustand* lädt das *natürliche Kind* ein, ein *strafendes Eltern-Ich* kann entweder das *trotzige Kind* hervorrufen oder aber das *angepasste Kind*. Persönlichkeitsanteile entstehen als Antwort auf die Herausforderungen der Umwelt, zumeist eingebettet in ein Beziehungsgeschehen.

Wenn Kinder in die Rolle kommen, elterliche Bedürfnisse erfüllen zu müssen, entwickeln sie schon früh *fürsorgliche Eltern-Anteile*. Sie werden zum Vertrauten eines

Elternteils, müssen auf ihn aufpassen oder werden als der bessere Partner behandelt. Wenn ihre Bedürfnisse von den Bezugspersonen nur sehr ausschnittsweise wahrgenommen werden, lernen die Kinder auch selbst nicht, sie wahrzunehmen. Ihre Antennen sind nach außen gerichtet.

Kinder haben sehr feine Antennen dafür, was ihre Bezugspersonen in ihnen sehen und von ihnen wünschen und erwarten. Sie bemerken sehr genau, wann die Augen des Vaters oder der Mutter auf sie gerichtet sind und zu leuchten beginnen. Auf diese Weise entwickeln Kinder dann Persönlichkeitsanteile wie »die kleine Prinzessin« oder »den kleinen Professor«. Sie speichern von klein auf, wofür sie Aufmerksamkeit, Zuwendung und Anerkennung bekommen und entwickeln ganz automatisch entsprechende Strategien bzw. Persönlichkeitsanteile. Wenn jemand nur wertgeschätzt wurde, wenn er fleißig war und sich sehr anstrengte, entwickelte er vielleicht einen Persönlichkeitsanteil, den er später »fleißige Biene« nennt. Wenn jemand nur dann das Gefühl vermittelt bekommt, in Ordnung zu sein, wenn alles perfekt ist, entwickelt er z. B. den »getriebenen Perfektionisten«, der eine Tätigkeit nicht beenden kann, bevor sie nicht tadellos ausgeführt ist. Wenn man vor allem gelernt hat, für andere da zu sein, ist »der Helfer mit den großen Ohren« ständig abrufbar und springt an, wenn er bemerkt, dass es jemand schlecht geht. Gerade im Zusammenhang mit Burnout können ähnliche Teile ganz automatisch tätig sein und in die Überforderung führen.

Persönlichkeitsanteile entstehen auch durch Lernen am Modell, indem wir das Verhalten anderer Personen verinnerlichen. Wenn wir uns beim Sprechen zuhören, bemerken wir, dass wir manchmal Sätze zu anderen oder zu uns selbst sagen, die wir früher selbst zu hören bekommen haben. Vielleicht erschrickt dann jener Teil, der sich einmal geschworen hat: »Ich werde nie wie meine Mutter!«

Persönlichkeitsanteile entwickeln sich während des gesamten Lebens. Wenn zur Bewältigung neuer Anforderungen noch kein entsprechender Anteil zur Verfügung steht, kann man über sich hinauswachsen und einen neuen entwickeln. In der Computersprache könnte man sie als Programme bezeichnen, die man zur Verfügung hat. Die gute Nachricht: Man kann die Programme updaten, obwohl die automatische Tendenz besteht, immer wieder alte Programme zu benutzen.

Mit Achtsamkeit ausgerüstet kann man getrost eine Forschungsreise in das innere Land der Persönlichkeitsanteile antreten. Während dieser Reise wird man mit den einzelnen Anteilen immer vertrauter und kann eine **innere Landkarte** anlegen. Dabei hat es sich bewährt, individuelle, höchst persönliche Namen für die einzelnen Teile zu finden, die deren wesentlichem Kern möglichst nahe kommen, so wie eben »die fleißige Biene«. Eine solche Landkarte zu erstellen, fällt oft mit professioneller Unterstützung leichter.

Ein *Beispiel* stammt aus dem Anti-Burnout-Coaching mit einer Krankenschwester aus der Kinderonkologie: Sie erzählt, dass vor einigen Wochen kurz hintereinander auf der Station zwei Kinder gestorben sind, um deren Leben das Team jahrelang gekämpft hat. Es belastet sie auch, dass die Stationsschwester einzelne Teammitglieder bevorzugt. Erst kürzlich habe sie einen ihr wichtigen Wunsch in der Dienstplangestaltung nicht berücksichtigt. Sie konnte deshalb nicht zu einer Hochzeit fahren. Außerdem wird sie nicht mit jenen Kolleginnen eingeteilt, mit denen sie am liebsten zusammenarbeitet. Obwohl sie bisher ihre Arbeit liebte, fühlt sie sich auf der Station gar nicht mehr wohl, scheut neuerdings sogar den Kontakt mit den schwer kranken Kindern. Sobald sie die Stationsschwester sieht, ist irgendwie ihre Energie weg. Als sie gebeten wird, sich so eine Begegnung vorzustellen und genau nachzuspüren, wie sich ihr Körper dabei anfühlt, schwindet jegliche Spannung; es wird innerlich leer und neblig. Ohne dabei näher ins Detail zu gehen, tauchen Erinnerungen an Situationen in der Kindheit auf, in denen sie sich ähnlich ohnmächtig ausgeliefert und allein gefühlt hat. Sie findet für diesen Kindanteil den Namen »die zurückgesetzte Einsame«.

Beim Erzählen über eines der beiden verstorbenen Kinder wird sie plötzlich sehr traurig und erzählt von ihrer Tochter, die fast im gleichen Alter wie die kleine Patientin ist. Es war kaum auszuhalten, wenn sich Vorstellungen aufgedrängt haben, es könnte ihre Tochter sein, deren Sterben sie nicht verhindern kann. Für diese Zustände fand sie den Namen »das ohnmächtige Mutterherz«. Wenn sie von diesem Persönlichkeitsanteil erzählte, meldete sich noch eine andere Stimme, die in abwertendem Ton meinte, sie sei unprofessionell und für den Beruf völlig ungeeignet. Bei der Erforschung dieser Stimme tauchen Erinnerungen an Situationen aus der Zeit als Krankenpflegeschülerin auf. Sie wurde auf zwei Stationen als unfähig bezeichnet, weil sie länger mit den Patienten gesprochen hat als andere Schülerinnen und daher als langsamer galt. Dieser Stimme gab sie den Namen »die Unbarmherzige«, zu der ihr spontan das Bild einer Stationsschwester mit strengem Blick und einer Stoppuhr einfiel.

In der Arbeit mit den Teilen ging es darum, im Gegensatz zur »Unbarmherzigen« freundlich, wohlwollend und akzeptierend auf sich zu schauen. Aus der Position des inneren Beobachters fiel ihr das mit dem Wissen um die Herkunft der Anteile gar nicht schwer. Wenn sie erzählte, was ihr an ihrer Arbeit Freude macht, zeigte sich ein Anteil, den sie als »die liebevolle Kompetente« bezeichnete. Auf die Frage, was ihr Kraft gibt, erzählte sie von Bergwanderungen, die sie gerne allein unternimmt und bei denen sie sich dem Himmel näher fühle. Dabei leuchten ihre Augen. Den Zustand benannte sie später als »die dem Himmel nah ist«. Beim Überdenken der Ressourcen in ihrem Beziehungsumfeld fallen ihr zwei Kolleginnen ein, mit denen sie zweimal im Jahr für ein Wochenende wegfährt, um es sich mit ihnen gut gehen zu lassen. Den Persönlichkeitsanteil, den sie dabei auslebt, nannte sie »die Gesellige«. Sie nahm sich vor, zu Hause diese innere Landkarte zu malen und die einzelnen Anteile in unterschiedlichen Farben, Größen und Formen zu symbolisieren. Sie überlegte sich auch, welche Zustände sie pflegen und kultivieren möchte und welche konkreten Möglichkeiten es dazu bis zur nächsten Sitzung gibt. In der nächsten Sitzung berichtete sie, dass sich bei einem Gespräch über das verstorbene Mädchen wieder »das ohnmächtige Mutterherz« bemerkbar gemacht habe. Sie konnte das aber wohlwollend beobachten und mitfühlend anerkennen, dass es wirklich schlimm wäre, wenn die Tochter so krank würde; da habe ihr Mutterherz recht. Selbstermutigend fügte sie dann aber hinzu: »Aber sie ist gesund!«. Sie führte außerdem ein sehr berührendes Gespräch mit der

Mutter des verstorbenen Kindes. Ihr wurde klar, wie anders deren Situation war und auf welche bewundernswerte Weise sie mit ihrem Schicksal umging; sie schöpfte daraus sogar Zuversicht. »Die Unbarmherzige« war nur einmal kurz aufgetaucht. Zu ihr hatte sie innerlich gesagt: »Ah, du bist wieder da. Ich sehe das anders, meine Arbeit ist gut, so wie ich sie mache. Ich habe einfach andere Werte.« Und damit kam sie wieder in den Zustand »der liebevollen Kompetenten«, der erfahrenen Kinderkrankenschwester.

Das Beispiel verdeutlicht die Rolle der Achtsamkeit im Umgang mit Persönlichkeitsanteilen. Ein hineinspürendes Erinnern an belastende Situationen speziell mit ihren körperlichen Aspekten reaktiviert die entsprechenden Persönlichkeitsanteile und macht sie auf diese Weise der Beobachtung zugänglich. Wenn man im Kontakt mit ihnen im Buch der eigenen Geschichte zurückblättert, tauchen oft Situationen auf, die ihr Entstehen erklären und nachvollziehbar machen. Wenn man versteht, welche Parallelen zur damaligen Situation sie aktuell reaktivieren, ist es auch leichter, ihnen wohlwollend zu begegnen und *Mitgefühl* mit dem zu entwickeln, der man damals war. Man kann ihre Bedürfnisse besser verstehen und nach Wegen suchen, für sie zu sorgen. Indem man für die einzelnen Persönlichkeitsanteile passende Namen findet, werden sie plastischer und greifbarer. Sobald man sie benennen kann, ist ein Beobachter erwacht. Man ist schon nicht mehr ganz mit ihnen identifiziert. In den entsprechenden Situationen hilft dies, auszusteigen und sich nicht von ihnen entführen zu lassen.

Im konkreten Fall fand die Krankenschwester einen Weg, der ihr recht verlässlich half, immer wieder in den

Zustand der »liebevollen Kompetenten« zurückzufinden. Sie hält inne, benennt ihren aktuellen Zustand, nimmt einige bewusste Atemzüge und gibt dem jeweils aktivierten Anteil einen angemessenen guten Platz: Das »ohnmächtige Mutterherz« setzt sie in der Fantasie zu Hause neben ihrer quicklebendig spielenden Tochter auf einen bequemen Ohrensessel; die »Unbarmherzige« schickt sie in das Krankenhaus zurück, in dem sie ihre Ausbildung gemacht hat; die »zurückgesetzte Einsame« setzt sie auf den Schoß der zugewandten Mutter. Anschließend fokussiert sie auf ihren Körper, spürt den Boden unter den Füßen und nimmt Kontakt mit dem Himmel über sich auf. Dann erinnert sie sich: »Ich bin 41 Jahre alt und habe über 20 Jahre Berufserfahrung« und spürt dem damit verbundenen Gefühl kurz nach. Anschließend orientiert sie sich wieder nach außen und fragt sich: »Was ist im Augenblick das Wichtigste, das ich mit all meiner liebevollen Kompetenz ausführen werde?« Dieses kleine Ritual wurde nach einiger Zeit zur Selbstverständlichkeit. Manchmal braucht sie dafür nur wenige Sekunden, manchmal nimmt sie sich etwas länger dafür Zeit.

Es gibt unterschiedliche Modelle und Bilder, wie man sich diese inneren Anteile vorstellen und wie man mit ihnen arbeiten kann. Eines geht davon aus, dass in uns viele verschiedene jüngere und potenziell auch ältere Ichs existieren,[5] die so etwas wie ein *inneres Team*[6] bilden. Eine Möglichkeit, den Teilen einen angemessenen Platz zu geben und ihnen Gehör zu schenken ist, sie zu einer *inneren Konferenz*[7] an einen geschützten Ort, wie einen *inneren Garten,*[8] einzuladen. Der Konferenzleiter heißt alle willkommen. Er ist allparteilich, d. h. er wendet sich allen mit der gleichen Aufmerksamkeit zu und nimmt alle gleich wichtig. Eine solche innere Instanz gilt es zu entwickeln.

Die Modelle der *inneren Familie*[9] und der *Selbstführung*[10] arbeiten mit einer solchen Instanz und bezeichnen sie als »*Selbst*«. Dieses »Selbst« sorgt für einen Interessensausgleich zwischen den einzelnen Anteilen. Es wird davon ausgegangen, dass alle inneren Anteile Bedürfnisse haben, die es anzuerkennen und nach Möglichkeit zu berücksichtigen gilt. Dabei bedürfen insbesondere jene Persönlichkeitsanteile besonderer Zuwendung, mit denen man eigentlich nichts zu tun haben will, die ins Exil geschickt wurden. Wenn man z.B. bemerkt, dass man im Außen etwas mit außergewöhnlich hohem Engagement und großer emotionaler Ladung bekämpft, kann man sich fragen, mit welchen abgelehnten eigenen Persönlichkeitsanteilen man es zu tun haben könnte. In einen heilsamen *inneren Dialog*[11] mit verletzten inneren Kindanteilen zu kommen, ist oft in einem geschützten Rahmen und mit psychotherapeutischer Unterstützung leichter als allein oder mittels CD.

Achtsamkeit hilft bei der Entdeckung und genauen Erforschung der einzelnen Persönlichkeitsanteile und hilft vor allem, sich von ihnen zu *disidentifizieren*. Aus der Wahrnehmung der einzelnen Anteile und ihrer Geschichte kann *Mitgefühl* mit ihnen erwachsen. Im Wissen um ihre Bedürfnisse kann man immer wieder neu für Ausgleich sorgen. Achtsamkeit hilft, aus dem Autopilotenmodus auszusteigen und den inneren Antreibern nicht mehr automatisch zu folgen. Man kann wie auf der inneren Konferenz die Frage in den Raum stellen, wer sonst noch etwas zu sagen hat und Bedürfnisse und Wünsche anmelden möchte. Wenn alle Teile gehört wurden, kann man aus einer übergeordneten Perspektive heraus bewusst entscheiden. Im Einklang mit den individuellen Werten kann man selbst bestimmen, welche Persönlichkeitsanteile man *kultivieren* möchte und was man dazu tun kann. Wenn man herausfindet, in welchen Situationen und mit welchen anderen Menschen sie besonders gut Platz haben und sich entfalten können, kann man diese dann vermehrt aufsuchen.

Auf der neurobiologischen Ebene entsprechen die sich als Persönlichkeitsanteile manifestierenden Zustände der *Aktivierung umschriebener Nervenzellnetzwerke*. Je öfter Nervenzellen gemeinsam aktiviert werden, umso leichter fällt es, diesen Zustand wieder aufzurufen. Die zarten Verbindungen zwischen den einzelnen Nervenzellen werden stärker; verschiedene Areale im Gehirn synchronisieren sich in ihrer Entladungsfrequenz. Mit Hilfe der Aufmerksamkeitslenkung kann man bestimmte Aspekte dieses Zustands bewusst herbeiführen, um von einem Teil des Nervenzellnetzwerks aus das ganze zum Feuern zu bringen.

Neben den Gedanken sind **Gefühle** zentrale Bausteine unserer Innenwelt. Gefühle haben Signalfunktion, sie weisen uns selbst und unsere Mitmenschen auf etwas hin. Wenn Menschen rund um den Globus die Fotos von Gesichtern mit unterschiedlichem Gefühlsausdruck betrachten, so erkennen sie unabhängig von ihrem kulturellen Hintergrund *sieben Grundgefühle:* Freude, Überraschung, Angst, Trauer, Wut, Ekel und Verachtung. Es war wohl von evolutionärem Vorteil, wenn man im Gesicht des anderen lesen kann, dass Gefahr droht (Angst), dass etwas Unerwartetes passiert ist (Überraschung) oder etwas verloren ging (Trauer), dass etwas Positives eingetreten ist

(Freude), dass man etwas besser nicht in sich aufnimmt (Ekel), dass man keinen Respekt genießt (Verachtung) und dass Grenzen verletzt wurden oder jemand an etwas für ihn Bedeutungsvollem gehindert wurde (Wut).

Zumeist werden die Begriffe Gefühl und Emotion gleichsinnig verwendet. Manchmal werden unter *Emotion* die zum Teil nach außen hin sichtbaren und messbaren körperlichen Veränderungen verstanden – wie das Muster von Muskelanspannungen, die Veränderungen im Herz-Kreislauf- und im vegetativen Nervensystem, wie etwa die Steigerung der Herzfrequenz oder das Fließen von Tränen. Gefühle wären dann die Innenwahrnehmung dieser Muster, die man benennen und denen man Bedeutung geben kann. Unabhängig von den Begrifflichkeiten ist diese Unterscheidung durchaus sinnvoll, da es Menschen gibt, die zwar dic körperlichen Veränderungen wahrnehmen, sie aber nicht als Gefühl erkennen. Ein Beispiel: Ein Mitarbeiter einer großen Firma bemerkt, dass sein Herz schneller und lauter klopft als sonst. Er sucht aus Angst vor einem Herzinfarkt einen Arzt auf. Dieser kann nun zwei Fährten verfolgen. Er kann eine körperliche Durchuntersuchung bis zum Herzkatheter veranlassen, oder er kann stattdessen oder parallel dazu nach anderen Ursachen suchen. In einem längeren Gespräch findet er heraus, dass kurz vor dem Auftreten der »Herzbeschwerden« zwei Mitarbeiter gekündigt wurden, die ebenso wie der »Patient« viele Jahre im Betrieb sehr engagiert waren. Das Herzklopfen bekommt mit dieser Information eine andere Bedeutung. Es kann als körperlicher Ausdruck der Angst verstanden werden, ebenfalls den Job zu verlieren. Ein Gespräch mit dem Vorgesetzten bringt Entwarnung; das Herzklopfen verschwindet wieder.

Wut wird meist als ein aus dem Bauch aufsteigendes, drängendes Gefühl erlebt. Wenn man sie bemerkt, kann man sich daran erinnern, dass der Körper damit Energie zur Verfügung stellt, mit der es gilt, verantwortungsvoll und auf möglichst heilsame Weise umzugehen. In der Regel meldet sie sich, wenn Grenzen verletzt werden und Energie dazu notwendig wird, ein Stopp-Signal zu setzen. Manchmal wird sie notwendig, um ein Hindernis aus dem Weg zu räumen. Wut kann zum Anlass genommen werden, sich zu fragen: Welche Grenze wurde verletzt, oder was wird behindert, was mir wichtig ist? Im Idealfall lässt sich die Wut dazu nutzen, um mit der entsprechenden Energie Grenzen zu setzen und Stopp oder Nein zu sagen bzw. ein Bedürfnis mit entsprechendem Nachdruck zu äußern, z.B. »So gehen Sie mit mir nicht um!«

Im Arbeitsumfeld stellt sich leider gar nicht selten die Aufgabe, sich vor der unangemessenen Wut oder Aggression anderer zu schützen. Aufgrund von Abhängigkeiten ist das besonders schwierig, wenn ein Vorgesetzter Grenzen überschreitet. Ein erster Schritt besteht darin, zu beobachten, welche Persönlichkeitsanteile aktiviert werden; denn oft kommen zur aktuellen Grenzverletzung noch Erinnerungen an frühere ähnliche Erfahrungen hoch, und es werden Anteile aus der Gruppe der inneren Kinder aktiviert: verletzte Kindanteile, geschockte, trotzige, sich schuldig fühlende, aggressive oder traumatisierte (→S. 140). Um angemessen handlungsfähig zu sein, gilt es, sich wieder in einen kompetenten Erwachsenenzustand zu versetzen. Dazu braucht es einen sicheren Abstand und oft auch zusätzliche Unterstützung von außen. Manchmal genügt es aber, die Aufmerksamkeit umzufokussieren, auf die Fußsohlen, auf das Ausatmen oder zu sich selbst wiederholt Sätze zu sagen wie: »Kein Anschluss unter dieser Nummer« oder »dafür stehe ich nicht mehr zur Verfügung.« Wenn man wieder einigermaßen gesammelt ist, könnte unter bestimmten Bedingungen ein Satz angemessen sein wie: »Wenn Sie weiter so mit mir reden, zwingen Sie mich, den Raum zu verlassen.« Es gibt allerdings Menschen, die auch klare Stoppsignale nicht respektieren. Wenn dann Beschwerden bei deren Vorgesetzten oder beim Betriebsrat auch nicht fruchten, bleibt zum eigenen Schutz oft nur die Möglichkeit, Kontakte zu meiden oder gar den Arbeitsplatz zu wechseln.

3. WERTE- UND BEDÜRFNISBEWUSST LEBEN UND ARBEITEN

»Sich selber schützend schützt man den anderen; den anderen schützend schützt man sich selbst.«[12] Sich selbst zu schützen bedeutet, wesentliche eigene Bedürfnisse nicht zu vernachlässigen und den eigenen Werten gemäß zu leben. Andere zu schützen bedeutet, sie bei der Erfüllung ihrer Bedürfnisse zu unterstützen. Burnout tritt auf, wenn wesentliche Bedürfnisse über längere Zeit unerfüllt bleiben, wenn Wertekonflikte Menschen innerlich zerreißen oder wenn die in der Arbeit vorgegebenen Werte der persönlichen Wertehierarchie widersprechen. Diese Diskrepanz wird allerdings oft verschleiert, indem sich die Betroffenen selbst einreden, die vernachlässigten oder verletzten Werte hätten unter den gegebenen Umständen ihre Bedeutung verloren. Dieser Mechanismus verringert zwar kurzfristig den Leidensdruck, trägt aber mittelfristig zur Abwärtsbewegung in der Burnout-Spirale bei. Die Erfüllung von Bedürfnissen motiviert, gibt Energie und Kraft und spornt an, auch im Arbeitsleben. Die Umsetzung persönlicher Werte gibt dem Leben Sinn.

Der wohl bekannteste Versuch, Bedürfnisse hierarchisch zu ordnen, ist die **Bedürfnispyramide** von *Abraham Maslow,* einem Mitbegründer der humanistischen Psychologie im Amerika der 1950er Jahre. *Bertolt Brecht* hat die Prioritäten in der Dreigroschenoper auf den Punkt gebracht: »Erst kommt das Fressen, dann kommt die Moral.« Die Basis der Pyramide bilden *körperliche Bedürfnisse* wie Hunger, Durst und Sexualität. Konstante Befriedigung dieser Bedürfnisse verringert, Mangelerfahrungen erhöhen ihre subjektive Bedeutung. In der nächsten Schicht finden sich *Sicherheitsbedürfnisse* wie die Bedürfnisse nach Stabilität, Schutz, Struktur, Ordnung, Gesetz und Gerechtigkeit und nach Freiheit von Angst und Chaos. Der dritten Schicht sind *Zugehörigkeits- und Liebesbedürfnisse* zugeordnet, der vierten *Wertschätzungs- und Geltungsbedürfnisse* als Wunsch nach Stärke, Leistung und Kompetenz, zum anderen als Verlangen nach Prestige, Status, Ruhm und Macht. Die Spitze der Pyramide bildet das Bedürfnis nach individueller Entwicklung, nach Wachstum und Selbstverwirklichung. Maslow machte die Bedürfnisse salonfähig, lässt jedoch individuelle Unterschiede außer Acht. Eine aktuelle Aufzählung nennt sieben Grundbedürfnisse: Gesundheit, Sicherheit, Respekt, Entfaltung der Persönlichkeit, Harmonie mit der Natur, Freundschaft und Muße; Beziehungen innerhalb der Familie fallen unter die Kategorie Freundschaft.[13]

Aus **entwicklungspsychologischer Sicht** stellen sich während des gesamten Lebens immer wieder neue Entwicklungsaufgaben, die mit unterschiedlichen Bedürfnissen und Werten verknüpft sind. Entwicklungsgeschichtlich frühere Bedürfnisse bestehen trotzdem in unterschiedlichem Ausmaß weiter. Das Neugeborene ist darauf angewiesen, körperlich versorgt zu werden. Ebenso wichtig ist das Einschwingen in den Dialog mit den Bezugspersonen und die Regulierung von *Nähe und Distanz*. Zur Reifung des *Bindungssystems* ist man in den ersten beiden Lebensjahren auf Sicherheit angewiesen, auf Geborgenheit, Beruhigung und Anregung durch andere. Das Bedürfnis nach *Autonomie* entwickelt sich im zweiten bis vierten Lebensjahr. In den nächsten beiden Jahren geht es um Vorstellungen von der eigenen Person und ihrer Stellung in der Welt, was dem Bedürfnis nach *Identität* entspricht. In der Pubertät will man als männliches oder weibliches Wesen anerkannt werden. Später geht es darum, einen passenden Platz in der Berufswelt zu finden, und um das Thema Partnerschaft. Man trägt etwas zur Welt bei, ist kreativ, setzt Kinder in die Welt, baut ein Haus oder hilft anderen Menschen und will die eigenen Erfahrungen weitergeben. Wenn die Kinder das Haus verlassen, stellt sich in der Partnerschaft die Aufgabe, neue Gemeinsamkeiten zu finden. Irgendwann gilt es, auch den Beruf in den Hintergrund treten zu lassen und noch Unerfülltes zu leben oder in einem Ehrenamt tätig zu werden. Manche Menschen widmen sich nach Abschluss des Berufslebens ihrem spirituellen Wachstum.

Was man will und braucht, verliert man dann aus den Augen, wenn das Leben von all dem beherrscht wird, wovor man Angst hat, und was man auf keinen Fall will. Alte Ängste können reaktiviert werden, wenn wir unter Stress stehen, übermüdet, körperlich geschwächt oder stark belastet sind. Die Achtsamkeit hilft dann wahrzunehmen, welcher Lebensphase ein aktivierter Persönlichkeitsanteil angehört. Dabei ist eine entwicklungspsychologische Sicht auf die *Ängste* von Menschen aufschlussreich. In ihrer totalen Angewiesenheit erleben Säuglinge *Existenzängste,* wenn sie fürchten, es sei niemand für sie da: Es geht um Leben und Tod. Wenn man verinnerlichen konnte, dass andere Menschen für einen da sind, stellt sich die Angst ein, diese wieder zu verlieren: *Objektverlustangst.* Wenn man Vertrauen darauf entwickelt hat, dass andere Menschen einigermaßen verlässlich verfügbar sind und sie einen lieben, taucht die Angst auf, ihre Liebe wieder zu verlieren: *Liebesverlustangst.* Die reifsten Formen der Angst sind die, nicht *als Mann oder Frau anerkannt und bewundert* zu werden, *Macht, Prestige und Status zu verlieren.* All diese Ängste können zur Entwicklung von Burnout beitragen, wenn sie nicht nur als Ratgeber gehört werden, sondern das gesamte Denken und Handeln bestimmen, antreiben und einengen.

Eine Beschreibung von »Grundformen der Angst« bezieht sich auf die beiden großen Lebensthemen: Liebe und Tod.[14] Führt die Angst, ungeborgen, allein und isoliert zu sein, dazu, mich von geliebten Personen völlig abhängig zu fühlen und mich selbst aufzugeben? Oder hindern mich genau die Angst vor der Hingabe und die Befürchtung, mich selbst zu verlieren, daran, Liebesbeziehungen einzugehen und Nähe zuzulassen? Versuche ich aus Angst vor dem Wandel, vor Vergänglichkeit und letztlich vor dem Tod alles zu erhalten und zu kontrollieren und jegliche Veränderung zu vermeiden? Oder macht mir genau das Angst, dass etwas gleich bleiben, erstarren und leblos werden könnte? Tue ich daher alles, um Veränderung und Lebendigkeit in mein Leben zu bringen?

Unsere Werte werden auch von der jeweiligen **Kultur** geprägt. »Richtiges Bewusstsein ist die größte Tugend, und Weisheit (ist es), Wahres zu sagen und zu handeln nach der Natur, auf sie hinhörend«, meinte um 500 v. Chr der Vorsokratiker *Heraklit*. *Platon* beschäftigte sich in seiner Ideenlehre mit dem Wahren, dem Guten und dem Schönen. Paulus schreibt im Korintherbrief: »Nun aber bleiben Glaube, Hoffnung, Liebe, diese drei; am größten jedoch unter ihnen ist die Liebe.« Glauben bedeutet Vertrauen und Lebensübergabe. Liebe meint Gottesliebe, Nächstenliebe, Feindesliebe und Selbstliebe, Barmherzigkeit und Wohltätigkeit. Die oft als Anker symbolisierte Hoffnung besteht in einer zuversichtlichen Ausrichtung auf eine wünschenswerte Zukunft. Aufrichtigkeit, Bescheidenheit und Verlässlichkeit galten als *Rittertugenden*. Später wurden Ordnungsliebe, Sparsamkeit, Fleiß, Reinlichkeit und Pünktlichkeit als *bürgerliche Tugenden* geschätzt.

Werte verändern sich. So richtet das Modell der *Spiraldynamics* den Blick auf verschiedene Abschnitte der menschlichen **Evolution** und differenziert zwischen unterschiedlichen *Handlungslogiken,* die als spezifische Weltbilder und Wertesysteme das Denken, Fühlen und Handeln von Menschen steuern.[15] Die Handlungslogiken werden auf dem Hintergrund der menschlichen Evolution verständlich, wobei ältere Programme jederzeit wieder reaktiviert werden können.

Die erste *Handlungslogik des Überlebens* entstand im erbarmungslosen Überlebenskampf der ersten Menschen in der Weite der Steppe. Sie folgt dem Motto: friss oder stirb, kämpfe oder fliehe. In der nächsten Entwicklungsstufe entdeckten die Menschen die Vorteile größerer Clans und

Horden. Es bildeten sich Stammeskulturen, und die Positionen wurden nach den Fähigkeiten der Einzelnen verteilt. Die daraus folgende *Handlungslogik des Stammes* fragte: Wer kann besonders gut jagen? Wer kann am besten Körbe flechten oder Wasser finden? Dabei ging es in erster Linie um das Wohl der gesamten Gruppe; der Einzelne als Individuum zählte nicht.

Alles, was die Menschen nicht verstehen konnten, erklärten sie mit Göttern und Geistern. Um ihre Ohnmacht zu bewältigen und die Götter zu besänftigen, beteten sie und brachten Opfer. Alle hatten ihren fixen Platz. Das wiederum trieb Menschen, die gestalten, bewegen und erobern wollten, zu den Fragen: »Was will ich? Wo sind meine eigenen Möglichkeiten? Wo ist mein Platz?« So entstand eine *Handlungslogik der Macht.* Macht kann Entwicklung fördern, aber auch missbräuchlich eingesetzt werden. Über Jahrtausende hinweg war die Macht in den Händen einiger weniger Menschen. In der französischen Revolution schlug das Pendel um, die Macht wurde verteilt. Legislative und Exekutive wurden ebenso getrennt wie Kirche und Staat. Beamtenwesen und Bürokratie entstanden. Es entwickelte sich eine *Handlungslogik der Ordnung.*

In der Folge wurde das Denken, an bewährten Prinzipien festzuhalten, vielen Menschen zu einseitig und starr. Auch die industrielle und technologische Entwicklung förderte eine *Handlungslogik der Leistung.* Die Industrialisierung und das Wirtschaftswunder der 1950er-Jahre sind Beispiele für Leistungskulturen, geprägt durch individuelles Gewinnstreben und eine Funktionalisierung von Menschen als Leistungsträger.

Dann entdeckten die Menschen, dass Arbeit nicht alles im Leben ist. Die 1968er-Bewegung oder die Hippies sind

Beispiele für diese Kultur, in der eine *Handlungslogik der Gemeinschaft* entstand. Sie ist gekennzeichnet durch Toleranz, die Beteiligung aller Gruppenmitglieder an Entscheidungsprozessen, durch Perspektivenvielfalt und Orientierung an der Gemeinschaft.

Personen mit Schwerpunkten ihrer Werte in den Handlungslogiken Macht, Ordnung und Leistung neigen zu Uneinsichtigkeit und Intoleranz gegenüber Menschen, die einer anderen Handlungslogik folgen als sie selbst. Die *Handlungslogik der Integration* strebt eine akzeptierende und wertschätzende Koexistenz aller Wertekulturen an. Wichtige Werte sind eine systemische, multiperspektivische Sicht, eine flexible und situativ angemessene Nutzung des gesamten menschlichen Potenzials und Nachhaltigkeit. Entscheidungen orientieren sich am Wohl des Ganzen. Die weiterführende *Handlungslogik der Spiritualität* führt darüber hinaus.

Aus der Sicht von *Spiraldynamics* dominieren in den Industrieländern derzeit die fünf Handlungslogiken von Macht, Ordnung, Leistung, Gemeinschaft und Integration. Die Handlungslogik der Macht ist in Unternehmen meist in der Pionierphase zu finden. Alles orientiert sich an einem charismatischen Gründer, der neue Ideen durchsetzt und damit Märkte erobert. Auf die Handlungslogik der Ordnung trifft man häufig in der Verwaltung und in militärischen Organisationen. In Projektteams, multifunktionalen Teams, in Think-Tanks und in kleinen neugegründeten Firmen der »New Technology« findet sich nicht selten die Handlungslogik der Gemeinschaft. Ihre Schattenseite: Es wird viel diskutiert und wenig entschieden; alles wird sehr schnell sehr komplex und langwierig. In nur wenigen Unternehmen findet sich die

Handlungslogik der Integration. Die Handlungslogik der Spiritualität wird immer häufiger in Einzelcoachings berührt.

Das Modell der Spiraldynamics dient der Reflexion, welcher Handlungslogik die Organisation, in der man arbeitet, im Wesentlichen folgt. Man kann zudem für sich selbst klären, welcher Handlungslogik man sein eigenes Leben im derzeitigen Lebensabschnitt verschrieben hat. Der dritte Schritt würde darin bestehen, die Passung zwischen beiden zu prüfen (→Arbeitsblatt 2).

Aus evolutionärer Sicht stellt sich die Frage, an welchem Punkt die Menschheit heute steht. Welche Aufgaben sind zu lösen, und wohin soll die Entwicklung führen? Damit nähert man sich dem Thema **Wertewandel**, der Ängste heraufbeschwört, wenn man ihn als Werteverfall sieht, dem aber ebenso Chancen innewohnen.

Die *Postmaterialismustheorie* geht von der Beobachtung aus, dass in westlichen Gesellschaften die immateriellen Werte des Lebens immer mehr an Bedeutung gewinnen, nachdem über lange Zeit der Schwerpunkt bei materieller und physischer Sicherheit lag.[16] Sie erklärt dies mit der Neigung von Menschen, jenen Bedürfnissen die größte Aufmerksamkeit zu schenken, deren Erfüllung am wenigsten gewährleistet ist. Die Generation, die nach dem Zweiten Weltkrieg in einer Zeit zunehmenden Wohlstands aufwuchs, räumt Werten wie Lebensqualität und Umweltschutz höhere Priorität ein als ihre Eltern und Großeltern, die durch Jahre der politischen Instabilität, des Krieges und des Hungers geprägt, der ökonomischen und physischen Sicherheit absoluten Vorrang einräumten.

Der deutsche Soziologe *Helmut Klages* beschreibt ebenfalls einen Wertewandel:[17] Wo früher Begriffe wie Pflichterfüllung, Gehorsam, Ordnung, Bescheidenheit und Pünktlichkeit als positive Bewertungskriterien dienten, stehen heute andere Richtwerte im Vordergrund: *Individualismus* mit Selbstverwirklichung, Kreativität und Spontaneität, *Hedonismus* mit Genuss, Abwechslung und Spaß und eine *Gesellschaftskritik* mit dem Wunsch nach einer Emanzipation von Autoritäten, nach Gleichheit und Teilhabe. Klages widerspricht der These des Werteverfalls. Es sei in der weiteren Entwicklung ebenso eine *Wertesynthese* denkbar. Es könnte zur Entstehung eines neuartigen Humanpotenzials kommen, wie er es in Untersuchungen von ehrenamtlichem Engagement und in zahlreichen Mitarbeiterbefragungen fand. Allerdings werde dieses Potenzial durch defizitorientierte Menschenbilder und Organisationsprinzipien sowie Führungspraktiken noch weitgehend blockiert.

Das wohl bekannteste Instrument zur Erhebung individueller Wertehierarchien entwickelte der aus Polen stammende amerikanische Sozialpsychologe *Milton Rockeach*, der sich auch mit Fragen der **Identität** beschäftigte. Er wurde durch ein Experiment bekannt, das er in seinem Buch »Die drei Christusse von Ypsilanti« beschrieb. Um zu untersuchen, was passiert, wenn die eigene Identität in Frage gestellt wird, brachte er 1959 in der psychiatrischen Klinik von Ypsilanti drei Patienten zusammen, die glaubten, Jesus Christus zu sein. Als Rockeach die Zusammenkünfte leitete und immer wieder die Identität der drei ansprach, fanden alle Erklärungen dafür, warum die anderen nicht Jesus sein können. Als sie dann die Themen selbst bestimmten, klammerten sie Fragen der Identität aus. Als nach zwei Jahren das Experiment beendet wurde, hatte sich keiner in seiner Identität beirren lassen. Fazit:

Identitätsstiftende Selbstkonzepte sind in der Regel erstaunlich stabil, und Menschen sind wenig bereit, sie zu hinterfragen.

Welche Werte man lebt, ist Teil der Identität. Die Konzepte über die eigene Identität sind schwer zu verändern. Wenn sich bei der Umsetzung eines sinnvollen Vorhabens unerklärliche Hindernisse in den Weg stellen, liegt das oft daran, dass es sich mit wesentlichen Aspekten der Identität nicht verträgt. So kann etwa der Vorsatz, im Büro während des Tages immer wieder innezuhalten und ganz bewusst aus dem Fenster zu schauen, um sich an der Natur zu erfreuen, mit jener Identität in Konflikt kommen, die immer fleißig und tätig ist und niemals faul herumsitzt. Wenn man damit selbst in Einklang kommt, meldet sich der Einwand: Was denken die anderen, wenn sie mich dabei ertappen?

In den 1970er Jahren entwickelte Rockeach zur **Erfassung individueller Wertehierarchien** den *Rockeach Value Survey*. Dieser unterscheidet zwischen Zielwerten und instrumentellen Werten, die dazu beitragen, diese zu erreichen. Die persönliche Hierarchie der Werte wird erhoben, indem man Kärtchen mit den Werten je nach individueller Wichtigkeit in eine Rangordnung bringt.

Auf den Kärtchen der *Zielwerte* finden sich: ein angenehmes und bequemes Leben, ein aufregendes Leben, das Gefühl, etwas erreicht zu haben, eine Welt in Frieden, eine Welt der Schönheit, Gleichberechtigung, Sicherheit für die Familie, Freiheit, Glück, innere Harmonie, reife Liebe, nationale Sicherheit, Freude/Genuss, Erlösung (durch den Glauben an Gott), Selbstachtung, soziale Anerkennung, wahre Freundschaft und Weisheit.

Als *instrumentelle Werte* gelten folgende Eigenschaften:

Ehrgeiz, Weitherzigkeit, Kompetenz, Heiterkeit/Freundlichkeit, Reinlichkeit, Mut, Vergebung/Versöhnlichkeit, Hilfsbereitschaft, Aufrichtigkeit, Vorstellungskraft, Selbstständigkeit/Unabhängigkeit, Verstand, Logik, Liebe, Gehorsam, Höflichkeit, Verantwortung und Selbstbeherrschung.

Es gibt viele Möglichkeiten, sich auf die Spur der eigenen **Werte** zu begeben und sie für sich zu **klären.**[18] Dies lohnt, sind sie doch handlungsleitend, jedoch oft nicht bewusst und schwer in Worte zu fassen. Man kann die zuvor beschriebenen Kärtchen in eine für sich passende Reihenfolge bringen, wobei man zu den vorgegebenen Kärtchen durchaus noch zusätzliche mit individuellen Werten beifügen kann (→Arbeitsblatt 3). Um die Bedeutung äußerer Faktoren für die eigene Wertewahl zu klären, kann man sich fragen, wie man sie anordnen würde, wenn niemand davon erfahren würde.

Oft führt die Frage weiter, welche Werte Vorbilder verkörpern, seien es Familienmitglieder, Lehrer oder Figuren in Büchern oder Filmen. Wie würde ein Tag aussehen, den man völlig frei von äußeren Zwängen und mit allen Möglichkeiten ausgestattet genau so gestalten könnte, wie man es möchte? Mit wem wäre man gern zusammen? Was würde man genau tun? Wie würde der Morgen, der Tag und die Nacht eines *idealen Tages* verlaufen?

Wie würde man sein Leben gestalten, wenn man nur mehr eine *beschränkte Zeit zu leben* hätte? Was würde man noch gerne tun, bevor man stirbt? Welche Werte würden dabei verwirklicht? Was sollte in den Grabreden erwähnt werden, das einen mit Stolz und Freude erfüllen würde? Was sollten Kinder von einem gelernt haben und in Erinnerung behalten?

In einem *Wertetagebuch* könnte man vermerken, wenn ein inneres Berührtsein darauf hingewiesen hat, dass ein bestimmter Wert angesprochen wurde. Man könnte stichwortartig die Situation beschreiben, die gefühlsmäßige Reaktion, den Lebensbereich, dem die Situation angehört, und den Wert. Ein Beispiel wäre ein Film über Umweltverschmutzung, der Empörung auslöst. Der Bereich würde die Umwelt betreffen. Der Wert wäre ein sauberer und gesunder Lebensraum. In diesem Tagebuch könnte außerdem klar werden, dass in *unterschiedlichen Lebensbereichen* jeweils andere Werte im Vordergrund stehen (→Arbeitsblatt 4).

Ein bestechend einfaches und plausibles Modell beschreibt vier **emotionale Grundbedürfnisse**: nach Bindung, Autonomie, Kompetenz und Orientierung.[19] Emotionale Stabilität wird als Zustand verstanden, in dem alle vier Grundbedürfnisse hinreichende Beachtung und Befriedigung finden und zugleich als miteinander vereinbar erlebt werden. Ein Spitzenmanager kann spüren: Ich bin meiner Aufgabe gewachsen (Kompetenz); ich weiß, wohin mein Weg führt (Orientierung); ich habe genug Entscheidungsspielräume, um ihn selbstbestimmt zu gehen (Autonomie); und ich kann auf die Unterstützung der wichtigen Menschen in meinem Leben zählen (Bindung). Das gesunderhaltende Gleichgewicht kann gestört werden, wenn z.B. das Bedürfnis nach Kompetenzerfahrungen einen so großen Raum einnimmt, dass tragende Beziehungen und damit das Bedürfnis nach Bindung vernachlässigt werden. Bindungen werden auch oft dem Autonomiestreben geopfert.

Zu dem Bedürfnis nach *Bindung* gehören die Wünsche nach Geborgenheit in stabilen Beziehungen, nach Zugehörigkeit und Nähe. Werte wie Vertrauen, Aufrichtigkeit, Verlässlichkeit und Treue dienen seiner Erfüllung. Ein Übermaß an Bindungsbedürfnis kann in Abhängigkeit und Depression, ein schwach ausgeprägtes Bindungsbedürfnis zur Isolation führen. Das Bedürfnis nach *Autonomie* äußert sich im Wunsch, ein unabhängiges und selbstbestimmtes Leben zu führen, selbstbewusst eine eigene Meinung zu vertreten, frei entscheiden und eigenverantwortlich handeln zu können. Eine Überbetonung der Autonomie kann in Rücksichtslosigkeit, ein Mangel an Autonomie in Fremdbestimmtheit münden.

Das Bedürfnis, die eigene *Kompetenz* zu fühlen, wird im Wunsch deutlich, über körperliche, kognitive, emotionale oder soziale Fähigkeiten zu verfügen, um sich selbst als wirksam zu erleben (→S. 47), Dinge voraussehen, planen, kontrollieren und beherrschen zu können. Ein Zuviel führt zu Perfektionismus und einem Anspruch auf Unfehlbarkeit bis zum Größenwahn, ein zu niedriges Kompetenzgefühl zu Ohnmacht und Hilflosigkeit. Das Bedürfnis nach *Orientierung* äußert sich im Wunsch, dem Leben eine Richtung, Bedeutung und Sinn zu geben. Ihm dienen kurz-, mittel- und langfristige Zukunftsperspektiven und Visionen. Dieses Modell macht die Funktion von Werten verständlich. Alle Werte dienen dem Bedürfnis nach Orientierung, manche zusätzlich noch der Erfüllung von anderen Grundbedürfnissen. Zur Bestandsaufnahme ist es sinnvoll, nachzuforschen, welche der vier Bedürfnisse erfüllt sind bzw. wo es Nachholbedarf gibt.

Eine schöne Übung verdeutlicht metaphorisch die **Rolle der Achtsamkeit**: der Freiraum.[20] Man befindet sich an einem vertrauten Ort in einem Zimmer, das frisch renoviert ist, in dem nichts steht außer einem bequemen Sessel, in dem man sich wohl fühlen und entspannen kann. Dies ist ein besonderer Raum, den man für sich frei hält. Wenn man sich in diesem Freiraum umschaut, entdeckt man vier Türen mit den Bezeichnungen: Autonomie, Bindung, Kompetenz und Orientierung. Man kann sich intuitiv leiten lassen, durch welche man als erste gehen will, um sich dann auszumalen, welche angenehme Umgebung man dahinter vorfindet. Nach einem Blick hinter alle vier Türen kann man wählen, in welchem Bereich man sich gern eine Weile aufhalten will.

Innehalten und einige bewusste Atemzüge führen in den Freiraum der Achtsamkeit. Die Beobachterperspektive schafft Überblick über alle vier möglichen Richtungen. Ein Nachspüren klärt, was ansteht. Man kann wählen, sich ein Ziel setzen und handeln.

Achtsamkeit mit ihrer Funktion des Erinnerns trägt dazu bei, die Richtung nicht aus dem Auge zu verlieren, in die man sich im Leben bewegen möchte. Dass Werte Orientierung geben und die Richtung weisen, hat dazu geführt, sie mit einem Kompass zu vergleichen.[21] Dieser Vergleich macht den Unterschied zwischen Werten und Zielen deutlich. *Ziele* sind konkrete Orte, auf die man sich zubewegen, die man verfehlen oder erreichen kann. Ist man am Ziel angelangt, entsteht oft eine gewisse Leere, die meist dadurch gefüllt wird, dass man sich ein neues Ziel setzt. Ziele ergeben sich aus einer Diskrepanz zwischen dem Ort, an dem man sich befindet, und dem, wo man sein möchte. Der Kompass gibt die Richtung vor. Man entscheidet etwa, nach Süden zu gehen. Wenn man sich dorthin auf den Weg macht, bringt einen jeder einzelne Schritt weiter. Die Auswirkungen jeder Handlung machen deutlich: Ich bin auf dem gewählten Weg.

Gefühle weisen oft darauf hin, dass Bedürfnisse und Werte im Spiel sind. So kann man auftretende Gefühle zum Anlass nehmen, die Situation, in der sie ausgelöst wurden, in Bezug auf Werte und Bedürfnisse zu überdenken. Bedürfnisse könnten unerfüllt bleiben und Werte verletzt werden. Gefühle der Freude, Bewunderung, Rührung oder Ergriffenheit signalisieren vielleicht, dass einem wesentlichen Wert Geltung verschafft wurde. Wenn Achtsamkeit dazu führt, Gefühle schon bei ihrer Entstehung und insgesamt genauer und differenzierter wahrzunehmen, kann man sie nutzen, um Klarheit über seine Werte zu gewinnen, und sie leichter umsetzen.

4. LEBENSBEREICHE UND ROLLEN GEWICHTEN

»Leben ist das, was passiert, während du damit beschäftigt bist, andere Pläne zu machen«, heißt es in einem Liedtext *John Lennons*. Zugleich vermitteln manche Experten, es liege an einem selbst, ob man die einzelnen Bereiche des Lebens in den Griff und in Balance bekommt. Man müsse nur das Zeitmanagement verbessern.

Bei den Empfehlungen lassen sich mehrere Generationen von Zeitmanagements unterscheiden: Seine einfachste Form besteht darin, die am Tag zu erledigenden Aufgaben auf einer *To-Do-Liste* zu sammeln. Da man am Abend meist einsehen muss, dass man sich mehr vorgenommen hat, als umsetzbar war, forderte die zweite Generation des Zeitmanagements dazu auf, einerseits den *Zeitbedarf* der einzelnen Aufgaben einzuschätzen und die entsprechenden Zeiten im Terminkalender zu reservieren, andererseits den einzelnen Aufgaben *Prioritäten* A, B und C zuzuordnen. Man sollte mindestens zwanzig Prozent der Zeit unverplant lassen, um sich auch unvorhergesehenen Aufgaben widmen zu können. Die dritte Generation von Ratgebern empfahl, sich die einzelnen Lebensbereiche und die damit verbundenen *Rollen* zu vergegenwärtigen und in einem Wochen- oder Monatsplan festzulegen, welche Tätigkeiten in den verschiedenen Rollen wann Platz haben.

Jene Perspektive, die mittels Achtsamkeit ins Zentrum gerückt werden soll, entspricht der vierten Generation des Zeitmanagements: einer *wertebezogenen Prioritätensetzung und Zeitplanung*. Achtsamkeit beinhaltet das stetige Erinnern der Absicht, welche der momentanen Tätigkeit oder der Planung zukünftiger Aktivitäten zu Grunde liegt.

Der Planbarkeit unseres Lebens sind Grenzen gesetzt. Als Alexis Sorbas von seinem neuen englischen Bekannten gefragt wurde, ob er eine Frau und Familie habe, antwortete er: »die volle Katastrophe.« Diese Worte – Full Catastrophe Living – wählte *Jon Kabat-Zinn* als Titel für sein erstes Buch,[22] in dem er die achtsamkeitsbasierte Stress-Reduktion (MBSR) vorstellt. Sie soll dabei unterstützen, die Erfahrungen von Unkontrollierbarkeit, Chaos, Leid und Endlichkeit im menschlichen Leben als Tatsachen anzuerkennen und Gleichmut, Akzeptanz und Mitgefühl zu entwickeln.

Aus dieser Weltsicht wäre Burnout die Überforderung einer Person, mit dem Unkontrollierbaren zu leben. Vorbeugen hieße, das Unveränderbare zu akzeptieren, *und* aktiv zu verändern, was man verändern kann, um sich und andere vor Überforderung zu schützen. So ist es durchaus sinnvoll und notwendig, vorausschauend zu denken und zu planen, was man in seinem Leben wichtiger nehmen will und was man deshalb vernachlässigen muss. Um den Anforderungen des Lebens einigermaßen gerecht zu werden und sich weiterzuentwickeln, muss man sich auf den Weg machen. Jeder Weg beginnt mit dem ersten Schritt, dessen Richtung man bestimmen muss. Die Haltung der Achtsamkeit ist eine bescheiden demütige, die man mit dem Satz beschreiben könnte: »Es kommt auf uns an, aber es hängt nicht von uns ab.«[23] Die irrige Vorstellung, durch noch bessere, noch genauere Planung, durch Erhöhung von Effizienz und Leistung alles in den Griff zu bekommen, sich und andere zufriedenstellen zu können und dies durch ein entsprechendes Zeitmanagement im Leben umzusetzen, dient nicht der Burnout-Prävention, sondern trägt eher den Keim zu Burnout in sich und kann durchaus unheilsame Auswirkungen haben.

Trotzdem sind wir gezwungen zu handeln und zu planen. Auf die Frage der Familie: »Hast du am Wochenende für uns Zeit?« muss ich antworten. Zugleich muss ich mich in irgendeiner Weise positionieren, wenn mir mein Vorgesetzter am Freitagnachmittag einen umfangreichen Akt auf den Schreibtisch legt, der bis Montag bearbeitet sein soll. Wenn ich dann noch den Anspruch an mich habe, die Familie *und* der Chef mögen mit mir zufrieden sein, befinde ich mich in einer ausweglosen Zwickmühle. Hier können nur die Anerkennung meiner eigenen Grenzen und Mitgefühl mit mir selbst helfen. Bei der Komplexität unseres heutigen Lebens ist es nicht wirklich möglich, *allen* Anforderungen zur *vollen* Zufriedenheit *aller* nachzukommen. *Gunter Schmidt* meint, man könne dann mit sich zufrieden sein, wenn es gelingt, dass alle wichtigen Personen in etwa gleich *un*zufrieden sind.[24] Dabei darf man keinesfalls sich selbst als ebenso wichtige Person außer Acht lassen, sonst droht Burnout.

Dem Geist der Achtsamkeit entspricht es, einen Schritt zurückzutreten und sich klarzumachen, welche Aufgaben man derzeit im Leben erfüllt und aus welchen Rollen sie erwachsen. **Rolle** ist ein Begriff aus der Sozialpsychologie und bezeichnet die Summe der *Erwartungen,* die an den *Rollenträger,* das ist die Person, die diese Rolle einnimmt, gestellt werden. Diese Erwartungen stehen seiner *Rollenauffassung* gegenüber, d.h. dem, wie er seine Rolle konkret ausfüllt. Man kann ein *Inventar* der eigenen Rollen anlegen, indem man sich einen Überblick über die Menschen in seinem Umfeld verschafft und überlegt, welche Erwartungen diese an einen haben und mit welcher Rolle sie verbunden sind. In einem ersten Schritt sollen einzelne Rollen als solche erkannt und benannt werden. In der engsten Ursprungsfamilie ist man das Kind seiner Eltern und hat Geschwister. Wenn man eine eigene Familie gegründet hat, ist man Partner oder Partnerin und Vater oder Mutter. Dazu hat man eine oder mehrere berufliche Rollen, ist vielleicht im Elternbeirat der Schule, bei der Feuerwehr oder Kassier im Kegelclub, hat zudem Freunde.

Burnout ist oft eine Folge von *Rollenüberlastung;* d.h. man hat mehr Rollen, als man ausfüllen kann. Es gibt viele gute Gründe, eine Rolle anzunehmen. Es könnte schlicht und einfach Freude machen, einmal in der Woche kegeln zu gehen. Man wollte dann die Kollegen nicht enttäuschen und kam der Bitte nach, im Kegelclub Kassier zu werden. Die Gemeinschaft bei den Feuerwehrübungen und das Zusammensitzen danach tun gut. Man kann bei Einsätzen wertvolle Hilfe leisten und trägt seinen Teil zum Gemeinwohl bei. Im Elternbeirat kann man die Schule als Umwelt mitgestalten, in der sich die Kinder gut entwickeln können. Der Beruf sichert die materielle Existenz, macht Freude, bringt Anerkennung und Status. Man liebt seine Frau und hat versprochen, gute und schlechte Tage mit ihr zu teilen. Auch sein Kind liebt man über alles; es ist von einem als Elternteil abhängig. Die eigenen Eltern besucht man einmal im Monat, die kommen gut allein zurecht. Die »kleine« Schwester ruft ab und zu an, wenn sie etwas will. So weit ist das ein ganz normales Leben und handhabbar. Es bleibt aber nicht aus, dass weitere Anforderungen dazukommen. Eine Beförderung im Beruf verlangt einen höheren Einsatz. Der Mehrverdienst ermöglicht es, einen Hausbau zu planen. Ein Grundstück wird gekauft, und nach vielen Anstrengungen und einigen Komplikationen ist das Haus im Rohbau fertig. Dann wird plötzlich ein Familienmitglied krank, und die Firma gerät in Schwierigkeiten. Langsam wird alles zu viel, man kommt an die Grenze der Leistungsfähigkeit. Dabei hat sich nur die Rolle im Beruf etwas erweitert und die als Bauherr ist dazugekommen. Die volle Katastrophe des Lebens ist im Gange. Es gibt nicht einmal Grund zum Klagen. Man hatte die Beförderung gerne angenommen, und der Hausbau sollte eigentlich Grund zur Freude sein. Das Ergebnis des Rolleninventars könnte sein, die Rolle beim Kegelclub, bei der Feuerwehr oder im Elternbeirat vorübergehend zurückzulegen, zumindest so lange, bis der Hausbau im Wesentlichen abgeschlossen ist.

Die Realität stellt sich meist noch komplexer dar: Der Expartner der Frau hält sich nicht an die Besuchsregelung, das Stiefkind ist verzweifelt, das gemeinsame Kind eifersüchtig. Eine gute Freundin verliert ihren Job und will verstehen, warum gerade sie gefeuert wurde. Die Eltern rufen vorwurfsvoll an, wieso man sich nur so selten meldet, sie würden doch gerne die Enkel sehen. Die Heizung fällt aus, das Meerschweinchen stirbt, und der Hund muss zum Tierarzt. So weit nur die familiäre Seite des Lebens. In dieser Situation erscheint es mittelfristig gar nicht so zielführend, an den Rollen anzusetzen; es scheint kaum ein Veränderungsspielraum zu bestehen. Welche kleinsten Schritte sind trotzdem möglich, um zwischendurch im Zentrum des Zyklons immer wieder zur Ruhe zu finden?

Auf dem Weg der Achtsamkeit übt man trotz allem Gelassenheit und schafft sich eine kleine Insel, auf die man sich zumindest für einige Minuten am Tag zurückzieht. Diese Insel gehört nur einem selbst. Man widmet alle Aufmerksamkeit nur sich selbst, ohne etwas leisten zu müssen. Allein der Entschluss, sich diese Freiheit zu nehmen, verändert das Leben. Wenn man ihn verwirklicht, führt er zu Ansätzen von einem Gefühl von Selbstbestimmtheit und Freiheit, wenn man die Erfahrung macht, nicht gänzlich den äußeren Zwängen ausgeliefert zu sein. Vielleicht stellt sich mit der Zeit sogar ein kleines Stück innerer Weite ein, wenn man weiß, man braucht die nächsten Minuten nichts zu tun, als auf sich selbst und den eigenen Atem zu achten. Wenn man es durchhält, einige Wochen regelmäßig diese Insel z.B. für zehn Minuten aufzusuchen, werden sich die Auswirkungen zeigen.

Jon Kabat-Zinn geht mit seinen Forderungen wesentlich weiter. Bedingung für die Teilnahme am MBSR-Programm ist die Selbstverpflichtung, jeden Tag 45 Minuten zu üben, entweder mit Hilfe einer CD im Bodyscan den

Körper zu durchwandern, Yoga zu praktizieren oder den Atem zu beobachten.

Man kann Achtsamkeit dazu nutzen, genauer hinzuschauen und **Übersicht** zu **gewinnen.** Sich einmal klar zu machen, was man den ganzen Tag alles tut, kann für sich allein schon heilsam sein. Konkret kann man z. B. in einem Zehn-Minuten-Raster über 24 Stunden aufschreiben, welche Handlungen man ausgeführt hat (→S. 79 bei Lehrern und Arbeitsblatt 1). Wenn man darüber hinaus auch seinem Körper Aufmerksamkeit schenken will, kann man ihn nicht nur spüren, sondern an diesem Tag mit Hilfe eines kleinen an der Brust befestigten Gerätes die Herzfrequenz messen. Wenn man die Herzratenvariabilität errechnen lässt (→S. 133), gewinnt man Aufschluss darüber, wie der Körper bei den einzelnen Tätigkeiten reagiert. Man erfährt, was das Herz belastet und zum Rasen bringt, wo es sich freut und hüpft und wo es zur Ruhe kommt.

Aber selbst ohne diese Messung bringt ein Tagesprotokoll wertvolle Einsichten. In einer Haltung der Achtsamkeit geht es nicht primär darum, etwas zu verändern. Eine Auswirkung des wohlwollenden Blicks auf ein umfangreiches Protokoll könnte sein, die erbrachten Leistungen zunächst einmal selbst anzuerkennen und zu würdigen. Die Zuordnung zu einzelnen Rollen macht einem selbst klar, dass es sich um *Rollen* handelt, in denen man sich oft gefangen fühlt, und dass die Erwartungen speziell im beruflichen Bereich primär an einen Rollenträger gerichtet sind und nicht an die Person. Durch dieses Beobachten entsteht – analog zur Disidentifikation – ein kleiner Abstand zwischen der Person und der Rolle; man gewinnt *Rollendistanz.* Die Differenzierung zwischen Person und

Rolle macht man sich selbst und anderen klar, wenn man z. B. sagt: »Es tut mir leid, dass ich Deine Erwartungen an mich *als Abteilungsleiter* in diesem Fall nicht erfüllen kann.«

Eine Möglichkeit, sich einen wertebezogenen Überblick über die Lebensbereiche zu verschaffen, wurde von Vertretern der *Akzeptanz- und Commitment-Therapie* (ACT) entwickelt (→S. 172). Sie gehen davon aus, dass sich Menschen nur dann verändern, wenn es einen triftigen Grund dafür gibt. Diesen Grund suchen sie in den persönlichen *Werten* der einzelnen Klienten. Nur wenn die Veränderung der Verwirklichung eines wesentlichen Wertes und der Verbesserung der *Lebensqualität* dient, ist man zur Selbstverpflichtung – dem *Commitment* – bereit, dic notwendige Kraft und Energie dafür einzusetzen, gewohntes Verhalten aufzugeben und neues zu erlernen. Um Ansatzpunkte zur Verbesserung der Lebensqualität zu finden, erfassen sie das Ausmaß, in dem das gelebte Leben einer Person in zwölf Lebensbereichen mit ihren individuellen Werten übereinstimmt (→Arbeitsblatt 4).

Wenn man sich bei der Umsetzung guter Vorsätze selbst im Weg steht, könnte man jenem Persönlichkeitsanteil, der Veränderungen verhindert, mit *Humor* begegnen. Manche Menschen nennen ihn den *inneren Biber* und stellen sich dabei das fleißige Tier mit seinen großen Schneidezähnen vor. Biber haben nämlich die bemerkenswerte Eigenschaft, dass sie sich nicht von ihrem gewohnten Weg abbringen lassen. Wenn sie von ihrem Bau zum Futterplatz unterwegs sind, benutzen sie immer haargenau die gleiche Route. Dies kann man ausnutzen, wenn man einen Biber fangen will.[25] Man stellt auf diesem Weg eine Falle auf und obwohl der Biber die Falle sieht, geht er hinein. Er kann einfach nicht anders.

Im Gegensatz dazu kann Achtsamkeitspraxis in Räume führen, die *Hannah Arendt* mit dem alten Wort *Muße* bezeichnet, was für sie so viel bedeutet wie »frei sein von äußeren und inneren Zwängen.«[26] Wenn es gelingt, sich Freiräume der Muße zu schaffen, kann man sich die Frage erlauben, wie ein Leben aussehen würde, wenn man alle Freiheiten der Welt hätte. Dabei ginge es weniger darum, was man genau tun würde, sondern vielmehr darum, wer und wie man *sein* würde, um sein Leben als erfüllt zu erleben. Man könnte sich fragen: »Wie will ich leben?«[27] Womit würde ich meine Zeit verbringen? Welche Werte wären es, die mein Leben lenken würden? Man könnte wagen, zu träumen und den Träumen nachzuspüren.

Die Dringlichkeit dieser Fragen wird dann besonders deutlich, wenn man sich der Endlichkeit des Lebens bewusst wird. Als drastische Methode, sich dieser Tatsache zu stellen, empfahl Buddha seinen Mönchen in der klassischen Lehrrede zu den Grundlagen der Achtsamkeit die sog. *Leichenfeldbetrachtungen.* Dabei stellt man sich detailreich vor, welchem Schicksal der Körper nach dem Tod unterworfen ist und wie er in seine Einzelteile zerfällt. Auch der Dalai Lama erzählt, dass er jeden Tag an den Tod denkt. Für *Carlos Castanedas* Don Juan ist unser verkörperter Tod immer mit dabei. Und wenn man schnell über die linke Schulter zurückschaut, könne man seinen vorbeihuschenden Schatten sehen. Menschen, die lebensbedrohlich erkranken und denen noch die Zeit bleibt, ihr Leben zu überdenken, stellen oft die Weichen neu. Andere, die geheilt werden, beginnen ein neues Leben, das sie deutlich mehr schätzen und genießen können als das alte. Es ist tragisch, dass es ohne tiefe Krise so schwer ist, dem Leben jene neue Richtung zu geben, die im Inneren schlummernd ohnehin meist klar ist. Manchmal ist es ein Burnout, das zu einer Neuorientierung führt. Es scheint paradox: Achtsamkeit im Sinne des Gewahrseins der Endlichkeit des eigenen Lebens hilft auf der einen Seite, vieles *nicht* zu wichtig zu nehmen und auf einer Brücke kein Haus zu bauen. Auf der anderen Seite unterstützt sie dabei, jeden Moment des Lebens in seiner Fülle zu genießen, wertebewusst Prioritäten zu setzen und einiges *wichtiger* zu nehmen.

Die Beschränktheit der zur Verfügung stehenden Zeit wird in der graphischen Darstellung des Zeit- bzw. *Energiekuchens* sichtbar. Wenn ein Kuchenstück größer wird, wird ein anderes kleiner. Wenn man einem Lebensbereich oder einer Rolle mehr Energie schenkt, kann das nur auf Kosten anderer erfolgen (→Arbeitsblatt 5). Sich seiner Endlichkeit und der eigenen Grenzen bewusst zu werden, macht traurig. Es ist nicht alles möglich, was man sich wünscht. Viele Menschen scheuen sich, diese notwendige *Trauerarbeit* zu leisten. Sie haften der Illusion an, sie hätten genügend Zeit, alles zu verwirklichen, was sie erträumen. Dieser Illusion nachzulaufen und den Tod durch eine Beschleunigung des Lebens hinauszuzögern, ist Teil der Beschleunigungsfalle. Manche unserer Antreiber haben hier wohl ihre Quelle.

Das östliche Konzept der Achtsamkeit lässt sich gut mit der in westlichen Traditionen verankerten Idee der **Lebenskunst** verbinden. Wenn man sich selbst als Künstler betrachtet, kann man mit Hilfe der Achtsamkeit das Kunstwerk des eigenen Lebens bewusster gestalten. *Michelangelo* wurde einmal gefragt, wie er so wunderschöne Statuen schaffe. Man müsse nur einen rohen Marmorblock nehmen und alles Unnötige wegmeißeln – soll er geantwortet haben. Was macht *mein* Leben zu einem Kunstwerk? Was macht es aus, dass ich irgendwann einmal mit Freude, Zufriedenheit und Stolz darauf blicken kann? Um das zu beantworten, ergänzen einander zwei Fragen: Was will ich vom Leben, und was will das Leben von mir? Achtsamkeit bedeutet, die Augen nach außen offen zu halten und zu lauschen, was im jeweiligen Moment und an diesem Ort, was jeden Tag und in diesem Lebensabschnitt zu tun oder zu unterlassen ist. Vielleicht melden sich altbekannte innere Stimmen, es sei egoistisch und anmaßend, sich selbst so wichtig zu nehmen oder gar als Kunstwerk zu betrachten. Die Haltung der Achtsamkeit mit einem Ohr nach innen und einem nach außen sorgt dafür, weder andere noch sich selbst zu wichtig zu nehmen oder zu vernachlässigen. Und wozu sind wir auf der Welt, wenn nicht dazu, das uns innewohnende Potenzial zu entfalten, unser Lied zu singen und so zu sein, wie wir gemeint sind.

Schaffen Sie sich einen Bereich in Ihrem Leben, der wirklich nur Ihnen gehört: einen Bereich, in dem es nicht darum geht, irgendetwas zu tun, sondern in dem Sie einfach nur sich selbst die Aufmerksamkeit schenken mit all dem, was da ist. Üben Sie Achtsamkeit! Beginnen Sie mit fünf oder zehn Minuten, aber beginnen Sie. Wenn Sie alles, was Sie an diesem Vorhaben hindert, beobachten, werden Sie viel über sich erfahren und auch darüber, wie burnout-gefährdet Sie sind.

Zur konkreten Frage, wie viel Zeit man sich selbst gönnen sollte, gibt *Silvia Wetzel*, eine in Berlin lebende buddhistische Lehrerin, eine klare Empfehlung:

Vor allem Menschen, die mit Menschen arbeiten, brauchen mindestens zwei Abende, einen Nachmittag und einen Tag in der Woche, die nicht verplant sind. Das sind dann Zeiten der Muße, in denen wir nur das machen, was wir nicht tun müssen, was uns Freude bereitet, uns entspannt und Kraft gibt. Sie müssen selbst herausfinden, was das ist. Und dann die Zeit dafür reservieren. Sie können sich mit dem Gedanken motivieren, dass Sie den anderen dann viel besser helfen können, wenn Sie selbst wach und entspannt, klar und offen sind. Soweit wie möglich.[28]

5. ACHTSAMKEIT AM ARBEITSPLATZ

Auch Achtsamkeit am Arbeitsplatz bedeutet: immer wieder aus dem Autopilotenmodus auszusteigen, innezuhalten und wahrzunehmen, was ist; sich selbst nicht zu vergessen und auf sich zu achten, aber ebenso darauf, welches Handeln im unmittelbaren Kontakt mit einer Situation angemessen ist; und bei all dem gilt es, die an Werten orientierten grundlegenden Absichten im Auge zu behalten.

Wer bin ich am Arbeitsplatz, d.h. welche **Persönlichkeitsanteile** (→S. 139) sind während der Arbeit aktiviert? In welchen Zustand komme ich, wenn ich morgens erwache und an die Arbeit denke? Wird es körperlich eher weiter oder enger? Meldet sich einer in mir, der sich darauf freut, wieder eine neue Idee umzusetzen? Ist da ein Anteil, der die Arbeit schätzt, weil er mit vertrauten Kollegen zusammen sein kann? Wie steht es mit der Vielfalt der Möglichkeiten, die mir in der Arbeit zur Verfügung stehen? Sind kompetente Anteile dabei, die voller Kraft sind,

Freude an der Arbeit haben, heilsame Kontakte mit Klienten und Mitarbeitern pflegen und die von der Sinnhaftigkeit der Arbeit überzeugt sind? Kurz: Wie steht es mit jenen, die einen Zustand des Work Engagement (→S. 45), den Gegenpol von Burnout, verkörpern? Oder ist es einer aus der Gruppe der verletzten Kind-Anteile, der befürchtet, dass der Chef wieder abwertende Bemerkungen macht? Ist es einer, der brav seine Pflicht erfüllt, der gar nicht auf die Idee kommt, sich zu fragen, wie es ihm selbst geht? Wer im inneren Team ist mir besonders wichtig, und auf wen könnte ich eher verzichten?

Diesen Fragen nachzugehen ist nicht nur zur Burnout-Prophylaxe lohnend, sondern dient auch der Lebensqualität und der Qualität der Arbeit. Welche Teile benötigen Schutz, vielleicht sogar vor anderen eigenen Anteilen? Ist einer meiner Antreiber aktiv? Welcher ist es? Worum geht es mir in dem Moment genau, wenn ich bemerke, dass ich mich an etwas festbeiße, mich verkrampfe und nicht mehr loslassen kann?

Die Einladung lautet, einmal für einen Tag oder besser für eine Woche ein Forschungsprojekt zu starten: Man könnte sogar ein kleines Tagebuch anlegen, in dem man vermerkt, wer aktiv war. Am Anfang ist es gar nicht so wichtig, wann man das genau bemerkt. Das erste Ziel besteht darin, die Aktivierung von Persönlichkeitsanteilen überhaupt zu bemerken. So könnte man sich dann am Abend in Ruhe hinsetzen, den Tag Revue passieren lassen und einzelnen Szenen nachspüren. Dabei entsteht mit der Zeit eine innere Landkarte vom Land der Arbeit. Dort fänden sich z.B. »der brave Pflichterfüller«, »der lustige Gesellige«, »der Duckmäuser«, »der Macher« oder »die Lösungssuchmaschine«. Vielleicht bemerkt man einen »aufmüpfigen Rebellen«, der plötzlich am Ruder war und nicht aufhören konnte, sich zu ärgern, als per Mail wieder eine neue Vorschrift »zur Kenntnis« gebracht wurde.

Jene Teile, die daran hindern, angemessen zu reagieren oder gut zu arbeiten, brauchen besondere Aufmerksamkeit. Hier hat sich die Vorstellung bewährt, dass manche Persönlichkeitsanteile andere Anteile davor schützen, in irgendeiner Weise verletzt zu werden bzw. unangenehme oder schmerzhafte Erfahrungen zu machen. Solche **Beschützeranteile** wirken oft aggressiv, unnahbar oder abwertend. Innere Antreiber gehören häufig in diese Gruppe. Wenn man sie in ihrer Beziehung zu den beschützten Anteilen sieht, kann man auf konstruktivere Weise mit ihnen umgehen. Dann gelingt es, ihre gute Absicht zu erkennen und zu würdigen. Man kann auch nach neuen Wegen suchen, um für die beschützten Anteile und deren Bedürfnisse zu sorgen. So können hinter einem Antreiber mit der Botschaft »Du musst die Aufgabe perfekt erledigen« ganz unterschiedliche beschützte Anteile stehen. Ist es ein kleiner Junge, der schmerzhaft erfahren hat, wie die Schamesröte in ihm aufgestiegen ist, als er von einem Lehrer vor der ganzen Klasse bloßgestellt wurde? Will der Beschützer um jeden Preis den Kleinen davor bewahren, wieder in eine ähnliche Situation zu kommen, in der er kein Wort mehr herausbringt? Oder ist es ein unsicherer und zugleich verantwortungsvoller Anteil, der Angst hat, den Arbeitsplatz zu verlieren und seiner Familie nicht mehr den gewohnten Standard bieten zu können? Bittet er den »fleißigen Perfektionisten« um Hilfe, weil dieser als einziger verhindern kann, dass er ebenso gekündigt wird wie einige der Kollegen? Eine Tragik besteht nicht selten darin, dass eine positive Absicht auf einem wenig erfolgversprechenden Weg verfolgt wird. So verliert u.U. der verantwortungsvolle Familienvater gerade deshalb seinen Arbeitsplatz, weil er zu langsam arbeitet, und dies aufgrund seiner Angst, dass er gekündigt wird, wenn er einen Fehler macht. Oder seine Familie fühlt sich von ihm schlecht versorgt, weil er kaum mehr zuhause ist und immer arbeitet, gerade um seine Familie zu versorgen.

Das Modell der Persönlichkeitsanteile geht darüber hinaus, Verhalten als Vermeidung von unangenehmen Gefühlen wie Angst und Schmerz zu verstehen. Es sieht den Menschen mit seiner Lebensgeschichte und forscht nach prägenden Szenen, in denen Strategien entwickelt wurden, die später automatisch abgerufen werden. In der damaligen Situation waren sie vielleicht passend und die einzige Möglichkeit; jetzt aber stehen sie eher im Wege. *Karlfried Graf Dürkheim*, der sich um die Integration von östlichem und westlichem Wissen bemüht hat, soll einmal gesagt haben: »Reif werden bedeutet, immer früher zu bemerken, dass man wieder in ein altes Muster zurückgefallen ist.« Ein solches altes Muster könnte in der automatischen Aktivierung einer Dynamik zwischen Beschützer und Beschütztem bestehen. Dieses Bemerken ist die erste Voraussetzung dafür, aus dem Muster auszusteigen und nach anderen Lösungen zu suchen.

Wenn man sich einen Persönlichkeitsanteil möglichst bildlich als jenes menschliche Wesen vorstellt, das man in einer prägenden Situation gewesen ist, gelangt man zu mehr Verständnis, Selbstakzeptanz und Selbstmitgefühl. Oft ist es heilsam, der Frage nachzugehen, was dieses Wesen damals gebraucht hätte. In der Psychotherapie wurden Wege entwickelt, wie man Erfahrungen zumindest ein Stück weit nachholen und nachreifen kann. Die Arbeit mit den Persönlichkeitsanteilen wurde schon beschrieben,[29] man findet Anleitungen dazu auch auf CDs.[30] Selbst wenn ein heilsamer Umgang mit einem Anteil nicht möglich ist, erleichtert das Modell die *Disidentifikation*. Ich bin nicht mehr nur mit dem Beschützer oder dem Beschützten identifiziert, sobald ich mir klar mache: Ich bin mehr als jener Teil. Was ich beobachten kann, kann nicht Ich sein.

Achtsamkeit bedeutet, für alle Aspekte der Wirklichkeit offen zu sein. Aus der Wahrnehmung leidender Anteile in uns selbst oder anderen entsteht *Mitgefühl*. Achtsamkeit wendet sich aus diesem Mitgefühl heraus gerade auch jenen Aspekten des Lebens und jenen Persönlichkeitsanteilen zu, die wir sonst gern vermeiden. Allein die wertschätzende, respekt- und liebevolle Form der achtsamen Zuwendung hat transformatorische Kraft.

»Vielleicht sind alle Drachen unseres Lebens Prinzessinnen, die nur darauf warten, uns einmal schön und mutig zu sehen. Vielleicht ist alles Schreckliche im tiefsten Grunde das Hilflose, das von uns Hilfe will«,[31] schreibt *Rilke* in seinen Briefen an einen jungen Dichter und meint damit ungeliebte Persönlichkeitsanteile. Der Weg der Achtsamkeit unterscheidet sich damit grundsätzlich von jenen Methoden, die versuchen, ausschließlich bewältigungs- und lösungsorientiert Symptome zu managen. Diese bewusste freundliche Zuwendung ist das genaue Gegenteil von Vermeidung und Verleugnung, jenen Strategien, die Burnout mit bedingen.

Disidentifikation von Rollen: Da man sich nicht nur mit Persönlichkeitsanteilen, sondern auch mit Rollen identifizieren kann, ist es sinnvoll, beides zu unterscheiden, auch wenn es viele Überschneidungen gibt. So wird etwa laut Stellenbeschreibung von einem Assistenzarzt an einer Universitätsklinik verlangt, dass er sich der Patientenversorgung, der Wissenschaft und der Lehre widmet. Wenn er dann noch in den Betriebsrat gewählt wird, muss er zumindest vier unterschiedliche Rollen erfüllen: die als Arzt, der Patienten behandelt; die als Forscher, der Studien durchführt, schreibt, publiziert und präsentiert; die als Lehrender, der Studenten unterrichtet; und die als Betriebsrat, der sich für bessere Arbeitsbedingungen einsetzt. Die an die jeweilige Rolle geknüpften Anforderungen sind sehr unterschiedlich. Als Betriebsrat ist ein »furchtloser Gerechtigkeitskämpfer« im inneren Team hilfreich. In der Forschung ist »der abstrakt Denkende« gefragt. Beim Vortrag auf dem großen Kongress erinnert der Zustand an den »kleinen Professor«, der es schon als Kind genossen hat, Aufmerksamkeit dafür zu ernten, wie schlau er ist. Im Kontakt mit den Patienten springt jener Teil an, der schon als Kind Antennen für das Befinden seiner chronisch kranken Mutter entwickelt hat.

Berufswünsche hängen in der Regel mit Persönlichkeitsanteilen zusammen, die sich einen Arbeitsplatz wünschen, an dem sie sich entfalten können und an dem sie gefragt sind. Wenn die Stellen- und Aufgabenbeschreibung genau mit dem übereinstimmt, wofür sich einer meiner Anteile berufen fühlt, verschwimmen die Grenzen, und es kommt zu einer maximalen Identifikation mit der zu erfüllenden Rolle. Ich arbeite dann nicht mehr *als* Arzt in der Patientenversorgung, sondern *bin* der aufopferungsvolle Arzt mit Leib und Seele, mit Haut und Haar; ich gehe in meiner Berufung auf. Dies erfüllt und kann gut gehen, es birgt aber auch Gefahrenpotenzial. Eine Gefahr besteht darin, dass man vergisst, dass man

Grenzen hat und z.B. regelmäßig ausschlafen sollte. Und was geschieht, wenn ich meinen Vorstellungen, die dieser Identität entsprechen, nicht gerecht werden kann?

Solche Identifikationen zu hinterfragen, wird erlebt, als stelle man den ganzen Menschen in Frage. In einem ersten Schritt kann Achtsamkeit dazu verhelfen, Rollen-Identifikationen und ihre Auswirkungen zu erkennen. In den Minuten der Achtsamkeitspraxis könnte man sich der Frage widmen: Wer bin ich, wenn ich *nicht* in der Rolle tätig, wenn ich nicht mit ihr identifiziert bin? Wer bin ich auf dem Meditationskissen, und wie fühlt sich das an? Nach einer Phase der Verwirrung könnte man lernen, es zu genießen, diesen Fragen nachgehend in sich hineinzuhorchen.

Grenzen – Boundary Management: Es kann krank machen, wenn die Arbeit im Leben eines Menschen zu viel Raum einnimmt. So gilt es immer wieder von neuem Grenzen zu ziehen. Der Begriff *Work-Life-Balancing* betont den nie endenden Prozess des Bemühens um eine Balance; jener der *Work-Family-Balance* setzt einen Schwerpunkt im Bereich Familie. Der Begriff der Work-Life-Balance ist aus mehreren Gründen zu hinterfragen: Das Wort Balance suggeriert ein Gleichgewicht zwischen zwei gleich schwer wiegenden Bereichen, die jeweils die Hälfte des Lebens ausmachen würden. Das trifft selten zu und würde meist auch nicht passen. Bei vielen Menschen nimmt der Beruf mehr Raum ein, bei anderen die Familie, oder sie leben für ein Hobby. Zugleich ist das Begriffspaar Arbeit und Leben insofern nicht stimmig, als man – oft sogar bevorzugt – auch während der Arbeit lebt. Um zu würdigen, dass Leben überall stattfindet, wurde der Begriff der *Life-Balance* geprägt.

Work-Life-Balance ist ein soziales Konstrukt westlicher Kulturen, das den Druck und das Dilemma beschreibt, Erwerbsarbeit mit persönlichen Pflichten und Erwartungen zu balancieren. Sie sei dann erreicht, wenn genügend Zeit zur Verfügung steht, um den Verpflichtungen zu Hause *und* bei der Arbeit nachzukommen, bzw. wenn Individuen dazu in der Lage sind, ihre Arbeit mit anderen Verantwortlichkeiten und Erwartungen zu kombinieren. Man kann diese Balance definieren als von *außen* beobachtbares gutes Funktionieren bei der Arbeit und zu Hause mit einem Minimum an Rollenkonflikten. Die *subjektive* Komponente wäre die persönlich wahrgenommene Balance zwischen der Arbeit und dem Rest des Lebens, wobei es keine allgemein gültige richtige Lösung gibt.

In den letzten Jahrzehnten hat sich diese Balance stark verändert. Die Grenzen werden fließender, die notwendigen Integrationsleistungen komplexer. Immer mehr Frauen sind berufstätig. Viele sind alleinerziehend oder müssen neben der Arbeit noch Angehörige pflegen, und es gibt immer mehr über 65-Jährige, die weiter arbeiten. Die zunehmende Arbeitsintensität und die zeit- und ortsunabhängige Erreichbarkeit mittels Telekommunikation wirken ebenfalls in diese Richtung. Auf der anderen Seite wird das Privatleben öffentlich; und mancher Arbeitgeber besucht die Facebook-Seite seiner Mitarbeiter.

Während im Alten Testament noch geschrieben steht: »Alles hat seine Zeit. Jedes Ding hat seine Stunde unter dem Himmel[32]«, lösen sich klare und verlässliche, allgemein verbindliche, zeitliche und örtliche Strukturen immer mehr auf. Die Grenzen werden flexibler, durchlässiger oder scheinen überhaupt zu verschwinden. Die *Durchlässigkeit* der Grenze etwa zwischen Arbeit und Familie wird als Häufigkeit definiert, mit der Tätigkeiten zu Zeiten und an Orten ausgeführt werden, die normalerweise für den anderen Bereich reserviert sind. Nach dem Modell eines *Segmentierungs-Integrations-Kontinuums* befindet sich jeder Arbeitnehmer in einem Bereich des Kontinuums zwischen zwei Extremen:[33] Am Pol der *Segmentierung* wären die Grenzen der beiden Welten absolut klar und undurchlässig. Alles ist entweder dem Heim oder der Arbeit zugeordnet, nichts kann zugleich beiden Kategorien angehören. Man würde zwischen zwei unterschiedlichen Funktionsweisen hin- und herpendeln. Vollkommen *integriert* wären die beiden Bereiche, wenn diese Zuordnung nicht möglich wäre und alles zu beiden Bereichen gehört. Es gibt dann keine Grenzen zwischen Arbeit und Nichtarbeit. Speziell Familienbetriebe im Gastgewerbe, bei denen die ganze Familie im Betrieb mitarbeitet und wohnt, kommen diesem Pol recht nahe, wenn etwa Familienmitglieder ihre Zimmer räumen müssen, um für Gäste Platz zu machen, und sie an sieben Tagen in der Woche rund um die Uhr ansprechbar sind.

Auch bei der Forschung in diesem Bereich fällt auf, dass sie sich großteils auf die Problemperspektive beschränkt. Nach dem *Kompensationsmodell* können fehlende Herausforderungen und Befriedigung in einem Bereich im anderen kompensiert werden. Das *Spill Over Modell* postuliert, dass Gefühle, Stimmungen, Verhalten und Erfahrungen aus dem einen Bereich in den anderen überschwappen. Erst in letzter Zeit wird etwa Erholungsverhalten im Hinblick auf seine positiven Auswirkungen untersucht. Es wäre ebenso lohnenswert darüber nachzudenken, auf welche Weise sich der Beruf *positiv* auf andere Lebensbereiche auswirken kann.

Wozu dienen Grenzen? Jede Zelle wird durch Wände begrenzt. Kein Mensch überlebt ohne seine Haut. Erst die Wände schaffen Behausungen, sei es der Stoff eines Zeltes oder das Eis eines Iglus. Ohne Grenzen gibt es keine Länder; selbst unser Sonnensystem hat Grenzen. Grenzen sind allgegenwärtig. Sie konstituieren und definieren Systeme, sie erhalten und schützen sie. Grenzen schaffen Räume: Schutzräume, Freiräume, Spielräume. Zeiträume haben einen Beginn und ein Ende. Es klingt banal: Etwas bekommt nur dann Raum, wenn dieser nicht von etwas anderem eingenommen wird. Wenn kein freier Raum verfügbar ist, hat nichts Platz. Um etwas Raum und einen festen Platz in meinem Leben zu geben, muss ich ihn definieren und abgrenzen. Diese Abgrenzung, dieses Ja zu etwas, entsteht durch ein Nein zu etwas anderem. Grenzen werden nicht geklärt, indem man sich fragt, wozu man (noch) Ja sagen kann, sondern indem man sich klar macht, wozu man Nein sagt: Stopp, bis hierher und nicht weiter!

Wie steht es mit meinen Grenzen? Wie klar sind diese überhaupt für mich selbst? Wie nah lässt mein Körper andere Personen an sich heran? In der Regel signalisiert der Körper, wenn ihm jemand zu nahe kommt, und weicht automatisch zurück. Nehme ich wahr, wie viel Nähe bzw. wieviel Abstand zu einzelnen Personen sich gut anfühlt? Sind es Konzepte und Ideen, wie nahe jemand an mich heran darf, oder spüre ich das körperlich? Viele Grenzüberschreitungen sind sehr subtil und werden nur diffus als vage Unstimmigkeit wahrgenommen.

Um angemessen Grenzen setzen zu können, muss man sie zunächst einmal wahrnehmen und für sich selbst klären. Dann kann man sie klar und sozial verträglich kommunizieren. Achtsamkeit schenkt den Barrieren, die uns hindern, Grenzen zu setzen, ebenso die Aufmerksamkeit wie jenen Zuständen und Wegen, mit deren Hilfe es gelingt. Der Einstieg in die Reflexion des eigenen Umgangs mit Grenzen kann wieder darin bestehen, eine Weile zu beobachten: Wann und wo nehme ich Grenzen und Grenzverletzungen wahr? Wo und wie ziehe ich Grenzen? Wo sind die Grenzen fremdbestimmt, und wo fühle ich mich als Handelnder, der sie selbst festlegt? Wo liegen meine Grenzen beim Setzen von Grenzen?

6. ACHTSAMKEIT IN BEZIEHUNGEN

Probleme in Beziehungen tragen zur Entstehung von Burnout bei. Zugleich verändern sich im Burnout die Beziehungen zu sich selbst und zu den Menschen im beruflichen und privaten Bereich. Burnout entsteht durch Ungerechtigkeiten, Kränkungen, mangelnde Unterstützung und durch fehlenden Ausgleich von Geben und Nehmen. Es wird bedingt durch einen Mangel an Selbstwahrnehmung und Selbstachtung, durch Respektlosigkeit sich selbst und den eigenen Grenzen gegenüber und durch eine zu geringe Selbstfürsorge.

Achtsamkeit ist in ihrem Kern eine spezielle Qualität der Gestaltung von Beziehungen, sowohl zu sich selbst als auch zur Umwelt. Einige Aspekte dieser Qualität sind jenen Faktoren diametral entgegengesetzt, die Burnout bedingen. Achtsamkeit fördert liebevolle Präsenz, Einfühlung und Mitgefühl. Achtsamkeitspraxis hilft bei der Entwicklung von emotionaler Intelligenz, von heilsamen Formen der Kommunikation und beim Ringen um Ausgleich. Achtsamkeit führt zu Resonanz und einem Gefühl von Verbundenheit.

Um mit anderen Menschen in Kontakt zu kommen und Beziehung aufzunehmen, muss man präsent sein. Darüber hinaus entfaltet Präsenz eine heilsame Wirkung. Der vietnamesische Mönch und Begründer des engagierten Buddhismus *Thich Nhat Hanh* sieht in der eigenen **Präsenz** das größte Geschenk, das ein Mensch seinem Mitmenschen machen kann. *Max Frisch* schreibt in seinem Tagebuch:

> Wir wissen, dass jeder Mensch, wenn man ihn liebt, sich wie verwandelt fühlt, wie entfaltet, und dass auch dem Liebenden sich alles entfaltet, das Nächste, das lange Bekannte. Vieles sieht er wie zum ersten Male. Die Liebe befreit es aus jeglichem Bildnis.[34]

Die Schulung von Achtsamkeit kultiviert Gleichmut und Freude. Im Umgang mit anderen Menschen wirkt darüber hinaus eine liebevolle Präsenz heilsam. Liebende Güte, wie sie in buddhistischen Traditionen genannt wird, ist Ausdruck des Wunsches, ein anderer Mensch möge in einem umfassenden Sinn glücklich sein. **Mitgefühl** beinhaltet den Wunsch, diese Person möge frei von Leiden sein. Mitgefühl setzt somit Leiden voraus und ist deshalb ein Teilaspekt der Liebenden Güte.

In unserer westlichen Kultur wird die menschliche Tendenz, die Konfrontation mit Leiden zu vermeiden, institutionalisiert und nicht selten zur Norm erklärt. Behinderung wird in spezialisierte Vereine, Altern wird in Seniorenheime, Krankheit und Sterben werden in Krankenhäuser und Hospize ausgelagert. Die Betreuung Leidender wird an professionelle Helfer delegiert. In der Leistungsgesellschaft besteht der Weg zum Glück darin, auf sich selbst zu schauen und sich vom Leiden anderer abzugrenzen. Wenn jemand seine Betroffenheit äußert, kann es passieren, dass ihm mangelnde Abgrenzung oder ein Helfersyndrom unterstellt wird. Auf der anderen Seite macht es in besonderem Maße glücklich und zufrieden, wenn man seinen Mitmenschen helfen kann, eine Erfahrung, die auch neurowissenschaftlich belegt wurde: Die Gehirne von Mönchen, die sich dem Leiden anderer zuwendeten und sich in einen Zustand des Mitgefühls versetzten, zeigten Aktivierungsmuster, wie sie ansonsten bei positiven Emotionen beobachtet werden.

Mitgefühl kann man in drei Komponenten zerlegen: in die *Motivation*, jemandem zu helfen, in ein *kognitives* Element, in dem man nachvollziehen kann, was im anderen vorgeht, und in ein *affektives* Element, in dem man mit ihm mitfühlt.

Im tibetischen Buddhismus beinhaltet Mitgefühl ganz selbstverständlich das Mitgefühl mit sich selbst. Beides ist untrennbar miteinander verwoben. In unserem Kulturkreis ist das nicht so klar, und so ist die ausdrückliche Ergänzung des Mitgefühls um das Selbstmitgefühl sinnvoll. Die texanische Psychologin *Kristin Neff* entwarf auf der Grundlage eines buddhistischen Menschenbildes ein Konzept von **Selbstmitgefühl**, dem gerade im Zusammenhang mit Burnout-Prävention besondere Bedeutung zukommt.[35] Sie definiert »Self-Compassion« als eine warmherzige, verstehende und akzeptierende Haltung gegenüber den als negativ bewerteten Aspekten der eigenen Person und der eigenen Erfahrungen. In drei Dimensionen stehen einander ein positiver und ein negativer Pol gegenüber: Die erste Dimension ist *Freundlichkeit und eine verstehende Haltung* gegenüber dem eigenen Leiden und jenen Anteilen, die nicht perfekt oder völlig ungenügend erscheinen. Den negativen Gegenpol bilden Selbstverurteilung und Selbstkritik. Die zweite Dimension ist menschliche *Verbundenheit*. Sie meint ein Verständnis leidvoller Erfahrungen als unvermeidbarer Teil menschlichen Lebens und als Resultat eines komplexen Gefüges vieler Ursachen. Der Gegenpol dazu liegt bei der Vorstellung, allein für das eigene Unglück verantwortlich zu sein. Diese führt zu Scham und Isolation und zu einem Gefühl von Getrenntsein von den anderen Menschen. Der dritte Aspekt beschreibt auf der positiven Seite *achtsames Gewahrsein* auch schmerzhafter Gefühle und Gedanken, ohne sich in übermäßiger Weise mit ihnen zu identifizieren. Am anderen Pol liegt eine belastende übermäßig starke Identifizierung mit diesen Gefühlen.

Selbstmitgefühl und Selbstliebe hängen eng mit Selbstwahrnehmung und Selbstfürsorge zusammen: *Selbstwahrnehmung* ist die offensichtliche Voraussetzung, um sich selbst verstehen, fürsorglich mit sich umgehen und sich selbst lieben zu können. *Selbstfürsorge* entsteht aus Selbstmitgefühl. Wenn *Mitgefühl* jener liebevolle Handlungsimpuls ist, der entsteht, wenn man in Kontakt mit einem leidenden Wesen kommt, besteht der erste Schritt zum Selbstmitgefühl darin, mit dem eigenen Schmerz überhaupt einmal tiefer in Berührung zu kommen – ein Erleben, das man normalerweise so gut es geht vermeidet. Da die Achtsamkeit die wache Wahrnehmung des Körpers und der Gefühle verfeinert und intensiviert, wird auch das Mitgefühl mit sich selbst gefördert. Selbstsorge und Selbstfürsorge können folgen. Darüber hinaus kann man

Mitgefühl durch spezielle Übungen zusätzlich kultivieren (→Übungsanleitung 5).

Empathie zu entwickeln, sich in andere Menschen einzufühlen, ist eine hoch komplexe Leistung, die mit einer körperlichen Resonanz beginnt. Wenn man eine Person beobachtet, werden ganz automatisch analoge innere Zustände und Verhaltensbereitschaften aktiviert. Im Gehirn wird das System der Spiegelneurone mit dieser unwillkürlichen Reaktion in Verbindung gebracht. So feuern etwa bei der Beobachtung einer Bewegung genau jene Nervenzellgruppen, die aktiviert werden, wenn man die gleiche Bewegung selbst ausführt. Dies gilt speziell für die mimische Muskulatur. Während man diese körperlich-gefühlsmäßige Reaktion bemerkt und weiterverarbeitet, bleibt man sich darüber im Klaren, dass es sich um die *Reaktion* auf das Verhalten des anderen handelt. Die Komponente der *Perspektivenübernahme* entspricht der indianischen Weisheit: Man kann nicht über jemanden urteilen, solange man nicht einen Mond lang in seinen Mokassins gegangen ist – und somit die Welt auch aus seiner Sicht wahrgenommen hat. Empathie beinhaltet auch die Fähigkeit, die ausgelösten Gefühle angemessen zu *regulieren.* Zur Empathie gehört außerdem noch *Fantasie,* d.h. die Fähigkeit sich vorzustellen, wie es einem selbst an der Stelle des anderen ginge, allerdings ohne dabei zu vergessen, dass ein anderer Mensch die gleiche Situation völlig anders erleben kann.

Die »normale« Reaktion auf die Einfühlung in ein leidendes Wesen besteht darin, ihm dabei helfen zu wollen, sein Leid zu verringern. Es ist allerdings nicht selbstverständlich, dass Einfühlung in helfendes Verhalten mündet. Bei manchen Personen löst sie so heftige Stressreaktionen – *Personal Distress* – aus, dass sie nur mehr mit sich selbst und den eigenen Ängsten beschäftigt sind, und mit Rückzug oder Vermeidung reagieren.

Wovon hängt es nun ab, ob aus der Empathie die Sorge um den anderen – *Empathic Concern* – oder persönlicher Distress erwachsen? Dies hängt u.a. von der Fähigkeit zur Emotionsregulation und davon ab, inwieweit sich der Beobachter mit dem Betroffenen identifiziert – was umso leichter geschieht, je ähnlicher beide sind – und auch davon, welche Bedeutung er dessen Leiden gibt und wem er die Verantwortung dafür zuschreibt. Distress kann sich auf vielfältige Weise unheilsam auswirken: Eltern werden gegenüber ihren Kindern gewalttätig oder vernachlässigen sie; Partner sind weniger dazu in der Lage, einander zu unterstützen; aggressives oder gar kriminelles Verhalten wird häufiger; Scham- und Schuldgefühle und Selbstwertzweifel folgen. In helfenden Berufen verhindert ein zu hoher Distress einfühlsame Beziehungen zu Klienten, führt zu Mitgefühlsmüdigkeit und Burnout und beeinträchtigt die Lebensqualität.[36]

Dass Achtsamkeitstraining die Empathiefähigkeit verbessert, wurde bei Medizinstudenten im Vergleich zu einer Wartelisten-Kontrollgruppe gezeigt.[37] Krankenpflegeschüler empfanden nach einem MBSR-Training weniger Personal Distress und entwickelten weniger »Fantasie« (s.o.).[38] Auch die Teilnehmer einer anderen Studie zeigten nach dem Training eine höhere Fähigkeit zur Perspektivenübernahme und eine Verringerung des Personal Distress.[39] (Weitere Studien →Infoblatt 4)

Emotionale Intelligenz ist ein umfassendes Konzept im Umgang mit eigenen und fremden Gefühlen. Sie wird häufig als Bestandteil von Führungsqualität und einer professionellen Arbeit mit Menschen gefordert; aber es werden kaum Wege aufgezeigt, wie man sie lernen kann. Achtsamkeitsschulung ist ein solcher Weg. »Search Inside Yourself« lautet die Einladung eines Mitarbeiters der Talentabteilung von Google, »Er verstand, dass emotionale Intelligenz im Kern aus Selbsterkenntnis besteht und dass das beste geistige App dafür eine Methode der Geistesschulung namens Achtsamkeit ist.«[40]

Emotionale Intelligenz beschreibt die Fähigkeit, die eigenen Gefühle und die der anderen beobachten, unterscheiden und als Information zum Denken, Handeln und Problemlösen nutzen zu können. Sie beinhaltet die Kompetenz, Gefühle aufgrund verbaler und nonverbaler Signale einschätzen, ihnen auf vielfältige und flexible Weise Ausdruck verleihen und sie bei sich und anderen regulieren zu können.[41]

Achtsamkeit besteht ganz wesentlich aus einer freundlich akzeptierend getönten *Selbstwahrnehmung* und aus der Fähigkeit, neben den Gedanken die eigenen Gefühle, Stimmungen, Intuitionen und Zustände differenziert wahrnehmen zu können. Man nimmt die mit ihnen verbundenen Impulse wahr, ohne ihnen unmittelbar folgen zu müssen. Das Innehalten vor der Umsetzung von Impulsen und die Fähigkeit der Aufmerksamkeitslenkung auf Beruhigendes dienen der *Selbstregulierung*. Emotionen zu regulieren bedeutet nicht, sie zu missachten oder sie zu unterdrücken, sondern sich nicht von ihnen überschwemmen und beherrschen zu lassen. Achtsamkeit ermöglicht *selektive Authentizität*, d.h. dass durchaus alles authentisch ist, was man nach außen hin zeigt, man jedoch der jeweiligen Situation angepasst nicht immer alles äußert und signalisiert, wonach einem zu Mute ist.

Ein möglicher Bestandteil von Achtsamkeitsübungen ist das *Benennen* der wahrgenommenen »Objekte«, z.B. von Gefühlen. Neurobiologische Befunde weisen darauf hin, dass ein Benennen von Gefühlen die Aktivität der Mandelkerne verringert und damit der Emotionsregulation dient.[42] Nach den klassischen Anleitungen werden Gefühle einfach als »Gefühl« benannt. Wenn man darüber hinaus in der Kommunikation mit anderen Menschen Gefühlen Ausdruck verleihen möchte, ist ein entsprechender Sprachschatz von Vorteil, um der Vielfalt der Gefühle einigermaßen gerecht zu werden (→Infoblatt 5). Einen passenden Namen gefunden zu haben, bringt oft eine befreiende, auch körperlich spürbare Wirkung: »Ja genau, das ist es.« Oft stellt sich dann ein innerer Frieden ein.

Das Gegenteil von **achtsamer Kommunikation** schildert die berühmte Geschichte mit dem Hammer:

Ein Mann will ein Bild aufhängen. Den Nagel hat er, nicht aber den Hammer. Der Nachbar hat einen. Also beschließt unser Mann, hinüberzugehen und ihn auszuborgen. Doch da kommt ihm ein Zweifel: Was, wenn der Nachbar mir den Hammer nicht leihen will? Gestern schon grüßte er mich nur so flüchtig. Vielleicht war er in Eile. Aber vielleicht war die Eile nur vorgeschützt, und er hat etwas gegen mich. Und was? Ich habe ihm nichts angetan; der bildet sich da etwas ein. Wenn jemand von mir ein Werkzeug borgen wollte, ich gäbe es ihm sofort. Und warum er nicht? Wie kann man einem Mitmenschen einen so einfachen Gefallen abschlagen? Leute wie dieser Kerl vergiften einem das Leben. Und dann bildet er sich noch ein, ich sei auf ihn angewiesen. Bloß weil er einen Hammer hat.

Jetzt reicht's mir wirklich. – Und so stürmt er hinüber, läutet, der Nachbar öffnet, doch bevor er »Guten Tag« sagen kann, schreit ihn unser Mann an: »Behalten Sie sich Ihren Hammer, Sie Rüpel!«[43]

Der Mann ist in einem Zustand, der in mehrfacher Hinsicht dem der Achtsamkeit entgegengesetzt ist. Er ist sich seiner misstrauischen Stimmung nicht bewusst, und er setzt seine Impulse unmittelbar in Handlung um. Sein Handeln wird von Vorstellungen und Konzepten bestimmt, die dieser Stimmung entsprechen, deren Realitätsgehalt er aber nicht prüft. Er ist nicht wirklich bereit zu fragen oder gar zuzuhören. Die Kommunikation wird gewaltsam und destruktiv. Seine Vorstellungen können leicht zur selbsterfüllenden Prophezeiung werden.

Eine achtsame Begegnung wäre dadurch gekennzeichnet, dass man dem anderen im Anfängergeist möglichst unvoreingenommen gegenübertritt. Wenn dies, wie in den meisten Fällen, nur eingeschränkt möglich ist, kann man sich die Vorannahmen zumindest bewusst machen und sich auf die Suche nach einem Persönlichkeitsanteil begeben, der bereit ist, offen zu bleiben und neugierig dafür, wie es heute ist. Zugleich wäre man sich seiner Gefühle und Stimmungen und ihrer Auswirkungen auf die Begegnung bewusst. Wenn man danach strebt, *achtsam zuzuhören*, könnte man versuchen, sich in einen Zustand zu versetzen, in dem gut für einen selbst gesorgt ist, damit man sich dem anderen gegenüber besser öffnen kann. Man wendet anschließend die ganze Aufmerksamkeit dem anderen zu und stellt auf Empfang. Im Wahrnehmungsmodus ist man offen für die Inhalte, die er erzählt, aber auch für die Gefühle und andere Botschaften, die sein Körper vermittelt. Nach einer Weile kann man dem anderen zu verstehen geben, was angekommen ist. Unvollständiges kann ergänzt, falsch Aufgefasstes korrigiert werden. Wenn der andere das möchte, lässt man ihn darüber hinaus noch an den eigenen inneren Reaktionen teilhaben.

Achtsames Zuhören ist aber nur die eine Hälfte eines gelingenden Dialogs. In menschlichen Beziehungen ist es wichtig, den anderen zu verstehen, sich in ihn einzufühlen und über seine Bedürfnisse zumindest Bescheid zu wissen. Genauso wichtig ist es oft, dass das Gegenüber mir seine Aufmerksamkeit schenkt und mir zuhört, sich in mich einfühlen kann und wenn möglich auch zur Erfüllung meiner Bedürfnisse beiträgt. Es wurden verschiedene Modelle entwickelt, um die Wahrscheinlichkeit zu erhöhen, dass Kommunikation gelingt und erwünschte Handlungen folgen.

Einen Weg in diese Richtung weisen die vier Schritte der *gewaltfreien Kommunikation:* Beobachtung, Gefühl, Bedürfnis, Bitte bzw. Wunsch.[44] Damit der Gesprächspartner weiß, worum es geht, besteht der erste Schritt darin, die *Beobachtungen* einer konkreten Handlung oder Unterlassung zu beschreiben, möglichst ohne die Fakten mit Bewertungen oder Interpretationen zu vermischen. Dann benennt man das *Gefühl,* das dadurch ausgelöst wurde. Das Modell geht davon aus, dass jedes Gefühl Ausdruck dafür ist, dass ein *Bedürfnis* entweder erfüllt oder eben nicht befriedigt wurde. Das Ausdrücken von Bedürfnissen weist – als dritter Schritt – Wege zu kreativen Lösungen, wenn sie – als vierter Schritt – mit einer *Bitte* um eine konkrete Handlung verknüpft werden, die der Erfüllung des genannten Bedürfnisses dient.

Das anspruchsvolle Modell verlangt viele Fähigkeiten: Man muss die Außenwelt genau beobachten und die Beobachtungen von Interpretationen und Bewertungen unterscheiden können. Man muss bemerken, was in der eigenen Innenwelt vorgeht, Gefühle benennen können und darüber hinaus noch Klarheit über die dahinter stehenden Bedürfnisse gewinnen. Um auf verständliche Weise konkrete Bitten formulieren zu können, muss man in der Lage sein, seine Emotionen zu regulieren. Zugleich sollte man darauf achten, ob der andere noch auf Empfang gestellt ist. Man sollte gegenüber dessen Reaktionen offen bleiben und anschließend oder in einem späteren Gespräch auch seine Bitten und Wünsche hören können. Achtsamkeitsschulung fördert genau das alles.

Die Realität ist aber meist noch komplexer: Gefühle liegen im Widerstreit; unterschiedliche Persönlichkeitsanteile mit ihren jeweiligen Bedürfnissen buhlen um Aufmerksamkeit und wollen wichtig genommen werden. »Ich weiß, ich müsste Nein sagen, aber ich kann nicht.« Welches »Ich« weiß um die Notwendigkeit der Grenzziehung, und welches »Ich« wehrt sich dagegen? Es ist anzunehmen, dass beide Anteile berechtigte Bedürfnisse haben. Es würde daher einer Seite nicht gerecht werden, wenn man den Rat bekäme, doch einfach über seinen Schatten zu springen und Nein zu sagen; abgesehen davon ginge das wahrscheinlich auch gar nicht.

Ein wesentliches Prinzip eines achtsamen Umgangs mit sich und anderen besteht darin, auftauchende Gegenstimmen wahrzunehmen, sie zu verstehen und zu würdigen. Es gilt, sie ernst zu nehmen und gegebenenfalls Kompromisse zu finden, um die Bedürfnisse dieser Stimmen ebenso zu berücksichtigen. Dies gilt auch für das

Neinsagen. So ist es sinnvoll, zunächst zu ergründen, was einen daran hindert, Nein zu sagen. Oft sind es Ängste von Anteilen, die um die reale oder erhoffte Befriedigung von Bedürfnissen fürchten. Oft passt ein Neinsagen auch nicht in das Selbstkonzept. »Ein guter fleißiger Mitarbeiter schafft das übers Wochenende«. Solche Aussagen sind bisweilen in einem Maße verinnerlicht, dass man sie selbst glaubt. Sie können so zur zweiten Natur werden, dass man selbst von sich enttäuscht wäre, wenn man einen realistischen Anteil in sich sagen hörte: »Das ist nicht möglich, vergiss es!« Vielleicht gibt es auch einen Anteil, der den Chef nicht enttäuschen möchte oder der um jeden Preis verhindern will, dass er erkennt, dass man etwas nicht schafft. Ein anderer Teil hat Angst, dass im Betrieb jemand mitbekommt, dass man die Familie zumindest an Wochenenden wichtiger nimmt als die Arbeit. In einer solchen Situation fällt es vielleicht leichter zu sagen: »Ich würde es ja gerne machen, aber mein Körper ist da leider anderer Meinung«, oder: »Es tut mir leid, aber der Familienvater in mir streikt.« Wenn dann Appelle an jenen sonst aktiven Teil kommen, der die Arbeit übernehmen würde, kann man vor allem zu sich selbst sagen: »Kein Anschluss unter dieser Nummer. Der Teil ist leider im Moment nicht erreichbar.« Ein Beschützeranteil hat ihm Ohrenschützer aufgesetzt. »Ab Montag ist er wieder einsatzbereit, sogar einigermaßen erholt.«

Wenn man darüber hinaus noch die Position des Vorgesetzten berücksichtigen will, gibt es weitere Möglichkeiten:

»Ich habe eine schlechte Nachricht für Sie …!« wäre die Botschaft eines einfühlsamen Anteils, der auch ihn sieht und auf authentische Weise Mitgefühl ausdrückt. Dies macht es dem Vorgesetzten leichter, das darauf folgende »Nein« entgegenzunehmen. Dies ist eine von mehreren möglichst wenig verletzenden Weisen, »Nein« zu sagen.[45]

»Ich überlege es mir«, wäre eine schnelle Antwort, die dann angemessen ist, wenn man Bedenkzeit braucht. Sie signalisiert, dass man die Anfrage ernsthaft prüft, und bereitet den anderen auf eine Absage vor. »Ich habe lange überlegt ...,« könnte es später weitergehen und die Erläuterung der inneren Zwickmühle einleiten, die dann auch eigene widerstrebende Anteile benennt und würdigt.

»Ich habe für mich grundsätzlich festgelegt, so etwas nicht zu machen!« Dies wäre der Verweis auf eine frühere grundsätzliche Entscheidung, wie z.B.: »Der Sonntag gehört der Familie, da halte ich Berufliches ganz prinzipiell fern.« Dies betont die Klarheit und Eindeutigkeit der Position. Zugleich schützt es die Beziehung, indem dem anderen versichert wird, dass es nicht persönlich gemeint ist und die ablehnende Antwort keiner momentanen Unlust oder Faulheit entspringt, sondern einer reflektierten, wertebewussten Grundsatzentscheidung.

»Schön, dass Sie mich das fragen!« Diese positive Beziehungsaussage stärkt die Beziehung, bevor man sich in der konkreten Sache abgrenzt. »Ich freue mich, dass Sie gerade mich fragen, [Pause] umso mehr tut es mir leid ...«.

Diese Aussagen wirken nur dann, wenn sie authentisch sind, d.h. wenn sie aus dem Kontakt mit einem Persönlichkeitsanteil entstehen, der das auch ehrlich meint. Das bedeutet nicht, dass andere Anteile das durchaus anders sehen können.

»Wer mehr gibt, als er bekommt, ist entweder ein Lügner, oder er brennt aus«, soll einmal ein bekannter Therapeut gesagt haben. In allen Beziehungen erfolgt ein Austausch: **Geben und Nehmen** schaffen Beziehung; je mehr man gibt und annimmt, umso intensiver wird sie. Die hawaiianischen Schamanen stellen sich die entstehende Verbindung als *Aka-Fäden* bildlich vor. Man spricht auch bei uns oft von einem Draht, den man zu einem anderen Menschen hat, wenn man Fließen und Austausch erlebt. Was genau fließt über diese Verbindungen? Was raubt Energien, und was gibt uns Kraft zum Leben?

Manche Familientherapeuten sprechen von *Familienkonten,* in denen Schulden und Verdienste festgehalten werden. Unsichtbare Bindungen von gegenseitigen, verinnerlichten Verpflichtungen und Erwartungen halten Familiensysteme zusammen und werden als Loyalität und Pflichtbewusstsein gegenüber den Familienmitgliedern erlebt.[46] Wer Pflichten erfüllt und seiner Verantwortung nachkommt, erweist dem System einen Dienst. Diejenigen, die davon profitieren, schulden dem System etwas, was zu Erwartungen an sie führt. Können sie diese nicht erfüllen, wächst die Schuld. In einer Mehrgenerationenperspektive geht man davon aus, dass über jede offene und verdeckte Handlung und deren Folgen über Generationen hinweg bewusst und unbewusst Buch geführt wird. Indem diese Konten weitergegeben werden, beeinflussen unausgeglichene Bilanzen von Verdienst und Schuld das Leben der nächsten Generationen.

Auch in Partnerschaften und unter Freunden gibt es zumeist so etwas wie eine *innere Buchführung* und ein *Bedürfnis nach Ausgleich*. Bemerkenswert ist dabei, dass gar nicht selten beide Beteiligten das Gefühl haben, mehr zu geben als zu bekommen. In diesem Fall ist es sinnvoll, sich über die Bewertung einzelner Elemente des Austauschs zu verständigen. Beziehungen vertiefen sich, wenn einer der

Partner nicht nur so viel zurückgibt, wie er bekommen hat, sondern etwas mehr. Vielleicht löst er dadurch im anderen den Impuls aus, ebenso zu handeln, und ein Kreislauf von Geben und Nehmen kommt in Gang. Oft ist es in liebevollen Beziehungen auch so, dass man selbst davon profitiert, wenn man etwas verschenkt und an der Freude des anderen teilhat. Wenn über lange Zeit ein Ausgleich nicht möglich ist, gehen Ebenbürtigkeit und Partnerschaftlichkeit verloren. Die Beziehung entwickelt sich in Richtung einer Helferbeziehung.

Woran erkennt man, dass Rechnungen offen sind, dass man selbst jemandem etwas schuldet oder einem jemand etwas schuldig geblieben ist? Unausgeglichenes bindet oft beide Beteiligte auf eine unheilsame Weise, obwohl sie ansonsten nichts mehr miteinander zu tun haben. In aktuellen Beziehungen weisen oft *Schuldgefühle* darauf hin, dass man dem anderen noch etwas schuldet. Dies kann der Schritt sein, ihm für das zu danken, was man von ihm bekommen hat, oder ihm ein symbolisches Geschenk zu überreichen. Wenn Ausgleich nicht erfolgt, gibt es in der Rolle des Gebenden zwei Möglichkeiten: Man kann weniger geben, um das Ungleichgewicht nicht noch weiter anwachsen zu lassen, womit man u. U. weder dem anderen, noch sich selbst einen Gefallen erweisen würde. Man kann auch für Ausgleich sorgen, indem man das Ungleichgewicht anspricht und den anderen im Gegenzug um etwas bittet oder etwas fordert.

Schuldgefühle und der Impuls, etwas zu tun oder zu lassen, entspringen oft dem Bedürfnis nach Zugehörigkeit zu einer Familie, einer Gruppe oder einer Organisation. Innere Seismographen weisen durch Gefühle der Unstimmigkeit darauf hin, dass man dem System, dem man angehört, etwas schuldet, sei es Loyalität oder die Einhaltung von Regeln. Man spürt, wenn man diese Zugehörigkeit gefährdet. Eine weitere Art von Schuldgefühlen meldet sich, wenn man nicht so handelt, wie das dem eigenen Ideal entspricht.

In den Beziehungen zu den Eltern wird Ausgleich nie möglich sein und ist daher auch nicht anzustreben. Man kann ihnen das Leben, das man durch sie geschenkt bekam, nicht zurückgeben. Hier ist die Erweiterung des Blicks auf die nächste Generation sinnvoll. Man bringt selbst Kinder zur Welt und schenkt ihnen seine Liebe. Wenn das nicht möglich ist, kann man Patenschaften übernehmen oder auf andere Weise für andere da sein, etwa in einem lehrenden oder helfenden Beruf, um das weiterzugeben, was man selbst von seinen Eltern bekommen hat.

Bei Burnout werden in den Modellen der Gratifikationskrisen (→S. 36) oder der Gerechtigkeitshypothese (→S. 38) ähnliche Mechanismen diskutiert. Wenn sich Gefühle von Ungerechtigkeit melden, stellen sich im Sinne einer Bilanz einige Fragen: Was sind meine Vorstellungen darüber, was mir mein Arbeitgeber schuldet? Was schulden mir Kollegen und Klienten? Auf der anderen Seite muss ich mich natürlich ebenso fragen: Was schulde ich ihnen? Werden diese Schulden beglichen und die Erwartungen erfüllt? Diese Fragen könnten im geschützten Rahmen von Mitarbeitergesprächen oder Teamsupervisionen angesprochen werden. Im Fall von Ungleichgewichten kann man für Ausgleich sorgen, indem man etwas fordert, sei dies eine Angleichung der bezahlten Stunden an die geleisteten, eine Gehaltserhöhung, eine Beförderung oder einfach die Anerkennung und Würdigung der Leistung. Wenn die Forderungen nicht zum gewünschten Erfolg führen oder unerfüllbar sind, kann man das Ausmaß reduzieren, in dem man für die Arbeit zur Verfügung steht. In diesem Sinn sind oft ein Dienst nach Vorschrift, eine innere Kündigung oder ungerechtfertigte Abwesenheiten zu verstehen.

Das Ausbrennen von Menschen in *helfenden Berufen* erklärt man oft dadurch, dass sie ihren Klienten viel geben und oft wenig oder oberflächlich gesehen gar nichts zurückbekommen. Es ist eine diskussionswürdige Frage, was Klienten ihren Therapeuten oder Patienten ihren Pflegenden oder Ärzten schulden. Auch in diesen Beziehungen ist es empfehlenswert zu klären, welche der eigenen Persönlichkeitsanteile was genau erwarten und entsprechend enttäuscht und gekränkt sind, wenn sie es nicht bekommen. Erwarte ich als Lehrer, dass die Schüler das von mir dargebotene Wissen begierig aufsaugen, dass wenigstens ein Schüler in einer Stunde in irgendeiner Weise profitiert? Erwarte ich Wertschätzung oder zumindest ein Mindestmaß an Respekt? Erwarte ich als Arzt, dass meine Patienten gesund werden und dankbar sind? Was geschieht, wenn ich ihnen nicht helfen kann? Wie gehe ich mit Ohnmacht, Undankbarkeit und Beschuldigungen um? Woran messe ich meinen Erfolg? In professionellen Helferbeziehungen kann die Erfüllung der Bedürfnisse der Helfer durch ihre Klienten einen Missbrauch darstellen. Zur Professionalität von Helfern gehört, dass sie sich mit ihren Erwartungen an die Klienten zurückhalten und sich mit den Honoraren oder dem Gehalt als Gegenleistung zufrieden geben. Was geschieht aber, wenn diese unangemessen niedrig sind?

Ein Überwiegen des Gebens in einer Beziehung kann

auf die Dauer nur aufrechterhalten werden, wenn man in anderen Beziehungen oder auf andere Weise genug bekommt. Welche Menschen bekommen eher Energie von mir? Von welchen bekomme ich etwas (→ Arbeitsblatt 6)? Was sind meine Kraftquellen, wo tanke ich auf? Etwa, wenn ich der Natur nahe bin oder mich mit etwas verbinde, was größer ist als ich? Oder erwarte ich meinen Lohn in einem Leben nach dem Tod?

7. GLÜCK UND FREUDE KULTIVIEREN

Seit der Jahrtausendwende gewinnt die *Positive Psychologie* zunehmend an Bedeutung. Medizin, Psychologie und Psychotherapie haben sich fast ausschließlich auf Pathologie und die Reparatur der schlimmsten Dinge im Leben konzentriert, was zu einem einseitigen Menschenbild führte, in dem jene positiven Aspekte fehlen, die das Leben lebenswert machen. Vielleicht tragen dieses Menschenbild und die damit verbundene Fokussierung auf Leiden, Defizite und Symptome in vielen helfenden Berufen auch zur Entwicklung von Burnout bei. Die Positive Psychologie lenkt im Gegensatz dazu die Aufmerksamkeit auf positive Erfahrungen: auf Wohlbefinden, Freude und Glück in der Gegenwart, auf Zufriedenheit und Erfüllung im Blick auf die Vergangenheit, auf Optimismus und Hoffnung im Blick auf die Zukunft. Sie beschäftigt sich mit der Entwicklung positiver Eigenschaften, z.B. der Fähigkeit zu Liebe, Mitgefühl und Hingabe, einem Sinn für Schönheit, Weisheit und Spiritualität. Auf einer kollektiven Ebene können dies u.a. ein menschlicher Umgang miteinander, Verantwortung, Fürsorge und Toleranz sein.[47]

Achtsamkeitspraxis kultiviert Glück, Dankbarkeit, Verbundenheit und Kreativität und hilft, die Gelegenheiten zu ergreifen, die Fülle des Lebens anzunehmen und zu genießen. Es gibt wohl verschiedene Arten von **Glück**:[48] Für eine passt eher die Bezeichnung *Vergnügen*, das kaum sättigt, sodass man immer mehr davon will und dem nächsten Hochgefühl hinterherjagt. Eine andere Art weist in Richtung *Flow-Gefühl*, wenn »es fließt« und man von einer Tätigkeit so absorbiert ist, dass die Zeit wie im Flug vergeht (→S. 45). Glück kann darüber hinaus bedeuten, sich als Teil von etwas zu erleben, das größer ist als man selbst. *Viktor Frankl* meint: »Glück muss sich als die nicht intendierte Konsequenz des Arbeitens auf ein Ziel hin einstellen, das größer ist als der Mensch selbst.«[49]

Der tibetisch-buddhistische Mönch *Matthieu Ricard*, dessen außergewöhnliches Hirnstrombild bei einer Mitgefühlsmeditation dazu führte, dass er als der glücklichste Mensch der Welt bezeichnet wurde,[50] beschreibt, was Glück für ihn bedeutet:

> Mit Glück meine ich hier das tief empfundene Gefühl eines auf inneren Reichtum, ja Überfluss beruhenden Wohlbefindens, das einem besonders gesunden Geist entspricht. Dieses ist nicht einfach nur ein angenehmes Gefühl, eine flüchtige Emotion oder Stimmung, sondern ein nicht zu übertreffender Seinszustand. Glück bedeutet aber auch, die Welt auf eine bestimmte Art und Weise deuten zu können. Denn die Welt zu ändern mag schwierig sein, die Art und Weise, wie wir sie betrachten, können wir hingegen jederzeit ändern.[51]

Diese Art von Glück beruht auf einer spezifischen Entwicklung des Geistes. Es wird auch als ein *Aufblühen* beschrieben – wie in einem gesunden Garten. Man kann Glück nicht machen, so wie man es nicht in der Hand hat, ob ein Baum Früchte trägt. Man kann allerdings für genug Wasser sorgen, ihn düngen und pflegen. Ebenso entsteht Glück aus der Kultivierung von Geisteszuständen wie Achtsamkeit.[52]

Man kann Glück auch kultivieren, indem man seine Aufmerksamkeit auf Gefühle von **Dankbarkeit** richtet. Es wäre ein Irrtum zu glauben, man sei dankbar, weil man glücklich ist. Es ist vielmehr so, dass eine Haltung von Dankbarkeit glücklich macht. Für den Benediktinermönch *David Steindl-Rast* ist Dankbarkeit die Grundlage für ein gelungenes Leben.[53] Für ihn bedeutet Dankbarkeit, etwas als Geschenk zu erkennen, anzuerkennen und anzunehmen und dafür zu danken. Voraussetzung für Dankbarkeit ist eine spezielle Art von Anfängergeist, eine mutige Haltung, sich dem Leben in all seiner Fülle zu öffnen, staunen zu können, sich überraschen zu lassen und nichts für selbstverständlich zu nehmen. Sie vertraut auf einen Sinn, der darin liegt, die Gelegenheiten zu ergreifen, die uns das Leben bietet, etwas Neues zu erleben und zu lernen, und auf die Kreativität, aus diesen Gelegenheiten etwas Positives zu gestalten. Dankbarkeit vertreibt Abneigung und fördert Akzeptanz. Wenn sie nicht vornehmlich auf das Geschenk, sondern auf jenen gerichtet ist, dem man das Geschenk verdankt, fördert sie ein Gefühl von Verbundenheit. Das Annehmen des Geschenks aus der Haltung eines Ja zur Abhängigkeit stärkt das Gefühl, Teil eines größeren Ganzen zu sein.

Bemerkenswert ist die Erfahrung, dass eine Haltung der

Dankbarkeit zu immer mehr Dankbarkeit führt. Wenn man einmal beginnt, sich klarzumachen, wofür man dankbar sein kann, wird das Feld immer weiter. Der Sonnenaufgang kann daran erinnern, dass jeder Tag ein Geschenk ist. Jeder Atemzug erinnert an unsere Lebendigkeit, so lange uns das Leben geschenkt ist.

Die Geschichte eines italienischen Conte regt dazu an, einmal selbst zu bemerken, wofür man während eines Tages dankbar sein könnte:

> Dieser Graf wurde sehr sehr alt, weil er ein Lebensgenießer par excellence war. Er verließ niemals das Haus, ohne eine Hand voll Bohnen einzustecken. Er tat dies, um die schönen Momente des Tages bewusst wahrzunehmen und sie besser zählen zu können. Für jede positive Kleinigkeit, die er tagsüber erlebte – zum Beispiel: einen fröhlichen Plausch auf der Straße, das Lachen einer Frau, ein Glas guten Weines – für alles, was die Sinne erfreut, ließ er eine Bohne von der rechten in die linke Jackentasche wandern. Abends saß er zu Hause und zählte die Bohnen aus der linken Tasche. Er zelebrierte diese Minuten. So führte er sich vor Augen, wie viel Schönes ihm an diesem Tag widerfahren war und freute sich. Sogar wenn er bloß eine Bohne zählte, war der Tag gelungen – es hatte sich zu leben gelohnt![54]

Eine kleine Übung erinnert an die Fähigkeit, mit allen fünf Sinnen wahrzunehmen, und verknüpft die *Erfahrung* der Berührung mit dem Ausdruck von Dankbarkeit:

> Ich berühre meine Augen: Wie wunderbar, dass ich sehen kann. Ich berühre meine Ohren: Wie wunderbar, dass ich hören kann. Ich berühre meine Nase: Wie wunderbar, dass

ich riechen kann. Ich berühre meinen Mund: Wie wunderbar, dass ich schmecken kann. Ich berühre meine Hände: Wie wunderbar, dass ich spüren kann.[55]

Diese Übung ist ebenso auf andere Teile des Körpers übertragbar. So kann man den Bodyscan um die Dimension der Dankbarkeit erweitern, indem man Dankbarkeit darüber aufkommen lässt, was die einzelnen Körperteile im eigenen Leben ermöglichen. Es gäbe guten Grund, sich z.B. bei den Füßen zu bedanken, dass sie einen tragen, bei den Händen, dass sie halten und loslassen, bei den inneren Organen, dass sie so verlässlich ihren Dienst tun.

Eine weitere bewährte Übung besteht darin, das Ein- und Ausatmen bei der Atembeobachtung oder die einzelnen Schritte beim Gehen mit einem innerlichen »Ja … Danke, … Ja … Danke« zu begleiten, mit einem Ja zum Leben, einem Danke für alles, was uns im Moment freundlich anzunehmen möglich ist. Wenn es schwerfällt, etwas zu finden, wofür man Danke sagen kann, kann es sich lohnen, sich vor der Übung auf die Suche zu begeben und darüber nachzudenken oder sogar etwas aufzuschreiben.[56]

Es geht bei diesen Übungen *nicht* darum, sich selbst etwas vorzumachen oder einzureden, was sich nicht wirklich stimmig anfühlt. Wenn sich ein »Ja … aber« meldet und sich innerlich etwas dagegen wehrt, dankbar zu sein, kann man auch das wieder zum Gegenstand der Beobachtung machen. Gibt es da vielleicht einen inneren »Schlechtmacher«, der nichts gut sein lassen kann? Oder welcher Persönlichkeitsanteil wird aktiviert? Man könnte sich auf die Suche begeben, ob es einen Teil gibt, der ganz authentisch etwas gut findet. Man könnte ihm Raum geben und ihn stärken, indem man ihn z.B. vor dem Einschlafen fragt, welche drei Dinge am heutigen Tag gut gelaufen sind.

Im MBSR-Training werden die Teilnehmer dazu aufgefordert, sich eine Woche lang positive bzw. angenehme, in der folgenden Woche unangenehme Begebenheiten in Erinnerung zu rufen und sie in einem Tagebuch festzuhalten. Dabei sollte man sich an die Erfahrung selbst, die begleitenden Empfindungen, Gedanken, Gefühle und Stimmungen erinnern und auch beobachten, was beim Niederschreiben auftaucht (→Arbeitsblatt 7).[57]

Man kann Dankbarkeit auch beim *Essen* kultivieren:

> Jemand der Achtsamkeit praktiziert, vermag Dinge in einer Mandarine zu sehen, die andere nicht sehen können. Eine bewusste Person sieht den Mandarinenbaum, die Mandarinenblüten im Frühling, das Sonnenlicht und den Regen, die den Baum genährt haben. Schaut man tief in die Dinge hinein, dann vermag man zehntausend Dinge zu sehen, die die Mandarine möglich gemacht haben. [...] Und wie alle Dinge miteinander in Wechselwirkung stehen.[58]

Man kann sich in Erinnerung rufen, wie viele Menschen unmittelbar daran beteiligt waren, dass aus dem ausgesäten Weizenkorn ein Frühstücksbrot wurde. Wenn man die Personen einschließt, die zur Herstellung der dazu notwendigen Maschinen und zum Transport beigetragen haben, oder gar jene, auf die wiederum diese angewiesen waren, entsteht ein weitverzweigtes Netzwerk von Aka-Fäden (→S. 199). Die universelle **Verbundenheit** der Menschen wird deutlich.

Die »eiserne Lady« *Margret Thatcher,* deren wirtschaftspolitischer Einfluss heute noch Auswirkungen zeigt, soll hingegen behauptet haben: »There is no such thing as society. There are individual men and women.«[59] Diese Individuen stehen nach dem Prinzip der Maximierung des eigenen Nutzens als Einzelkämpfer im Konkurrenzkampf des Wachstumsmarktes. Dieses Menschen- und Weltbild vom Überleben des Tüchtigsten und von der natürlichen Auslese wird als selbsterfüllende Prophezeiung zur Wirklichkeit, wenn sich die Märkte als Spielfelder von globalen Playern entpuppen, deren Egoismus und Geldgier einen Wettbewerb um die begrenzten Ressourcen unseres Planeten anheizen.[60] Im hyper-individualistischen Kontext des Neoliberalismus wird immer wieder die Ansicht vertreten, jeder sei für seinen Erfolg selbst verantwortlich und könne deshalb nicht dazu verpflichtet werden, sich um das Allgemeinwohl zu bemühen und für seine Mitmenschen Sorge zu tragen.[61]

Eine Gegenposition vertritt der Entwicklungspsychologe *Donald Winnicott,* wenn er sagt: »There is no such thing as a baby; there is a baby and someone.«[62] Er weist darauf hin, wie sehr man von Geburt an auf andere Menschen angewiesen ist. Ohne die Verbundenheit mit anderen und deren Fürsorge überlebt niemand. Auch Glück erwächst aus Verbundenheit.

Schon Buddha erkannte die Identifikation mit einem begrenzten Ich als wesentliche Ursache von Leiden, führt sie doch zur Illusion der Getrenntheit. Die buddhistische Psychologie sagt:

> Es gibt kein Phänomen, das von anderen Phänomenen getrennt wäre. Jedes Ding ist, was es ist, nur durch seine Abhängigkeit von anderen Dingen. Alle Phänomene sind auf

> die gleiche Weise aufeinander bezogen, wie dies die Ideen sind, die wir von ihnen bilden. Die Einsicht in die gegenseitige Abhängigkeit aller Phänomene und Gedanken, aller Ideen und Handlungen ist nach meiner Auffassung nicht schwer zu gewinnen. Dennoch ist ebenso klar: Wir denken und handeln nicht gemäß dieser Einsicht. Es ist vor allem eine Idee, die unseren Geist beherrscht: Die Idee des Ich. Wir glauben nur zu gern, dass das Ich ewig und unveränderlich besteht.[63]

Heraklit beschrieb als wahre Tragödie des menschlichen Daseins, verbunden zu sein und doch nichts davon zu wissen, eine gemeinsame Grundlage zu haben und den anderen nicht als Verbündeten wahrnehmen zu können.[64] Für *Jesus* war die Verbundenheit des Menschen mit dem himmlischen Vater persönliche Erfahrung und Grundlage seiner in der Bergpredigt formulierten Ethik. Ihm ging es nicht um die Erfüllung von Geboten, sondern um ein Leben aus einer Haltung heraus, in der sich der Mensch mit dem Vater so verbunden weiß, dass er in allen Menschen Kinder dieses einen Vaters sieht, sich nicht als von diesen wesenhaft verschieden erlebt und sich mit ihnen verbunden fühlt.[65]

Achtsamkeit bringt nach dem Verständnis der buddhistischen Psychologie Einsicht in die Täuschungen, die im Konzept eines konstanten und unabhängigen Ich liegen. Sie hilft, Klarheit zu gewinnen, wie wir die Verbundenheit in Beziehungen zerstören, und deutlicher wahrzunehmen, wo Verbindung spürbar wird. Sie führt zu Kontakt mit sich selbst und anderen und dazu, respektvoll zuzuhören, um den anderen zu verstehen, aber gleichzeitig für die eigene Sicht einzustehen. Wenn wie im »offenen Dialog«[66] die eine Sichtweise nicht gegen die andere gestellt wird, sondern einem gemeinsamen Erkenntnisprozess dient, haben wir an einem fortlaufenden Schöpfungsprozess teil. Verbundenheit kann auch als Gegenpol zu Entfremdung, Isolation und Ohnmacht verstanden werden, wie sie im Burnout erlebt werden. Das Gefühl von Verbundenheit ist nicht mit Verschmelzungswünschen und -phantasien zu verwechseln und hat auch eine völlig andere Qualität als die Auflösung der Ich-Grenzen, die im Rahmen von psychiatrischen Störungsbildern auftreten und zumeist Angst machen.

Jedem Menschen stellen sich alltäglich ungezählte kleine Anforderungen. Er muss **Kreativität** entwickeln, um zu überleben. Ebenso sind sprachliche Äußerungen immer wieder Neuschöpfungen. Wir sind allerdings nicht in der Lage, wirklich Neues zu *machen*. Es ist vielmehr so, dass eine Idee dann entsteht, wenn man ihr Raum lässt. So sagen wir nicht: »Ich habe eine Idee gemacht«, sondern »Mir ist eine Idee gekommen.« Achtsamkeit schafft genau diesen Spielraum, der das Neue zulässt. Im Alltag tauchen kreative Momente zumeist nur blitzlichtartig auf. Besonders kreative Menschen zeichnen sich dadurch aus, dass sie diesen Raum höchst wach und bewusst länger offen halten können. Sie sind darüber hinaus dazu in der Lage, neue Ideen wieder loszulassen und zu verwerfen. Zwei Fähigkeiten sind zur Kreativität notwendig: Offenheit für neue Ideen, ohne sich von alten einschränken zu lassen, und die Fähigkeit, neue Gedanken auftauchen zu lassen, sie zu ergreifen, sie zu prüfen und sie dann wieder loslassen zu können. Genau das bedeutet Achtsamkeit: Offenheit, Raum für Neues, nichts festhalten müssen und wieder loslassen können.

Wirklich Neues ist dadurch charakterisiert, dass es sich nicht aus dem Alten ableiten lässt. Das geheimnisvolle Prinzip, das gleichsam aus dem Nichts etwas Neues entstehen lässt, wird in vielen Religionen Gott genannt. Gott gilt als Schöpfer – als Kreator – der Welt. Nach buddhistischen Lehren verfügt jedes Lebewesen über *Buddha-Natur.*

> Die Buddha-Natur ist keine Substanz, kein Weltgeist und keine Weltseele. Sie ist auch leer an jeder Identität und Individualität. Diese Leerheit ist leer an allem, was wir sinnlich wahrnehmen, denken oder fühlen. Darum ist sie so schwer zu erkennen. Aber die Leerheit ist nicht nichts. Sie ist durchaus sehr lebendig. Viele buddhistische Schriften bezeichnen die Leerheit als »universelle Kreativität«.[67]

Diese Lehre von der Buddha-Natur ist kein Glaubenssystem, keine bloße Beschreibung eines irgendwann einmal zu erreichenden Zustands. Sie lässt sich unmittelbar im Leben der Menschen erkennen. Die Buddha-Natur wird in der Achtsamkeit als universelle Kreativität in der alltäglichen Lebenswelt erfahrbar. »In der Achtsamkeit öffnet die Buddha-Natur unaufhörlich eine alltägliche Pforte – in eine lebendige, kreative Offenheit.«[68]

»Achtsamkeit ist ein kontinuierliches Wohnen in der Landschaft des Jetzt.«[69] Die verschiedenen Aspekte dieser Landschaft entfalten sich als Geräuschlandschaften, Berührungs- und Empfindungslandschaften, Geruchs- und Geschmackslandschaften und als Beziehungslandschaften. **Freude** und Lebendigkeit tauchen auf, wenn wir unsere Sinne für die Fülle dieser Landschaften öffnen.

> Die Ursache der Freude liegt nicht in dem, was uns gefällt. Die tiefere Ursache der Freude ist nicht in der Tasse Kaffee oder dem Glas grünen Tee zu finden. Sie liegt nicht in dem roten Klatschmohn oder dem Klang der Musik, nicht in den liebevoll schauenden Augen oder der Hand, die uns berührt. Wenn wir die äußeren Anlässe der Freude zu sehr betonen, dann vergessen wir, dass die wahre Ursache der Freude in uns selbst zu finden ist – in unserer Fähigkeit, wach zu sein, wahrzunehmen und Freude zu empfinden. Freude entsteht, wenn wir für einen Augenblick die Aufmerksamkeit ganz auf das richten, was geschieht.[70]

Mit einer Unzahl von Übungen lässt sich der Wahrnehmungsraum erweitern und **Genießen** trainieren. Über das *Sehen* werden die meisten Informationen aufgenommen. So bietet es sich an, die Wächterfunktion der Achtsamkeit zu nutzen und bewusst zu entscheiden, worauf man schaut. Der Autopilot tendiert dazu, nach Neuem und Bewegtem Ausschau zu halten, um keine Gefahren zu übersehen. So ist es leichter, die Dämmerung des neuen Morgens, den Sonnenaufgang, das erste zarte Grün des Frühlings, die sich ständig verändernde Buntheit des Herbstes oder das Glitzern des ersten Schnees wahrzunehmen als Vertrautes. Wenn wir uns ein Bild von etwas gemacht haben, nehmen wir es oft gar nicht mehr wirklich wahr. So kann man üben, sich gerade in gewohnter Umgebung auf die Suche nach Dingen zu begeben, die man noch nie gesehen hat. Man kann auf Formen achten oder auf die feinen Schattierungen von Farben. Man kann sich beispielsweise für einen Tag oder eine Woche vornehmen, speziell auf die Farbe Blau zu achten, etwa das Blau des

Himmels, vor allem aber in ihren weniger offensichtlichen Erscheinungsformen.[71]

Wir haben die Wahl, worauf wir achten. Lassen wir uns von den Objekten faszinieren, oder halten wir den unveränderlichen *Hintergrund* oder den *Raum,* der sie umgibt, im Gewahrsein? Wie verändert sich unser Sehen, wenn wir die Zwischenräume, den Raum zwischen den Objekten in den Vordergrund nehmen? Was geschieht, wenn wir weniger auf die Objekte, sondern mehr auf die Art und Weise achten, *wie* wir etwas betrachten? »Man sieht nur mit dem Herzen gut. Das Wesentliche ist für die Augen unsichtbar«, verrät der Fuchs dem kleinen Prinzen sein Geheimnis.[72] So kann man sich für einen bestimmten Zeitraum vornehmen, Dinge und Menschen mit »liebevollen Augen«[73] zu betrachten, und neugierig sein, wie sich dabei die Wahrnehmung verändert. Wenn das nicht gelingt, kann man für sich benennen, mit welchem Auge man gerade blickt, um dann nach etwas Ausschau zu halten, worauf man mit liebevollen Augen schauen kann.

Wenn wir morgens erwachen, können wir zu *lauschen* beginnen, weniger darauf, was unsere Denkmaschine dazu meint, was wir heute zu tun haben, sondern auf die Außenwelt. Vielleicht weckt uns Vogelgezwitscher. Wir können darauf achten, wie Geräusche aus der Stille auftauchen, lauter und wieder leiser werden und schließlich wieder in die Stille ausklingen. Wir können üben, einem Menschen »zuzuhören wie ein Schwamm«[74]. Wir saugen einfach auf, was er sagt, und lassen den Geist still sein, indem wir darauf verzichten, innerlich Kommentare und Antworten zu formulieren, wenn es nicht ausdrücklich gefragt ist. Wenn es gelingt, beim Zuhören mit dem Zentrum der Stille im Inneren in Kontakt zu bleiben, hört man auch leichter das zwischen den Zeilen Gesagte. Das Gegenüber spürt die Präsenz und fühlt sich gehört. Musikliebhaber können mit Achtsamkeit den Musikgenuss vertiefen. Sie können in einem Orchesterstück auf einzelne Musikinstrumente achten oder mit dem Herzen hören und sich berühren lassen.

Wenn wir unseren *Tastsinn* im Anfängergeist einsetzen, können wir wieder neugierig werden, wie sich auch etwas Vertrautes genau anfühlt: die Weichheit der Bettdecke nach dem Erwachen, die Hand unseres Partners, die Wärme einer Schale Bohnenkaffee, das Fell der Hauskatze. Man kann die Luft und ihre Bewegungen spüren, auf ihre offenkundigen Formen wie den Wind[75] achten, aber auch auf die subtileren Formen, wenn heiße Luft über einer Tasse Tee aufsteigt oder wenn wir atmen. Analog der Übung der »liebevollen Augen« kann man auch »liebevoll berühren«,[76] andere Menschen und Tiere ebenso wie Unbelebtes. Oft wird bei der Übung deutlich, wie lieblos wir uns selbst oder andere behandeln.

Der Genuss einer Tasse Kaffee oder Tee am Morgen lässt sich als erstes kleines Fest der Sinne gestalten. Man kann *riechen, schmecken,* die noch nie in dieser Weise da gewesene Form des Milchschaums mit dem Kakaopulver und die Wärme der Tasse in den Händen genießen. Man kann beim Essen zwischendurch immer wieder auf den Geruch der Speisen achten oder bei einem Waldspaziergang den Tannenduft wahrnehmen und bemerken, wie sich zugleich mit der äußeren Landschaft auch die Geruchslandschaften verändern.

Neben der Intensivierung der Wahrnehmung über jeweils *einen* bestimmten Sinneskanal ist es auch reizvoll, eine möglichst *ganzheitliche Wahrnehmung mit allen Sin-*

nen zu üben. So wendet man sich im MBSR-Training nacheinander mit allen Sinneskanälen einer Rosine zu. Es ist ebenso naheliegend, Blumen oder *Bäumen* auf diese Weise zu begegnen. Man kann unter einem Baum Platz nehmen, sich an seinen Stamm lehnen, die Rinde spüren, die Blätter im Wind rauschen hören und auf die Tiere achten, die auf ihm wohnen oder Rast halten. Auch *Wasser* in seinen vielfältigsten Formen kann zu einem Genuss werden: sei es, wie ein Kind mit den Wellen des Meeres zu spielen, die Brandung zu hören und das Salz zu schmecken, sei es in einem Whirlpool das Blubbern der Luftblasen auf der Haut zu spüren; sei es unter der Dusche die Temperatur des Wassers wahrzunehmen oder beim Händewaschen das Wasser zu spüren und die Seife zu riechen.

Beim Fokus auf *Körperempfindungen* bieten sich neben dem Atmen speziell die *Fußsohlen*[77] an. Wenn man sich in Gedanken verliert, zu sehr »im Kopf ist«, kann man die Aufmerksamkeit auf die Füße verlagern und dem Kontakt mit der Erde, dem Getragenwerden nachspüren. Man kann beim Beginn einer Mahlzeit die Füße spüren, um in der Gegenwart anzukommen und sich an Verbundenheit und Dankbarkeit zu erinnern. Beim Gehen kann man sich vorstellen, mit jedem Schritt die Erde zu liebkosen. Ungewohnt und spannend ist es, beim Essen und Trinken der *Zunge*[78] und ihren Aktivitäten die Aufmerksamkeit zu schenken. Man kann sich immer wieder fragen, was dieses kleine Wunderwerk genau jetzt in diesem Augenblick tut. Wie nimmt es die Konsistenz der Nahrung, ihre Temperatur, ihren Geschmack wahr und wo genau? Wie bewegt sich die Zunge und wie spielt sie mit dem Schlucken zusammen? Vielleicht gelangt man am Beispiel der Zunge zur Einsicht, auf welche wunderbare Weise vieles in unserem Körper ganz von selbst geschieht, ohne dass wir etwas dazu beitragen müssen.

Die buddhistische Psychologie kennt neben den fünf Sinnen einen *sechsten Sinn,* mit dem man die *Geistesobjekte,* die Gedanken und inneren Bilder wahrnimmt. Auch für diesen Bereich gibt es eine Unzahl von Übungen, die z.B. in Entspannungstrainings genutzt werden. Man kann sich mit allen Sinnen an einen Ort der Ruhe, einen Ort der Kraft oder einen sicheren Ort versetzen und ihn sich ausmalen. Man kann einen heilsamen Satz zu sich sagen oder zum Zentrum eines Feldes liebender Güte werden.

Menschen verfügen noch über einen siebten Sinn: den *Beziehungssinn.*[79] Im Zusammensein mit anderen Personen richtet sich ein Teil unserer Antennen darauf, wie wir uns mit ihnen fühlen: sicher oder eher bedroht, geborgen oder eher allein, genährt oder ausgesaugt. Einige der oben genannten Vorschläge regen zum Kontakt mit anderen Menschen an. Dabei ist der Beziehungssinn immer beteiligt. So kann man lernen zu unterscheiden, welche Art von Berührung einem gut tut, welche Nähe oder welcher Abstand, ob es ein Lächeln ist, die Stimme des anderen oder bestimmte Worte sind, die es warm ums Herz werden lassen. Genießt man die sprühende Energie des anderen oder die wohltuende Ruhe, die er ausstrahlt und die irgendwie ansteckend wirkt.

Achtsamkeit dient als auch Weg, **Positives in sich aufzunehmen.**[80] Dazu muss man Erfreuliches zunächst bemerken und es zu einer Erfahrung werden lassen. Es genügt nicht, an einem Buffet vorbeizuschlendern. Man muss zugreifen und die Speisen kosten. Dann gilt es, die Erfahrung auszukosten, indem man mit der Aufmerksamkeit – länger als gewohnt – bei ihr verweilt, seien es fünf, zehn oder zwanzig Sekunden oder länger. Wenn Sie mögen, können Sie bemerken, wenn der Geist abschweift, und ihn zur unmittelbaren Erfahrung zurückbringen. Sie können die Wahrnehmung auch auf andere Sinne erweitern. Spüren Sie den Gefühlen und Empfindungen nach und geben Sie ihnen Raum, damit sie sich in Ihrem Körper ausbreiten und intensivieren können. Geben Sie sich so lange Zeit, wie Sie dazu brauchen und es gut tut. Stellen Sie sich vor, dass Sie die Erfahrung in Ihre Körperzellen aufnehmen und speichern, so wie die Sonne einen Stein aufwärmt oder wie ein Schwamm Wasser aufsaugt. Lassen Sie die Erfahrung zu einem Teil von sich werden, der fortan im Netzwerk Ihres Gehirns und im Gewebe Ihres Seins eingewoben ist.

PRÄVENTION UND BEHANDLUNG VON BURNOUT

Burnout mit Achtsamkeit zu begegnen und ihm entgegenzuwirken ist nur *ein* möglicher Weg. So soll auch über andere Herangehensweisen und Möglichkeiten der **Prävention** informiert werden. In den Gesundheitswissenschaften wird zwischen Primär-, Sekundär- und Tertiärprävention unterschieden: *Primärprävention* ist proaktiv, d.h. man ergreift vorausschauend Initiativen, um Gesundheit zu fördern und Burnout zu verhindern, schon bevor gesundheitliche Probleme auftauchen. In diese Kategorie fällt ein *Job Redesign,* das Stressoren verringert, Kontrolle erhöht und soziale Unterstützung fördert. Unter individuelle Primärprävention fallen Fitnesstraining oder Trainings zur Verbesserung der Entscheidungs- oder der emotionalen Kompetenz. *Sekundärprävention* wendet sich gezielter an Menschen mit erhöhtem Burnout-Risiko. Sie schließt die Früherkennung eines Burnout ebenso ein wie Frühinterventionen. Hierher gehören z.B. vorbeugende Trainings als »Impfung gegen Stress«. *Tertiärprävention* richtet sich an jene Menschen, die ein Burnout durchgemacht haben, und dient der Vorbeugung eines Rückfalls.

DIE VIER »E'S« IN DER BEHANDLUNG

Die meisten *Behandlungskonzepte* von Burnout lassen sich auf die sog. *»vier E's«* zurückführen, die Anfangsbuchstaben jener Aufgaben, die sich im Verlauf der Behandlung stellen: Erkennen, Entlastung, Erholung und Ernüchterung.[1]

E für Erkennen der eigenen Behandlungsbedürftigkeit, deren Akzeptanz und Umsetzung in Handlung. Hier ist Information vonnöten und Unterstützung dabei, sich dem bisher Vermiedenen zuzuwenden und Hilfe anzunehmen. Dies ist oft der schwierigste Schritt.

E für Entlastung im Sinne einer zunächst kurzfristigen, dann aber längerfristigen Reduktion oder Ausschaltung von Stressfaktoren. Kurzfristig kann dies in Form eines Urlaubs, Krankenstandes oder Aufenthaltes in einer entsprechenden Einrichtung erfolgen. Die längerfristige Entlastung bedarf einer sorgfältigen Analyse der Stressoren, der Entwicklung von entsprechenden Handlungsplänen, deren Umsetzung und Kontrolle.

E für Erholung im Sinne von Entspannung und Ruhe bzw. Bewegung und anderen Aktivitäten zum Wiederaufladen der Energiespeicher. Hierher gehört die Aktivierung und Förderung von Ressourcen aller Art, sei es ein Wiederentdecken kreativer Fähigkeiten oder die Reaktivierung menschlicher Kontakte.

E für Ernüchterung im Sinne der Wahrnehmung und situationsgerechten Durchsetzung der eigenen Bedürfnisse, der Reduktion der eigenen Erwartungen auf ein realistisches Maß und der Abgrenzung gegenüber überzogenen Forderungen von außen.

Burnout-Behandlungen verlaufen in der Regel in drei *Phasen:*[2]

1. Krisenintervention mit Hilfe kurzfristiger Strategien,
2. Analyse von Ursachen und Ressourcen mit der Entwicklung und Umsetzung von mittelfristigen Strategien,
3. Arbeit an Stressmustern und Lebenskonzepten mit langfristigen Strategien.

Zur *Krisenintervention* und akuten Entlastung kann es sinnvoll sein, Betroffene für einige Wochen aus ihrer Lebensumwelt herauszunehmen und stationär zu behandeln. Auf der körperlichen Ebene ist für Schlaf, Ernährung, Bewegung und Entspannung zu sorgen. Ein reiner Wellnessurlaub hilft meist nicht, professionelle Betreuung ist sinnvoll. Missbrauch von Medikamenten und Alkohol etc. ist zu berücksichtigen. In Coachings oder psychotherapeutischen Gesprächen soll möglichst konkret auf die individuelle Situation und die persönliche Geschichte eingegangen werden. Neben den Einzelgesprächen kann Körperwahrnehmung und Entspannung auch in Gruppen geübt werden. Partner sollten frühzeitig in die Behandlung einbezogen werden.

In der *zweiten Phase* steht die Analyse von Belastungsfaktoren und Ressourcen im Mittelpunkt. Dabei sind Belastungen am Arbeitsplatz, Selbstüberforderung und Bewältigungsstrategien ebenso wie Belastungsfaktoren im privaten Umfeld zu beachten. Auch Ressourcen finden sich in beiden Feldern. Gleichzeitig geht es darum, wieder Zugang zu nicht wahrgenommenen Gefühlen und Bedürfnissen zu finden und zu verstehen, aufgrund welcher Mechanismen sich Burnout entwickeln konnte.

In der *dritte Phase* wendet man sich den positiven Seiten

von Burnout zu und versucht, innewohnende Botschaften zu entschlüsseln. Dazu dienen Achtsamkeit und die Fähigkeit, konstruktiven inneren Stimmen zu lauschen und ihnen auf angemessene Weise zu folgen. Leitende Fragen können in dieser Phase sein: Was nährt mich, was bereichert mein Leben, was gibt ihm Sinn? Ziele sind Neuorientierung und Neuordnung, ein gesundheitsförderndes Lebenskonzept und eine neue Gewichtung beruflicher und persönlicher Ziele. Es empfiehlt sich eine rechtzeitige und konkrete Planung der Rückkehr ins Berufsleben unter Einbeziehung der Vorgesetzten (→S. 264).

BAUSTEINE DER PRÄVENTION UND BEHANDLUNG

Zur Prävention und Behandlung von Burnout werden unspezifisch nahezu alle in Psychotherapie und Coaching bewährten Methoden und Techniken eingesetzt. *Die* Burnout-Therapie gibt es nicht. Im Idealfall wird diese im Rahmen eines Gesamtbehandlungsplans individuell maßgeschneidert aus zwölf miteinander abgestimmten *Bausteinen* zusammengesetzt.

Baustein 1: Selbstwahrnehmung und Selbsteinschätzung
Dem ersten E entspricht *Erkennen.* Zu Beginn ist es meist gar nicht so einfach, den Körper und seine Bedürfnisse wahrzunehmen oder die Gedanken zu beobachten, mit denen man sich unnötig das Leben schwer macht. Ein *Stresstagebuch,* in dem auch Momente des Gelingens festgehalten werden, kann dabei unterstützen (→Arbeitsblatt 7).

In fortgeschrittenen Stadien von Burnout ist für eine umfassende Diagnose die Hilfe von Fachleuten sinnvoll, um gemeinsam mit ihnen den körperlichen und psychischen Zustand einzuschätzen. Eine erste Orientierungshilfe gibt der *zwölfteilige Burnout-Zyklus,* an dem man gleichsam ablesen kann, welche Stunde es geschlagen hat (→S. 23).

Baustein 2: Beachtung körperlicher Grundbedürfnisse

Entsprechend der Bedürfnispyramide (→S. 152) stellt die Erfüllung der körperlichen Grundbedürfnisse die Basis aller weiteren Maßnahmen dar. Trotzdem wird ihnen häufig nicht die erforderliche Priorität eingeräumt. Es wirkt aber oft Wunder, sich über einen längeren Zeitraum ausreichend Schlaf zu gönnen und durch Bewegung in frischer Luft Bewegungs- und Lichtmangel auszugleichen und Energie zu tanken. Ernährung, Kaffee- und Alkoholgenuss und ein eventueller Missbrauch von Aufputsch- und Beruhigungsmitteln sind ebenfalls zu berücksichtigen.

Baustein 3: Entspannungstraining

Das Erlernen von Möglichkeiten zur Entspannung bildet einen Grundbaustein der meisten Stressbewältigungs- und Burnout-Präventionsprogramme. Um sich zu entspannen, gibt es zumindest drei Ausgangspunkte: So setzt die Progressive Muskelrelaxation nach Jacobson bei der Spannung der Muskulatur an. Um die *Muskeln zu entspannen,* werden sie willkürlich zunächst fest angespannt, um anschließend leichter loslassen zu können und die Entspannung zu genießen. Das Autogene Training zielt auf eine *Umschaltung des vegetativen Nervensystems.* Dazu wird die Aufmerksamkeit auf Phänomene gelenkt, die mit Entspannung verbunden sind, wie Schwere und Wärme. Meditations- oder Selbsthypnosetechniken zielen auf eine *Beruhigung des Geistes* ab, indem man die Aufmerksamkeit auf ein friedliches inneres Bild, einen wohltuenden Satz oder den Körper, z.B. auf die Atembewegungen fokussiert. Viele östliche Methoden wie Yoga, Tai-Chi oder Qi Gong kombinieren bewusste körperliche Bewegung, bewusstes Atmen und mentale Ansätze. Wo immer man mit der Entspannung beginnt, sie breitet sich auf die beiden anderen Ebenen aus. Wenn sich etwa der Geist beruhigt, wird im vegetativen Nervensystem ganz von selbst der *Ruhenerv* (→S. 133) aktiviert, und die Muskeln entspannen sich.

Bei größerer Anspannung ist es oft leichter, zunächst körperlich *aktiv* zu werden und sich abzureagieren, etwa laufen zu gehen oder Rad zu fahren – allerdings ohne sich zu überfordern – und erst anschließend die Entspannung einzuleiten. Dabei kann Musik, ein warmes Bad oder eine Massage unterstützen. Damit sich die gewohnten *Spannungsmuster* nicht wieder aufbauen, müssen diese zunächst bewusst werden. *Biofeedback*, d.h. die Rückmeldung der Muskelspannung etwa im Nackenbereich über einen Bildschirm oder über Töne, kann jene bemerkbar machen. Es wird dann unmittelbar evident, welche Auswirkungen bestimmte Bewegungen oder Gedanken auf die entsprechenden Muskelgruppen haben. Die Wirkung von »standardisierter Meditation«[3] konnte bei Burnout ebenso nachgewiesen werden wie die einer Kombination von Progressiver Muskelrelaxation mit Musik bei Mitarbeitern eines Call-Centers.[4]

Baustein 4: Stressmanagement

Stressmanagement ist ein Sammelbegriff für eine Vielzahl von Programmen mit unterschiedlichen Bausteinen zur Stressbewältigung. Das wohl am weitesten verbreitete Programm ist ein *Stress-Impfungs-Programm.*[5] Es gliedert sich in drei Phasen:

In der *Informationsphase* wird vermittelt, dass es nicht die Dinge an sich sind, die Stressreaktionen auslösen, sondern unsere Bewertungen und unangemessene Bewältigungsstrategien. Das Training zielt darauf ab, Situationen auf neue Weise wahrzunehmen und zu interpretieren und angemessene Bewältigungsstrategien einzusetzen. In der *Übungsphase* wird eine Entspannungsmethode gelernt. Man macht sich die stresstypischen Gedankenmuster bewusst und ersetzt sie durch problemlösende und selbstbelohnende Selbstinstruktionen. Bewältigungsstrategien werden problemspezifisch eingeübt. In der *Anwendungsphase* werden die Teilnehmer zunächst in der Phantasie, dann im Rollenspiel und zuletzt in der Realität mit Stress auslösenden Situationen konfrontiert. Dabei geht es darum, die individuellen Stressreaktionen wie Herzklopfen, Enge oder Katastrophengedanken frühzeitig zu erkennen, um sie zu unterbrechen und durch Gedanken an aktive Problemlösungsstrategien zu ersetzen. Der Einsatz angemessener Bewältigungsstrategien wird dann in der entsprechenden realen Situation geübt. Zur *Rückfallprophylaxe* wird vorgeschlagen, wie man mit Misserfolgen umgehen und sie als Lernerfahrungen nutzen kann. Die Wirksamkeit des Trainings bei Erschöpfung konnte in einem Kontrollgruppenvergleich nachgewiesen werden.[6]

Wirksam ist auch *Selbsthypnose* durch unterschiedlichste Fokussierungen der Aufmerksamkeit: auf innere Bilder, die

Sicherheit, Ruhe und Kraft vermitteln, oder auf Sätze, die beruhigen oder Mut machen.

Baustein 5: Training sozialer, kommunikativer und emotionaler Kompetenzen

Im Managementbereich gibt es eine große Anzahl von Trainings, die soziale und kommunikative Kompetenzen schulen. Am weitesten verbreitet ist wohl das Kommunikations-Modell von *Schultz von Thun*. Dabei werden u.a. die vier Ebenen von Botschaften und die Arbeit mit dem *»Inneren Team«* vermittelt. *»Search inside Yourself«*[7] ist ein Programm, das Google seit 2007 seinen Mitarbeitern anbietet. Es fördert die emotionale Intelligenz. In anderen Bereichen wird das Modell der *Gewaltfreien Kommunikation*[8] favorisiert (→S. 195).

Baustein 6: Abbau unrealistischer Erwartungen, Rollenklärung und Zeitmanagement

Als Burnout-Prävention müssen unrealistisch hohe *Erwartungen* an sich selbst – im beruflichen und im privaten Bereich – abgebaut und stattdessen realistische Vorstellungen von dem erarbeitet werden, was möglich ist. Der lange Weg in Richtung relevanter Ziele kann in kleine Schritte zerlegt und mit kurzfristigen, mittelfristigen und langfristigen Strategien bewältigt werden. Zu diesem Prozess gehört die Klärung von *Rollen* und den mit ihnen verbundenen Erwartungen. Es gilt zu erfragen, was andere von den Betroffenen als Rollenträgern erwarten, überhöhte Forderungen in Frage zu stellen oder klar zurückzuweisen und im Gegenzug realistische Angebote zu machen. Rollen müssen manchmal ganz neu ausgehandelt werden (→S. 168). Um Ansprüche auf ein realistisches

Maß zu reduzieren, ist es oft hilfreich, für sich zu klären, wie viel Zeit man einer Aufgabe widmen kann. Um den Umgang mit beschränkten Zeitressourcen zu reflektieren, gehört auch *Zeitmanagement* in den Therapieplan. Allerdings sind die Grenzen der Optimierung sehr häufig schon erreicht, und es geht mehr um den Abschied von der Idee, es sei alles nur eine Frage der richtigen Planung. Sie erzeugt oft unnötige Schuldgefühle.

Baustein 7: Neue Gewichtung der Lebensbereiche und Rollen

Entscheidend für die Prävention und die letzte Phase der Behandlung von Burnout ist eine *Neuorientierung* mit einer veränderten Gewichtung der unterschiedlichen Lebensbereiche bzw. der Rollen, die man einnimmt. Der erste Schritt in diese Richtung ist das Erstellen eines Rolleninventars (→S. 168). Es folgt die Klärung, welche Kombination verschiedener Rollen überhaupt machbar ist und eine Planung, welche Rollen in Zukunft mehr und welche weniger wichtig genommen werden sollen.

Baustein 8: Achtsamkeitsbasierte Verfahren

In den letzten Jahren haben achtsamkeitsbasierte Programme zur Stressbewältigung und zur Rückfall-Prophylaxe von Depressionen große Verbreitung gefunden. In den 1970er-Jahren entwickelte Jon Kabat-Zinn ein achtwöchiges Gruppenprogramm: die *Mindfulness-Based Stress Reduction*. Nachdem sich diese *Stressbewältigung durch Achtsamkeit*[9] in vielen Kliniken bewährt hatte und ihre Wirksamkeit nachgewiesen werden konnte, wurde das Programm für unterschiedliche Zielgruppen angepasst. Die bekannteste Modifikation ist die *achtsamkeitsbasierte kognitive Therapie* zur Rückfallprophylaxe von Depressionen, die Mindfulness-Based Cognitive Therapy. Darüber hinaus gibt es Programme u.a. für Menschen mit Alkoholproblemen, mit einer Krebserkrankung, und ein spezielles Programm für Menschen in helfenden Berufen (Mindfulness Basics for Helping Professions).[10]

Mindfulness-Based Stress Reduction (MBSR): Ein »klassischer« MBSR-Kurs ist ein intensives, achtwöchiges Trainingsprogramm mit wöchentlichen zweieinhalbstündigen Gruppensitzungen und einem Tag der Achtsamkeit. Den Kern des Programms bilden drei Arten von formalen Übungen: die Sitzmeditation, achtsam ausgeführte Yoga-Übungen und der Bodyscan. Zusätzlich gibt es Informationen über Stress und Kommunikation, und die Erfahrungen mit den Übungen werden in der Gruppe ausgetauscht. Neben der formalen Praxis an sechs Tagen in der Woche (täglich 45 Minuten mit Hilfe von CDs) zielt das Training darauf ab, Achtsamkeit in den Alltag zu integrieren. MBSR versteht sich *nicht* als Psychotherapie.

Mindfulness-Based Cognitive Therapy (MBCT): Zur Rückfallprophylaxe von Depressionen wurde das MBSR-Programm modifiziert und mit Elementen aus der kognitiven Verhaltenstherapie angereichert. Dabei geht es im Gegensatz zu den zuvor beschriebenen Stressmanagement-Programmen nicht darum, krankmachende Gedanken durch problemlösende zu ersetzen, sondern ihnen durch einen Sprung auf eine andere Ebene im Sinne der Disidentifikation die Macht zu entziehen. MBCT gehört inzwischen zu den anerkannten Therapieformen bei Depression.

Die acht Gruppensitzungen haben folgende Schwerpunkte: (1.) den Autopiloten-Modus; (2.) den Umgang mit Hindernissen wie etwa dem Abschweifen des Geistes; (3.) achtsames Atmen; (4.) das Verweilen im gegenwärtigen Augenblick und die Prinzipien von Aversion, Vermeidung und Anhaftung und automatischen Gedanken bei Depression; (5.) Zulassen und das Akzeptieren von Erfahrungen; (6.) Gedanken sind keine Tatsachen; (7.) wie kann ich am besten für mich selbst Sorge tragen? Umgang mit dem Rückfallrisiko speziell auf der Verhaltensebene; (8.) das Gelernte anwenden, um mit Gefühlen in Zukunft besser umgehen zu können.[11]

Akzeptanz- und Commitment-Therapie (ACT):[12] Wie die Verhaltenstherapie geht ACT davon aus, dass dysfunktionale Gedanken zu psychischen Problemen führen. Sie hat allerdings nicht das Ziel, falsche Gedanken durch richtige zu ersetzen. Sie zeigt Wege auf, um »Abstand von der Denkmaschine« zu bekommen und sich nicht zu stark mit den Gedanken zu identifizieren – ACT nennt das *Defusion*. ACT zielt auch nicht darauf ab, Angst, Wut oder Verzweiflung in den Griff zu bekommen, denn auch nach dem ACT-Modell gehören seelische Schmerzen ebenso selbstverständlich zum Leben wie Freude und Glück. Gerade der Versuch, Unglück und Leiden aus dem Leben herauszuhalten, schafft oder vergrößert psychische Probleme. Die »Akzeptanz« im Namen drückt aus, dass es notwendig ist, Unangenehmes zunächst einmal anzunehmen. Das Annehmen von Schmerzen ist mitunter die Voraussetzung dafür, im Einklang mit sich selbst und den persönlichen Werten leben zu können. ACT unterstützt dabei, jene individuellen Werte zu finden, die dem Leben Bedeutung und Orientierung geben. »Commitment« bedeutet dann, diesen Werten entsprechend eine Richtung zu wählen, sich auf den Weg zu machen und weiterzugehen, selbst wenn es mühsam wird. Alle Prozesse führen zu dem als entscheidend eingestuften *Handeln*.[13]

Hakomi ist ein tiefenpsychologisch, psychodynamisch orientiertes Psychotherapieverfahren, das auf dem Hintergrund der humanistischen Psychologie in den 1960er Jahren von *Ron Kurtz* (*1934, †2011) für die Einzelpsychotherapie entwickelt wurde.[14] Aus der Achtsamkeit ergibt sich als therapeutisches Beziehungsangebot die *Loving Presence* – liebevolle Präsenz. In Hakomi assistiert der Therapeut dem Klienten dabei, mit Hilfe der Achtsamkeit seine *Selbstorganisation* zu erforschen. Man geht davon aus, dass Menschen aufgrund ihrer Beziehungserfahrungen ein oft nicht bewusstes Bild von sich selbst und der Welt entwickeln, das sich limitierend auf die Fähigkeit auswirkt, die Fülle des Lebens anzunehmen. Man kann das mit einer Amöbe vergleichen: Mit Hilfe eines Mikroskops sieht man, wie dieser Einzeller mit fußähnlichen Fortsätzen Nahrungspartikel umschließt und in sich aufnimmt. Wenn die Amöbe einem leichten Stromschlag ausgesetzt wird, zieht sie sich zusammen und braucht eine Weile, bis sie beginnt, sich wieder auszudehnen. Wenn ein zweiter Stromstoß folgt, dauert es schon länger, bis sie sich erneut auf Nahrungssuche begibt; nach einem dritten dehnt sie sich kaum mehr aus und lebt fortan auf Sparflamme. Sie scheint gelernt zu haben, dass es besser ist, sich nicht zu weit hinauszuwagen. Wenn nun jemand mit Erfahrungen in eine Hakomi-Therapie kommt, die jener der Amöbe gleichen, könnte man in Achtsamkeit erforschen, was ihn genau daran hindert, für das zu sorgen, was er braucht. Man könnte etwa erfahren, welche Persönlichkeitsanteile Sätze verinnerlicht haben wie: »Wenn es Dir gut geht, folgt etwas Schlimmes!«,

»Für Dich ist nicht genug da!« oder »Du bekommst ohnehin nie, was Du willst!« Ausgehend von Situationen, in denen sich diese *Glaubenssätze* gebildet haben, ist es Ziel der Therapie, jene Erfahrungen nachzuholen, die damals gefehlt haben. Die innere Amöbe könnte wieder erleben, dass sie sich ausdehnen kann, ohne Stromstöße zu bekommen. Neben diesen *korrigierenden Erfahrungen* und einer Arbeit mit *Persönlichkeitsanteilen* gilt die *Disidentifikation* in der Hakomi-Methode als zentraler Wirkmechanismus.

Auch in der **»Systemischen Therapie mit der inneren Familie«**[15] wird mit Hilfe von Achtsamkeit Kontakt mit Persönlichkeitsanteilen aufgenommen. Die Klienten werden ermutigt, durch innere Dialoge eine gute Beziehung zu ihnen aufzubauen, auf ihre Bedürfnisse zu achten und darauf, dass sie bekommen, was sie für eine Nachreifung benötigen. Hauptziel ist *Selbstführung.*[16] Aus einem wertschätzenden und liebevollen Blick auf das Ganze entfalten sich Selbstheilungskräfte.

Baustein 9: Supervision, Coaching und Psychotherapie

Zur Unterstützung bei der Bewältigung des beruflichen Alltags dienen unterschiedliche Formate: Kollegiale Gespräche und Unterstützungsgruppen; *Teambesprechungen* zur Klärung von Fragen von Zuständigkeiten, der Kommunikation, der Leitung und des Konzepts; regelmäßige *Fallbesprechungen* zu einem besseren Verständnis der Klienten, zur Reflexion des gemeinsamen Vorgehens und zur Entlastung. Oft sind die Besprechungen in Anwesenheit eines *externen Supervisors* strukturierter und konstruktiver. Personen, die ansonsten nicht zusammenarbeiten, treffen sich regelmäßig z.B. in *Balint-Gruppen,* um eine ganzheitliche Sicht auf die Klienten zu erlangen und die Arzt-Patient-Beziehung zu reflektieren. Für Themen, die einen geschützteren Rahmen brauchen, ist *Einzelcoaching* geeignet. Speziell Personen in Leitungsfunktionen sollten sich die regelmäßige Reflexion ihrer Arbeit zur Gewohnheit machen und sich in ihrer strukturellen Einsamkeit Unterstützung holen. Coaching ist eine »Dialogform über ›Freud und Leid‹ im Beruf«.[17] Oft kommt Coaching die Funktion einer individuell maßgeschneiderten Personalentwicklung oder der Fortbildung und Beratung in einer konkreten Frage zu. Wenn man mit all dem nicht weiterkommt, ist *Psychotherapie* ein guter Ort, ein freundliches Verständnis für die eigenen Limitierungen zu gewinnen, neue Erfahrungen zu machen und ungewohnte Wege zu gehen. Manchmal ist es notwendig, sich Mut und Unterstützung für einen Wechsel des Arbeitsplatzes oder des Tätigkeitsfeldes zu holen.

Baustein 10: Förderung von Gesundheit und Schutzfaktoren

In Rehabilitationskliniken sind z.B. Ergotherapie, Kunsttherapie und Musiktherapie jene Therapiebausteine, in denen besonders auch gesundheitsfördernde Erfahrungen möglich werden. Dies sind etwa *Selbstwirksamkeitserfahrungen* beim kreativen Gestalten oder in der Musiktherapie. Beim *Tun* wird evident, wo man sich selbst im Weg steht. Man lernt, sich selbst besser zu verstehen und kann neue Wege ausprobieren. Arbeit in Gruppen führt zur heilsamen Erfahrung, dass man mit seinen Problemen nicht allein ist; und die Verbindung zu anderen Menschen wird wieder spürbar.

Ein gesundheitsfördernder Ansatz ist auch ein *Erho-*

lungstraining: An zwei Trainingstagen geht es: (1.) um die *Selbstbestimmung über die Freizeit* mit der Formulierung von klaren, erreichbaren Zielen, z.B. wenn ich nach Hause komme, setze ich mich erst einmal ruhig in einen Sessel; (2.) um Möglichkeiten des *Abschaltens von der Arbeit;* (3.) um die Suche nach Aktivitäten, die Spaß machen, und die Erforschung der Bedingungen, die diese erleichtern oder erschweren; (4.) um Entspannungsübungen und Schlafhygiene und das eigene Schlafverhalten. In der *Abschlusseinheit* erfolgt eine Festlegung dessen, was die Teilnehmer in der nächsten Zeit konkret für ihre Erholung tun wollen. Im Vergleich zu einer Kontrollgruppe erholten sich die Trainingsteilnehmer besser, berichteten über mehr Wohlbefinden und eine höhere Schlafqualität.[18]

Baustein 11: Psychopharmakotherapie

Ab einer gewissen Schwere der Symptomatik empfiehlt es sich, mit fachärztlich-psychiatrischer Hilfe die Möglichkeit einer Psychopharmakotherapie zu erörtern. Wenn es gar nicht möglich ist abzuschalten und schon über längere Zeit Schlafstörungen bestehen, kann eine kurzfristige Therapie mit angstlösenden und Schlaf anstoßenden Medikamenten notwendig sein, um eingeschliffene Muster zu unterbrechen. Auch Antidepressiva haben einen großen Stellenwert in der Behandlung von Burnout. Auch wenn Vorbehalte gegen Psychopharmaka bestehen, können sie doch unnötiges Leiden verhindern und die Genesung beschleunigen. Fragwürdig wäre der vorschnelle Einsatz einer medikamentösen Therapie, insbesondere, wenn begleitende Maßnahmen zur Stressreduktion und Stärkung fehlen und alles nur auf ein weiteres ungesundes Funktionieren abzielt.

Baustein 12: Organisationsbezogene Ansätze

Maßnahmen zur Burnout-Prophylaxe auf der betrieblichen Ebene lassen sich in die sechs schon benannten Themenkreise einordnen und ergeben sich aus der Problemanalyse (→S. 63).

In Organisationen lauern je nach ihrer Struktur unterschiedliche Gefahren, wobei drei Typen von Organisationen besonders risikobehaftet sind:[19] Große Konzerne, Verwaltungen und Behörden gehören meist dem *bürokratisch formalisierten Organisationstypus* an. Hier lassen oft zu enge Grenzen wenige Gestaltungsspielräume zu. Persönliche Kompetenzen und Bedürfnisse können nur sehr beschränkt in die berufliche Rolle eingebracht werden, und starre Vorgaben führen zu Gefühlen von Ohnmacht. Die Mitarbeiter partizipieren kaum an Entscheidungen, haben viele Routineaufgaben und wenig Verantwortung. Dies führt häufig zu einer Unterforderung und zu Entwicklungen in Richtung *Boreout.*

Junge, rasch wachsende Firmen etwa im Bereich der Informations- und Biotechnologie gehören meist dem *nicht formalisierten, grenzenlosen Organisationstypus* an. Es gibt wenig formale Vorgaben. Ein hohes Engagement führt zu lustvollen Gefühlen von Selbstwirksamkeit. Die Verführung besteht darin, die gesamte Energie in die Arbeit zu investieren, die damit zum hauptsächlichen Lebensinhalt und zur einzigen Quelle von Sinn wird. Die Grenzen zwischen Arbeit und Privatleben verschwimmen.

Betriebe im Bildungs- und Gesundheitswesen entsprechen meist einem *emotional fordernden Organisationstypus.* Dem hohen Engagement von lehrendem, ärztlichem, pflegendem und therapeutischem Personal steht vielfach eine geringe Anerkennung der geleisteten Arbeit durch die Klientel gegenüber, und die permanent einseitige Forderung nach Beziehungsarbeit führt zur Überlastung. Besonders kritisch wird die Arbeit in solchen Organisationen, wenn auch die Führung zu wenig Belohnung und Anerkennung gewährt und es versäumt, wohlwollend haltgebende Grenzen zu setzen oder sich selbst überfordert.

Die zur Burnout-Prävention notwendigen Maßnahmen sind je nach Organisationstypus unterschiedlich: Beim formalisiert-bürokratischen Typus geht es darum, den Mitarbeitern Partizipation zu ermöglichen, indem die Gestaltungs- und Entscheidungsspielräume erhöht werden. Beim nicht formalisierten, grenzenlosen Typus geht es darum, klare Strukturen einzuführen, Aufgaben, Kompetenzen und Verantwortung zu definieren und zu verteilen, Rollen zu klären und zu begrenzen. Die Herausforderung an die Führungskräfte besteht darin, sich nicht nur als Fachexperten zu verstehen, sondern Führungsverantwortung zu übernehmen und Grenzen zu setzen. In emotional fordernden Organisationen ist es eine besondere Aufgabe der Leitung, klare Leistungserwartungen zu formulieren, zugleich aber die Botschaft zu vermitteln, dass Grenzen notwendig und hilfreich sind. Im dauernden Spannungsfeld zwischen Person, Rolle und Organisation heißt es, gut auf Grenzen zu achten. Kontinuierliche Fall- und Teamsupervisionen können dabei unterstützen. Kreative Auszeiten, Fortbildung und Rotationssysteme helfen, immer wieder Abstand zu gewinnen und eingeschliffene Muster zu hinterfragen.

DIE SALUTOGENETISCHE PERSPEKTIVE

Stressmodelle erklären, wie Menschen krank werden. Wie ist es aber möglich, dass viele Menschen *nicht* krank werden und gesund bleiben, obwohl sie starken Belastungen ausgesetzt sind? Auf diese Frage stieß der Medizinsoziologe und Stressforscher *Aaron Antonovsky* (*1923 in Brooklyn, †1994 in Beerscheba, Israel), als er ethnische Unterschiede in der Verarbeitung der Menopause bei in Israel lebenden Frauen studierte. Unter den Teilnehmerinnen der Studie waren auch Überlebende von Konzentrationslagern. Wie erwartet waren diese Frauen gesundheitlich höher belastet als andere. Für ihn war es jedoch wie ein Wunder, dass fast ein Drittel dieser Frauen trotz des unvorstellbaren Horrors, den sie durchgestanden haben, psychisch gesund waren. Die Frage, worauf dieses Wunder zurückzuführen war, ließ ihn sein Leben lang nicht mehr los.

Antonovsky bezeichnete die Faktoren, nach denen er suchte, als *»Generalisierte Widerstandsressourcen«*. Es gibt eine Reihe solcher Ressourcen: *Körperliche* Ressourcen wie genetische, konstitutionelle und immunologische Faktoren; Attraktivität, Beweglichkeit und Sportlichkeit; *materielle* Ressourcen wie Geld, Güter und Macht und die damit verbundenen Möglichkeiten, z.B. Kommunikationsmedien; *emotionale* Ressourcen wie emotionale Stabilität, Fähigkeit zur Freude, Intensität des Erlebens und Empathie- und Liebesfähigkeit; *kognitive* Ressourcen wie Wissen und Intelligenz, Fähigkeit zu analytischem Denken, Gedankenreichtum, Selbstwirksamkeitserwartung, Selbstvertrauen, Selbstwertgefühl, Handlungskompetenzen und soziale Kompetenzen; *interpersonelle* bzw. soziale

Ressourcen wie tragfähige, persönliche Bindungen, soziale Unterstützung, Rückhalt in stabilen sozialen Netzwerken; *soziokulturelle* Ressourcen wie kulturelles Eingebundensein und die Orientierung an einem haltgebenden Glaubenssystem; *spirituelle bzw. transpersonale* Ressourcen wie das Gefühl, eingebundener Teil eines größeren Ganzen zu sein.

Antonovsky fragte sich weiter, auf welche Weise diese Ressourcen mit Gesundheit verknüpft sind. Was haben sie gemeinsam? Soziale Unterstützung hilft über das *Feedback* anderer Menschen, sich in der Welt zu orientieren und sich mit Stressoren erfolgreich auseinanderzusetzen.[20] Antonovsky fand die Gemeinsamkeit der generalisierten Widerstandsressourcen darin, dass sie einer Person zu Erfahrungen verhelfen, die ihr rückmelden: »Du bist auf dem richtigen Weg; du kannst damit fertig werden; du bewährst dich.«[21] Auf der Suche nach einem Namen für das damit verbundene Gefühl schlug Antonovskys Ehefrau Helen, die als Anthropologin und Entwicklungspsychologin im Forscherteam mitarbeitete,[22] das Wort *Kohärenzgefühl* vor. Dieser »Sense of Coherence« besteht aus drei Komponenten:

Erstens die *Verstehbarkeit*. Sie besteht in dem Gefühl, die Welt ist durchschaubar und verstehbar. Die *Handhabbarkeit* als zweite Komponente besteht in dem Gefühl, dass man die zur Auseinandersetzung mit den Stressoren notwendigen Ressourcen entweder selbst zur Verfügung hat oder sie in der näheren Umgebung zugänglich sind. Die dritte Komponente der *Sinnhaftigkeit* bildet den Hintergrund, auf dem die beiden anderen Komponenten erst zum Tragen kommen. Sie beinhaltet eine »Lebenseinstellung, die das Leben als lebenswert, Stressoren als zwar unangenehme, jedoch eher zu bewältigende als zu verleugnende begreift. Diese Sichtweise erzeugt die Motivation, die Welt zu ordnen und potentielle Ressourcen zu mobilisieren.«[23]

Kurz nachdem Antonovsky 1960 von Amerika nach Israel ausgewandert war, wurde er eingeladen, an einer epidemiologischen Studie zur Multiplen Sklerose mitzuwirken. Bei der Suche nach den Ursachen, warum diese Erkrankung mit zunehmender Entfernung vom Äquator häufiger wird, fand er sich mitten in der Stressforschung wieder. Als kritischer Denker fragte er sich, nach welchen Stressoren er fahnden sollte. Auf der einen Seite gibt es die sog. *life events*, gewichtige Lebensereignisse wie den Tod eines Familienmitglieds, den Verlust des Arbeitsplatzes oder Schulden bis hin zu ernsten Schulproblemen der Kinder. Auf der anderen Seite gibt es die *Alltagsärgernisse* wie den Verkehrsstau, den Computerabsturz oder Kränkungen durch andere Menschen. Wenig erforscht waren bis dahin *langfristige belastende kulturelle und strukturelle Bedingungen* wie Arbeitslosigkeit, Armut, Heimatverlust oder Minderheitenstatus, die das Leben vieler Menschen prägen. Solche Lebensbedingungen sind nicht nur an sich belastend, sondern werden darüber hinaus zur Quelle bedeutsamer life-events und natürlich auch von Alltagsärgernissen.

Einige in der Stressforschung vorherrschende Grundannahmen widersprachen den Erfahrungen Antonovskys. So wird implizit angenommen, das Menschenleben sei im Wesentlichen stabil, ereignislos und ausgeglichen. Bedeutendere Stressfaktoren seien relativ selten. Wenn sie doch einmal vorkommen, haben sie entscheidende Auswirkungen auf die Gesundheit der Menschen. Für Antonovsky war das anders: Das Leben ist turbulent, konfliktreich und eher durch Murphys Gesetz geprägt: Alles was schiefgehen kann, geht irgendwann einmal schief.[24] Er vergleicht das Leben mit einem Fluss:

> […] meine fundamentale philosophische Annahme ist, dass der Fluss der Strom des Lebens ist. Niemand geht sicher am Ufer entlang. Darüber hinaus ist für mich klar, dass ein Großteil des Flusses sowohl im wörtlichen als auch im übertragenen Sinn verschmutzt ist. Es gibt Gabelungen im Fluss, die zu leichten Strömungen oder in gefährliche Stromschnellen und Strudel führen. Meine Arbeit ist der Auseinandersetzung mit folgender Frage gewidmet: »Wie wird man, wo immer man sich im Fluss befindet, dessen Natur von historischen, soziokulturellen und physikalischen Umweltbedingungen bestimmt wird, zu einem guten Schwimmer?«[25]

Früher herrschte in der Medizin fast ausschließlich ein sog. *pathogenetisches Denken* vor, d.h. sie beschäftigte sich damit, was krank macht, welche Art von Gefahren im Fluss lauern und wie diese entfernt werden können. Unsere westliche Medizin sieht Antonovsky als »gut organisierte, heroische und technologisch aufgerüstete Unternehmung, ertrinkende Menschen aus einem wilden Fluss herauszuziehen«.[26] Für ihn ist das Leben selbst der Fluss, in dem zu schwimmen wir lernen müssen. Was Menschen dazu befähigt, Gefahren zu bewältigen oder möglichst unbeschadet zu überleben, nennt Antonovsky salutogene Faktoren, die Denkweise, die nach diesen sucht, *salutogenetisch* (salus, lat. Gesundheit, Heil; Genese, griech. Entstehung).

Beispielhaft für die Tendenz der medizinischen Forschung, nur auf Pathologie zu achten, ist eine Untersuchung zur Auswirkung von Stress auf das Immunsystem.[27] Die Stressoren in den Versuchen mit Ratten waren Elektroschocks. In der Studie wurden drei Gruppen miteinander verglichen: Eine Gruppe von Ratten hatte keine Möglichkeiten, den Schock zu beeinflussen. Die Ratten der anderen konnten ausweichen. Es zeigte sich nun wie erwartet, dass in der Gruppe mit dem unbeeinflussbaren Schock die Immunfunktionen beeinträchtigt wurden. Jene Gruppe, die dem Schock ausweichen konnte, hatte das aktivste Immunsystem, sogar im Vergleich zur Kontrollgruppe ohne Schocks. »Die Fähigkeit, Kontrolle über den Stressor auszuüben, verhinderte somit vollständig die Immunsuppression«, schreiben die Autoren. Dass ein Schock allerdings einen gesundheitsfördernden Einfluss auf einen Organismus haben kann – vorausgesetzt, man kann ihm entfliehen –, dieses höchst aufregende Ergebnis wurde in der Diskussion der Ergebnisse gar nicht berücksichtigt.[28]

Die Untersuchung macht auch den Blickwinkel deutlich, aus dem die Forschung auf Stressoren blickt. Sie tendiert im Wesentlichen dazu, diese grundsätzlich als unheilvoll und krankmachend anzusehen. Diese Sicht ergibt sich auch aus ihrer üblichen Definition als Reize, die Stress auslösen; und Stress macht potenziell krank. Antonovsky suchte nun nach einer Definition von Stressoren, bei der die Einschätzung von Reizen als Stressoren *nicht* von deren Auswirkungen abhängt. Mit *Lazarus* definiert er einen Stressor als einen Stimulus, der eine Anforderung stellt, auf die man keine fertige, aktuell verfügbare und adäquate Antwort hat.[29] Wenn ein Organismus mit einer solchen Anforderung konfrontiert ist, gerät er in einen Zustand der *Anspannung*. Wenn diese Anspannung effektiv und innerhalb kurzer Zeit gelöst werden kann, muss sie nicht unbedingt krank machen. Wenn man sie erfolgreich meistert, können Herausforderungen sogar anregen und befriedigen. Wenn sich die Anspannung aber trotz aller Bemühungen über längere Zeit nicht wieder löst, wird sie zu einem krankmachenden Stress. Somit ist die »Summe der Stressoren per se nicht pathogen, sondern die Unfähigkeit, Spannung zu lösen.«[30]

Ein weiteres Verdienst Antonovskys war es, das in der Medizin herrschende Verständnis von Gesundheit und Krankheit zu hinterfragen, bei dem Gesundheit als Normalfall und Krankheit als ein Störfall definiert wird, der zu beseitigen ist. Die Erfahrung zeigt jedoch, dass auch in Menschen, die sich als gesund erleben, kranke Anteile vorhanden sind, seien es Abnutzungserscheinungen, ein erhöhter Cholesterinspiegel oder Blutdruck oder depressive Anteile. Auf der anderen Seite finden sich gerade unter den sog. chronisch kranken Menschen solche, die sich durchaus gesund fühlen. »Wir sind alle terminale Fälle. Aber solange wir einen Atemzug Leben in uns haben, sind wir alle zu einem gewissen Grad gesund.«[31] Antonovsky spricht von einem *Gesundheits-Krankheits-Kontinuum*, an dessen Polen die Begriffe *krank* und *gesund* stehen. Irgendwo zwischen diesen beiden Extremen ist der jeweilige Zustand eines Menschen anzusiedeln. Bei Burnout lösen sich bei dieser Sichtweise Probleme auf, die um die Frage kreisen: Bin ich gesund oder krank? Habe ich ein Burnout oder nicht? Eine konstruktive Frage könnte lauten: Wodurch wird auf dem *Engagement-Burnout-Kontinuum* eine Bewegung in Richtung Engagement unterstützt?

EFFEKTIVITÄT VON THERAPIE UND PRÄVENTION

Es gibt erstaunlich wenige Untersuchungen zur Effektivität therapeutischer Ansätze bei Burnout. Eine Studie von 2008 gibt einen Überblick über 36 Studien mit Kontrollgruppendesign und enthält Ergebnisse von insgesamt 55 verschiedenen Interventionsformen. Die in über zwei Dritteln der Studien eingesetzten *Entspannungs- und Meditationstechniken* zeigten eine mittlere Effektstärke. Am wirksamsten waren jene Trainingsprogramme, die an der *Umstrukturierung von Denken und Verhalten* arbeiteten. Unter den hoch wirksamen Verfahren war z.B. ein Programm, in dem Lehrpersonen praxisnah und konkret darin geschult wurden, mit belastenden Situationen im Klassenzimmer umzugehen. Einzelne Interventionsformen miteinander zu vergleichen ist kaum möglich, da die Kriterien, nach denen der Erfolg beurteilt wurde, sehr uneinheitlich waren. Diese waren u.a. die Abnahme von Burnout, Erschöpfung, Stress, Angst und Depression, die Verringerung körperlicher Symptome oder die Reduktion von Blutdruck und Herzfrequenz. Meist wurden standardisierte Gruppenprogramme miteinander verglichen. Der Vergleich von individuell maßgeschneiderten Therapien ist weitaus schwieriger.[32]

Eine andere Übersichtsarbeit leitete aus Studien von 1990 bis 2011 u.a. folgende Forderungen zur Burnout-Prophylaxe ab: Personenbezogene Stressmanagementprogramme sollten intensiv und ausreichend lange, d.h. über mindestens fünf bis sechs Wochen, durchgeführt werden. Um ihre Wirkung aufrechtzuerhalten, sind regelmäßige Auffrischungssitzungen ebenso hilfreich wie die

Besprechung von Situationen, in denen das Erlernte eingesetzt bzw. geübt werden kann. Bei Belastungen, die aus berufsspezifischen Tätigkeiten resultieren, sind Verfahren wirksam, die konkret auf diese Aufgaben vorbereiten und entsprechende Kenntnisse und Fertigkeiten vermitteln. Wenn an den Stressoren selbst nichts zu verändern ist, können angemessene Bewältigungsstrategien deren Wirkung abpuffern. Hier haben sich vor allem Entspannungs- und Meditationsverfahren bzw. achtsamkeitsbasierte Verfahren bewährt.[33]

Abschließend noch beispielhaft ein Blick auf ein Programm, das sich – neben den vielen unspezifischen Verfahren – klar auf ein Modell aus der Burnout-Forschung bezieht: die Gerechtigkeitshypothese (→S. 38). Somit lag der Fokus des fünfwöchigen Gruppenprogramms auf der Veränderung von Ungerechtigkeiten und deren Wahrnehmung. Diese betrafen die Beziehung zur Organisation und zu den Klienten, in diesem Fall zu Menschen mit geistiger Behinderung. Im Vergleich zur Kontrollgruppe waren die Teilnehmer der Trainingsgruppe nach sechs und zwölf Monaten weniger ausgebrannt, fühlten sich weniger benachteiligt und waren seltener abwesend.

In einer australischen Studie fühlten sich Allgemeinärztinnen schon nach drei dreistündigen Seminaren weniger belastet; ihre Burnout-Werte hatten abgenommen. Bei schwedischen Allgemeinärzten wurden mittels Interview die Auswirkungen eines langjährigen Besuchs einer Balint-Gruppe erhoben. Die Teilnehmer fühlten sich u.a. im Umgang mit Emotionen und mit schwierigen Arzt-Patient-Begegnungen kompetenter. Sie wurden in ihrer professionellen Identität gestärkt, indem sie für sich die Grenzen ihrer Verantwortung klärten und gegenüber Kollegen toleranter wurden. Sie fühlten sich in der Gruppe sicher und unterstützt und zwischen den Sitzungen weniger alleingelassen. Sie waren mit ihrem Beruf zufriedener und litten weniger unter Burnout.

Noch wenig beforscht sind Zusammenhänge zwischen *Burnout und Traumatisierung* (→S. 294). Es gibt zwei Studien, die EMDR (Eye Movement Desensitization and Reprocessing) – eine Methode der Traumatherapie – einsetzen. Bei Polizisten war EMDR im Vergleich zu einem Stressmanagementprogramm effektiver; die Wirkung der insgesamt sechsstündigen Einzeltherapie war noch nach sechs Monaten nachweisbar. Eine andere Studie weist die Wirkung von EMDR bei acht Menschen nach, die am Arbeitsplatz Gewalterfahrungen ausgesetzt waren; es waren Bankbeamte, die überfallen worden waren, und ein U-Bahn-Fahrer (weitere Studien zu Therapie und Prävention →Infoblatt 6).

Studien zu Burnout und Achtsamkeit: In der Achtsamkeitsforschung gibt es unterschiedliche Ansätze: In manchen Studien werden Personen ohne besondere Schulung mit unterschiedlicher Ausprägung von Achtsamkeit miteinander verglichen, in anderen werden die unmittelbaren Folgen einer kurzen Anleitung zur Achtsamkeit gemessen. In wieder anderen Studien werden Personen mit langjähriger Achtsamkeitspraxis untersucht. Am aufwändigsten sind Interventionsstudien, bei denen die Teilnehmer ein spezielles Trainingsprogramm absolvieren, dessen Auswirkungen erhoben werden. Im Folgenden werden beispielhaft Ergebnisse einiger Studien dargestellt.[34]

70 Ärzte nahmen an einem achtsamkeitsbasierten Trainingsprogramm teil und wurden mit über 500 anderen verglichen. Sie trafen sich zu acht wöchentlichen, zwei-

einhalb Stunden dauernden Sitzungen, einem Sieben-Stunden-Retreat und im Anschluss an das Training monatlich noch zehn Mal. Neben Informationen wurde der Bodyscan vermittelt, Sitz- und Gehmeditation und achtsames Yoga. Außerdem verfassten die Teilnehmer kurze Geschichten über eigene Erfahrungen zum jeweiligen Wochenthema. Im Anschluss an das Schreiben wurden diese Erfahrungen zu zweit ausgetauscht. Dabei lag der Fokus darauf, die Erfahrung der anderen möglichst genau nachzuvollziehen, die Erzählenden möglichst nicht zu unterbrechen, nicht zu interpretieren oder zu bewerten und das Gehörte auch nicht mit eigenen Erfahrungen zu vergleichen. Die behandelten Themen waren: Bewusstheit über angenehme und unangenehme Empfindungen, Gefühle und Gedanken; Wahrnehmungsverzerrungen und -filter, Burnout, Sinnfragen in der Medizin, Grenzen und Konfliktmanagement, sich von Patienten angezogen fühlen, Selbstfürsorge und das Miterleben von Leiden und Sterben. Nach 15 Monaten hatte die Achtsamkeit der Teilnehmer deutlich zugenommen. Wahrnehmungen, Gedanken und Gefühle konnten leichter bemerkt und beobachtet werden. Auch war es einfacher, innerlich einen Schritt zurück zu treten, innezuhalten und loszulassen, wenn belastende Gedanken oder Bilder auftauchten. Der MBI zeigte Verbesserungen auf allen drei Subskalen. Es erhöhte sich auch die Fähigkeit zur Empathie: In der Selbsteinschätzung war es leichter, die Perspektive der Patienten zu übernehmen. Die Teilnehmer fühlten sich insgesamt emotional stabiler. Höhere Achtsamkeit korrelierte mit einer Reduktion von Burnout und mit verringerten Stimmungsschwankungen ebenso wie mit den Verbesserungen in der Qualität der Patientenbetreuung.

An einer anderen Studie nahmen 40 Krankenschwestern und Pflegehelferinnen aus der Geriatrie teil. 16 von ihnen lernten in nur vier 30-Minuten-Sitzungen den Bodyscan, die Sitzmeditation und eine Drei-Minuten-Atemübung kennen. Zusätzlich erhielten sie eine CD mit der Anweisung, täglich 15–20 Minuten zu üben. Zehn weitere Personen absolvierten ein Entspannungstraining ähnlichen Umfangs. 14 bildeten die Kontrollgruppe. Sowohl in der Achtsamkeits- als auch in der Entspannungsgruppe fühlten sich die Teilnehmerinnen im Vergleich zur Kontrollgruppe entspannter und waren zufriedener mit ihrem Leben. Die Teilnehmerinnen der Achtsamkeitsgruppe zeigten eine signifikante Abnahme der emotionalen Erschöpfung im MBI.

Die gleiche Autorengruppe führte im Kontrollgruppenvergleich auch eine Studie mit Lehramtsstudentinnen durch. Die Intervention war an das achtwöchige MBSR-Programm angelehnt, fokussierte aber zusätzlich auf Gesundheit und Wellness. Die Teilnehmerinnen sollten mit Hilfe einer CD an fünf Tagen in der Woche jeweils 15–20 Minuten üben. Die Absolventinnen des Programms zeigten Steigerungen ihrer Achtsamkeit und schätzten ihre körperliche Gesundheit als besser ein. Acht Monate nach Ende des Programms wurden einige Lehrpersonen noch während ihres ersten Berufsjahres interviewt. Sie erzählten, dass es ihnen sowohl in ihrem Beruf als auch im Privatbereich leichter falle zu entschleunigen und in der Gegenwart zu sein. Eine Teilnehmerin beschrieb, wie es den ganzen Tag positiv beeinflusse, wenn sie am Morgen achtsam frühstücke. Eine andere erzählte, dass sie mit Hilfe des achtsamen Atmens nach einem Knochenbruch besser mit den Schmerzen umgehen konnte. Die Teilnehmerinnen waren insgesamt besser dazu in der Lage, angemessen auf Stressoren wie finanzielle Probleme oder Verlusterfahrungen zu antworten, ohne von Gefühlen überwältigt zu werden. Zu den Auswirkungen auf ihre berufliche Tätigkeit beschrieb etwa eine Lehrperson, dass es ihr nicht mehr so sehr darum gehe, immer ihre Pläne für den Tag im Kopf zu haben und diese durchzuziehen. Sie könne mehr im Moment und mit den Kindern sein und günstige Augenblicke nutzen. Die Teilnehmerinnen waren sich auch immer konstanter ihres jeweiligen Stresslevels bewusst und sich darüber im Klaren, welche Auswirkungen ihre Reaktionsweisen auf die Kinder haben.

Inwieweit sich die Auswirkungen eines Achtsamkeitstrainings von dem eines Entspannungstrainings unterscheiden, untersuchte eine Studie an Studenten aus dem Gesundheitsbereich. Das Achtsamkeitstraining war ein modifiziertes MBSR-Programm; es bestand aus nur vier eineinhalbstündigen Gruppentreffen. Im Entspannungsprogramm wurden Autogenes Training, Progressive Muskelentspannung, Atem- und imaginative Techniken vermittelt. Beide Gruppen erhielten 30 Minuten dauernde Anleitungen zum Üben zuhause. Beide Interventionen wirkten stressreduzierend. Die achtsamkeitsbasierte Intervention rief allerdings mehr positive Gefühlszustände hervor. Bemerkenswert ist auch, dass die Achtsamkeitsschulung im Gegensatz zum Entspannungstraining Ruminationen – Gedankenkreisen im Zusammenhang mit depressiver Stimmung – reduzieren konnte.

Mittels Fragebogen wurden Empathie, Distress und dispositionelle Achtsamkeit von klinischen Sozialarbeiterinnen erhoben. Jene, die höhere Werte auf den Achtsamkeitsskalen aufwiesen, hatten eine höhere Lebensqualität, weniger Mitgefühlsmüdigkeit und Burnout und auch weniger Distress. Die Autorin folgert, dass Achtsamkeit einen puffernden Effekt auf die durch Einfühlung ausgelösten Stressreaktionen hatte (weitere Studien zu Achtsamkeit und Empathie →Infoblatt 4).

BURNOUT IM MITARBEITER- UND FAMILIENKREIS

Es ist meist gar nicht leicht, mit jemandem über seine Burnout-Gefährdung ins Gespräch zu kommen. Freudenberger beschreibt das sehr plastisch:

> Seine Gedankenwelt wird fast zu einem verschlossenen Buch. Er wird zunehmend starr, stur und unflexibel. Man kann kaum vernünftig mit ihm reden – er weiß wieder einmal alles besser als die anderen. Er blockiert Fortschritt und konstruktive Veränderungen. Warum? Weil Veränderung eine weitere Anpassung bedeutet, und er ist einfach zu müde, um weitere Veränderungen mitzumachen.[35]

Eine Konfrontation mit dem Thema wird häufig als Angriff, als beschuldigend oder beschämend erlebt. Unabhängig von der Absicht, die dahinter steht, kann die Botschaft herausgehört werden: »Du bist nicht in Ordnung!« Wenn Identität, Wert, Leistung und Beziehung in Frage gestellt werden, ruft das Beschützer (→S. 178) auf den Plan: Diese sorgen dafür, dass Botschaften gar nicht gehört werden oder das Thema gewechselt wird. Oder sie beginnen, sich zu rechtfertigen und zu erklären, dass alles nur kurzfristig oder überhaupt ganz anders ist, als es scheint. Ungefragte Kritik ist nie willkommen. Wie kann man trotzdem jemand auf seine Gefährdung aufmerksam machen? Optimal ist ein möglichst geschützter Beziehungsraum, in dem der Betroffene »einfach« erzählen kann, was in ihm vorgeht, und in dem er das Gefühl hat, ein einfühlsam verstehendes und wertschätzendes, für alles offenes Ohr zu finden. Zunächst sind achtsames Zuhören und Mitgefühl gefragt, ohne etwas aufzudrängen. Es wäre ein Erfolg, wenn das Gespräch mit dem Einverständnis darüber endet, dass da etwas ist, was Aufmerksamkeit braucht. Wenn es damit endet, was ein kleiner nächster Schritt in Richtung Klarheit, Entlastung oder Unterstützung sein könnte, wäre es sogar sehr erfolgreich.

Eine *Einleitung* zu einem solchen Gespräch zu zweit bei einer Tasse Kaffee, bei einem Spaziergang oder in einem freundlichen Raum könnte sein: »Ich habe mir Gedanken gemacht und wollte Dich einfach mal fragen, wie es Dir geht. Magst Du mir erzählen?« [Pause] Der Satz »Ich habe mir Sorgen gemacht« könnte schon zu viel sein, wenn er Schuldgefühle auslöst. Er kann aber auch passen, wenn er von Herzen kommt. Wenn sich ein misstrauischer Anteil oder ein »Mein-Name-ist-Hase-ich-weiß-von-Nichts-Anteil« meldet, müsste man genauer werden und möglichst nicht wertend auf *Fakten* verweisen: »Mir ist aufgefallen, dass …« Nach einer Portion Konfrontation gilt es, wieder Sicherheit zu geben – etwa in der Art »Und das ist nicht der XY, den ich kenne, der sonst immer so … (positive Eigenschaft z.B. verlässlich, offen, genau) ist.« Wenn sich ein *Beschützer* meldet, kann man diesen in *würdigender Weise* ansprechen: »Es tut mir leid, wenn das bei Dir als Kritik oder Vorwurf ankommt, das meine ich nicht so.

Ich sehe aber, dass es ganz heikel ist, darüber zu sprechen und sich etwas heftig in Dir wehrt.« Man könnte dann das *Beschützte* mit der dahinterstehenden Angst ansprechen: »Das klingt, als ob es total schlimm und ganz und gar undenkbar wäre, wenn Du wirklich burnout-gefährdet wärst.« [Abwartende Pause]

Wenn es nicht gelingt, den Betroffenen zum spontanen Erzählen zu ermutigen, könnte man fragen, ob er wissen möchte, was man sich selbst für Gedanken gemacht hat. Wenn dazu ein eindeutiges »Ja« kommt, könnte man *direkt* werden und frei erzählen. Dabei gilt es aber immer darauf zu achten, ob das Gegenüber noch zuhören kann oder eine Pause braucht oder selbst ansetzt zu erzählen. Man kann aber auch *indirekt* von Jemandem erzählen, bei dem es sich in ähnlicher Weise entwickelt hat und bei dem dieses oder jenes hilfreich war. Die Absicht dabei wäre, das Thema zu »normalisieren«, d.h. zu signalisieren: Es betrifft viele erfolgreiche und wertvolle Menschen, und es gibt Lösungen. Man kann anschließend nachfragen, wie sich das angehört hat. Wenn man bemerkt, dass das Gespräch in eine destruktive Richtung führt und das Wesentliche schon mitgeteilt ist, kann man sich und den andern schützen, indem man sagt: »Ich bin jetzt mal froh, dass ich Dir das sagen konnte und Du weißt, was mich da beschäftigt. Und übrigens, [Pause] das Wetter ist wirklich schön.«

In solchen Gesprächen ist es gut, die *VW-Regel* zu beachten: Vorwürfe in Wünsche verwandeln.[36] Wenn Sätze Botschaften enthalten, die als Vorwürfe ankommen könnten, sind Formulierungen als Wünsche in der Regel leichter zu akzeptieren und rufen nicht sofort die Beschützer aufs Spiel. Statt: »Es ist nichts mehr mit Dir anzufangen!«

könnte man sagen: »Ich würde mir wünschen, dass ich wieder mit Dir … könnte.«

Es gilt dann, dranzubleiben. Wenn nach dem Gespräch einige Zeit vergangen ist, sollte man in einem entsprechenden Rahmen wieder darauf zurückkommen: »Ich habe noch über unser Gespräch nachgedacht und mich gefragt, wie es Dir damit wohl ergangen ist.« [Pause] Es gilt zu signalisieren, dass man weiter für den anderen da ist und nicht locker lässt, dass man sich von den Beschützern nicht abschrecken lässt und man weiter auf achtsame und mitfühlende Weise das Beschützte und den ganzen Menschen im Auge hat. Vielleicht gibt es noch ein konkretes Angebot: »Was ich Dir gerne anbieten würde, wäre …«

Umgang mit burnoutgefährdeten Mitarbeitern

In hierarchisch organisierten Unternehmen ist zu klären, wofür man in seiner Rolle verantwortlich ist und wofür auch nicht, bzw. wessen Aufgabe es ist, einen Burnout-Betroffenen auf diese Tatsache anzusprechen. Vorgesetzte sind für das Wohl ihrer Mitarbeiter mitverantwortlich. Wenn sie dieser Verantwortung nicht nachkommen, können sie an ihre Aufgabe erinnert und gegebenenfalls von ihren Vorgesetzten oder vom Betriebsrat in die Pflicht genommen werden. Verantwortlichkeiten im Kollegenkreis werden je nach Organisationskultur und dem Ausmaß der eigenen Betroffenheit in Bezug auf die Arbeit unterschiedlich empfunden. Für den eigenen Vorgesetzten ist man strukturell nicht verantwortlich. Das eigene Wohlergehen hängt allerdings oft in erschreckend hohem Maß von dessen Befinden ab.

Das *Burnout-Institut Norddeutschland (BIND)*[37] hat ein *Merkblatt für Betroffene* herausgegeben, das man einem

Mitarbeiter zukommen lassen könnte, vielleicht mit einem kleinen wohlwollenden persönlichen Vermerk. Es hat folgenden Inhalt:

Wir wissen nicht, wie dieses Merkblatt in Ihre Hände gekommen ist. Vielleicht hat es Ihnen jemand auf den Schreibtisch oder ins Postfach gelegt, ein Kollege, Ihr Chef oder irgendjemand anderer, der Ihnen nahe steht. Wenn Sie selbst am Thema Burnout interessiert sind, weil Sie z. B. schon wissen oder ahnen, dass Sie selbst betroffen sind, können Sie die ersten Absätze überspringen.

Dann kommen wir sofort zur Sache: Sollte jemand anders Sie auf das Thema aufmerksam gemacht haben, gibt es im Wesentlichen zwei Möglichkeiten, darauf zu reagieren: *Defensiv:* »Was denkt sich der? Unverschämtheit! Wer war das?« *Konstruktiv:* »Jemand scheint sich Sorgen um mich zu machen. Mal sehen, was dran ist!« Klar, dass wir Ihnen zu der konstruktiven Option raten. Sie können schlussendlich immer noch entscheiden, dass alles ein Missverständnis ist und Sie nur einige Tage nicht in Topform waren, dass alles »normal« ist. In keinem Fall müssen Sie befürchten, »verrückt« zu sein!

Wie macht sich Burnout bemerkbar? Wenn das Wort Burnout fällt, haben die meisten Menschen ein vages Bild vor Augen: z. B. jemanden, der vom eigenen Ehrgeiz zerfressen oder unter der Last von vielerlei Pflichten zusammengebrochen, am Ende seiner Möglichkeiten ist, »ausgebrannt« eben. Jemand, der sagt: »Ich kann nicht mehr.« Aber das ist nur der End-Zustand. Dahin kommt kaum jemand in *einem* Schritt. Wenn Sie sich schon hier wiedererkannt haben, aber bislang nichts unternommen haben, dann ist es allerhöchste Zeit! Mehr dazu weiter unten. In

Wirklichkeit ist Burnout ein krisenhafter Prozess, der ganz »normale« Menschen über kurz oder lang in menschliche Wracks verwandeln kann. Nicht zwangsläufig; es gibt Ausstiegsmöglichkeiten. Werden sie aber verpasst, geht der Prozess weiter, u.U. bis zu einem bitteren Ende.

Um dieses Merkblatt kurz zu halten, nur ein paar wichtige *Stationen* des Prozesses [es folgt die Aufzählung typischer Symptome].

Haben Sie sich irgendwo wiedererkannt? Nein? Dann halten Sie die Sache unter Beobachtung. Ja? Dann beweist das nicht, dass Sie Burnout »haben«. Aber Sie sollten alarmiert sein. – Was können Sie tun?

Sich informieren, … Nachdenken, … Körperliche Ursachen ausschließen, […]

Hilfe suchen: Wenn Sie aus eigener Kraft nicht zu erfolgversprechenden Lösungen gelangen, dann sollten Sie nicht zögern, professionelle Hilfe zu suchen. Möglicherweise helfen Ihnen schon zwei oder drei Beratungsgespräche, den weiteren Weg selbst zu finden. Auch wenn keineswegs immer eine Psychotherapie angezeigt ist, sollten Sie dazu wahrscheinlich mit einem Psychotherapeuten Kontakt aufnehmen. Sollten Sie bereits das Gefühl haben, dass Ihnen alles über den Kopf wächst, dann überlegen Sie, ob nicht eine »Kur« von einigen Wochen in einer Psychosomatischen Klinik noch besser wäre – dort sind Sie nämlich den Zwängen Ihres Alltags erst einmal entzogen. Sprechen Sie darüber mit Ihrem Arzt, mit Ihrer Versicherung, mit Ihrem Arbeitgeber.

Auf jeden Fall: *Tun Sie einen ersten Schritt – noch heute!* Der kann schon darin bestehen, dass Sie in Ihrem Terminkalender möglichst bald drei Stunden Zeit für sich selber reservieren.[38]

Als *Führungsperson* gehört es zur vornehmsten Aufgabe, neben den Unternehmenszielen auch auf die Menschen zu achten, die zu deren Erreichung beitragen, auch schon deshalb, damit sie gute Arbeit leisten können. So liegt Burnout-Prävention im Interesse aller. Sie verhindert menschliches Leid, erhöht die Arbeitsqualität und spart Kosten. So sollte die Selbst- und Fremdeinschätzung der Burnout-Gefährdung und die Evaluation von Risikofaktoren, etwa anhand der sechs Bereiche von Leiter und Maslach (→S. 63), fixer Bestandteil regelmäßiger *Mitarbeitergespräche* sein. Darüber hinaus geben *Heike Bruch* und *Sandra Kowalevski* vom Institut für Führung und Personalmanagement der Universität St. Gallen elf Handlungsempfehlungen, wie Führungskräfte ihre Mitarbeiter vor Burnout schützen können:

> Sie sollten (1.) … zunächst auf Ihre eigene psychische Gesundheit achten. (2.) … sich Ihrer Vorbildfunktion in punkto psychische Gesundheit bewusst sein und an die psychische Gesundheit Ihrer Mitarbeitenden denken. (3.) … eine Kultur der Achtsamkeit etablieren. (4.) … die Erholungsprozesse Ihrer Mitarbeitenden unterstützen. (5.) … auf Ihre eigene Work-Life-Balance und die Ihrer Mitarbeitenden achten. (6.) … Frühwarnsysteme für Burnout und psychische Belastung etablieren. (7.) … in die Vermeidung von Burnout investieren, da die Kosten der Nachsorge um ein Vielfaches höher sind. (8.) … die strategischen Ziele klären und kommunizieren. Zudem sollten Sie Prioritäten setzen und Ihre Mitarbeitenden darin unterstützen, selbst zu priorisieren. (9.) … Ihre Mitarbeitenden ermuntern, suboptimale Projekte zu benennen, und diese einstellen. (10.) … auf einen ausgewoge-

nen Wechsel von Hochenergie- und Erholungs-Phasen achten. (11.) … die psychische Gesundheit in Ihrem Unternehmen messbar machen und die Ergebnisse kommunizieren.[39]

Wie können Führungspersonen ihrer Verantwortung nachkommen, wenn ein Betroffener Gesprächen über dieses Thema konsequent ausweicht? Im Nachhinein gesehen wurde der passende Zeitpunkt versäumt, oder die bisherige Beziehungsgestaltung verhindert überhaupt offene Gespräche. Türöffner könnten die Bitte um ein Gespräch, eine Selbstöffnung in Bezug auf eigene Beteiligung oder das Ansprechen der Beschützer sein. Dies ließe sich etwa so formulieren: »Ich möchte Sie dringend um ein Gespräch bitten, in dem *wir* uns Zeit nehmen, die *momentane* Situation zu besprechen. Ich weiß, das fällt Ihnen nicht leicht, und wir haben es miteinander auch nicht immer ganz einfach. Es liegt mir aber am Herzen, zu verstehen, was genau los ist, und mit Ihnen zu besprechen, wie man etwas verbessern kann. Wann kommen Sie zu mir, jetzt gleich oder am Nachmittag?«

Wie das folgende Gespräch verläuft, hängt von der Klarheit der Botschaften und von einer wertschätzenden und offenen Atmosphäre ab. Wenn sie authentisch ist, könnte die Botschaft etwa folgendermaßen lauten: »Wir schätzen Sie als wertvollen und engagierten Mitarbeiter und Menschen. Wir wollen alles Mögliche unternehmen, damit Sie hier an Ihrem Platz bei uns bleiben können. Die Situation hat sich allerdings in eine Richtung entwickelt, bei der wir nicht mehr länger tatenlos zusehen können. Sie wissen, wovon ich spreche? [Wenn es nicht klar ist, Fakten anführen.] Es geht um den Schutz unserer Kunden, um den Schutz des Unternehmens, aber auch um Ihren eigenen Schutz, sodass wir nicht warten können, bis etwas Schlimmes passiert. Ist das für Sie nachvollziehbar? [Pause] Was schlagen Sie selbst vor? [Pause] Wir haben uns folgende Schritte überlegt (Vorschläge z.B. Coaching, Therapie, Kur, Krankenstand). Was davon ist für Sie am ehesten annehmbar?« [Pause] Wenn keine Einigung möglich ist, kann der nächste Schritt notwendig werden: »Dann beenden wir hier das Gespräch. Bitte denken Sie darüber nach, was wir besprochen haben, und darüber, was Ihnen möglich ist. Wir setzen uns in einer Woche wieder zusammen, um uns auf eine klare Veränderungsstrategie und konkrete Schritte zu einigen. Wenn das nicht möglich sein sollte, sehen wir uns gezwungen, auf Ihre Mitarbeit zu verzichten. Ich gehe aber davon aus, dass wir gemeinsam einen passenden Weg finden!«

Bei einem solchen Gespräch könnte die Anwesenheit einer *Vertrauensperson* des Betroffenen sowohl für diesen hilfreich sein, als auch zum Schutz und zur Unterstützung des Vorgesetzten dienen. Bei größeren Betrieben ist es Aufgabe des *Betriebsrates* oder des *Betriebsarztes*, für Gesundheitsförderung zu sorgen und in Einzelfällen tätig zu werden. Wie in den Niederlanden (→S. 39) könnte die zusätzliche Kooperation mit externen Beratern das nötige Know-how bringen und zugleich aufgrund des geschützteren Raumes die Hemmschwellen verringern, Beratung in Anspruch zu nehmen.

Umgang mit burnoutgefährdeten Vorgesetzten

Wenn ein Vorgesetzter ein Burnout entwickelt, wirkt sich das auf seine Mitarbeiter aus. Es ist allerdings nicht deren

Aufgabe, ihren Vorgesetzten darauf anzusprechen. Das könnte als Anmaßung und Grenzüberschreitung erlebt werden. Die Mitarbeiter müssen aber für sich selbst sorgen und sich schützen, wenn der Vorgesetzte dazu nicht in der Lage ist. Wenn es keinen Vorgesetzten des Vorgesetzten und keine sonstige Vertrauensperson gibt, die diese anspruchsvolle Aufgabe übernimmt, kann sich das *Team* durchaus überlegen, initiativ zu werden. Dabei sind verschiedene Werte wie Loyalität, Fürsorgepflicht, Respekt vor dem Recht auf Selbstbestimmung und die Vermeidung von Beschämung in Anwesenheit Dritter abzuwägen; zugleich aber geht es um Selbstschutz.

Das Thema könnte im geschützten Rahmen einer Teambesprechung angesprochen werden. Je nach Organisationskultur könnte die Sorge um das Wohlergehen des Vorgesetzten in den Vordergrund gestellt werden oder das, was man als Mitarbeiter von seinem Chef braucht, um gute Arbeit leisten zu können. Man könnte auf wertschätzende Weise aufzeigen, welchen mit seiner Rolle verbundenen Aufgaben er nicht mehr im notwendigen Maß nachgekommen ist. Die Aufgabe eines externen Beraters könnte darin bestehen, würdigend und einfühlsam auf jene inneren Beschützer des Betroffenen einzugehen, die sich melden, und die Emotionen so weit zu regulieren, dass eine Behandlung der einzelnen Punkte auf der Sachebene möglich bleibt. Die Aufgabe der Teammitglieder besteht darin, in angemessener Weise auf Fakten hinzuweisen. Daraus die entsprechenden Konsequenzen zu ziehen, liegt allerdings nicht in ihrer Macht.

Es liegt in der Natur der Sache, dass speziell jene Personen in Führungspositionen gelangen, die in besonders hohem Maße mit ihren Rollen identifiziert sind. Diese fühlen sich in solchen Situationen nicht nur in ihrer Rolle in Frage gestellt, für die sie meist viel geopfert haben, sondern sind auch als Mensch zutiefst *gekränkt*. Sie fassen jede nur im Geringsten anders lautende Meinung als persönliche Kritik und Abwertung auf. Ihre Beschützer arbeiten dann mit den unterschiedlichsten Strategien: Sie lassen andere gar nicht zu Wort kommen, werten sie massiv ab oder verzichten auf die Mitarbeit von Personen mit abweichenden Positionen. Unter diesen Bedingungen sind Mitarbeiter relativ machtlos. Sie können versuchen, Mitgefühl für die beschützten Anteile des Vorgesetzten aufzubringen. Sie können versuchen, seine Beschützer in ihren guten Absichten zu verstehen und ihre Aktivitäten nicht persönlich zu nehmen, sich zugleich aber vor ihnen zu schützen. Mindestens ebenso wichtig wie das Mitgefühl für den Vorgesetzten ist allerdings jenes für sich selbst. Um es in Handlungen umzusetzen, bleibt nicht selten nur die Möglichkeit, einen anderen Arbeitsplatz zu suchen.

Umgang mit burnoutgefährdeten Familienmitgliedern

Eine ganz andere Problematik ergibt sich, wenn ein Familienmitglied burnoutgefährdet oder betroffen ist. In diesem Bereich wird besonders deutlich, wie untrennbar der Schutz des anderen mit dem eigenen Schutz verwoben ist. Dies geht so weit, dass man meist gar nicht mehr unterscheiden kann, ob man dem anderen um seinetwillen helfen will oder »nur« im eigenen Interesse, aus Not oder aus Liebe.

Bernhard von Clairvaux (* 1090, † 1153), der bedeutendste Heilige des Zisterzienserordens, schrieb an seinen ehemaligen Ordensbruder Papst Eugen III.:

> Wo soll ich anfangen? Am besten bei Deinen zahlreichen Beschäftigungen, denn ihretwegen habe ich am meisten Mitleid mit Dir. Ich fürchte, dass Du, eingekeilt in Deine zahlreichen Beschäftigungen, keinen Ausweg mehr siehst und deshalb Deine Stirn verhärtest; dass Du Dich nach und nach des Gespürs für einen durchaus richtigen und heilsamen Schmerz entledigst. Es ist viel klüger, Du entziehst Dich von Zeit zu Zeit Deinen Beschäftigungen, als dass sie Dich ziehen und Dich nach und nach an einen Punkt führen, an dem Du nicht landen willst. Du fragst: »An welchen Punkt?« An den Punkt, wo das Herz hart wird. […] Wenn also alle Menschen ein Recht auf Dich haben, dann sei auch Du selbst ein Mensch, der ein Recht auf sich selbst hat. Warum solltest einzig Du selbst nichts von Dir haben? […] Wie lange noch schenkst Du allen anderen Deine Aufmerksamkeit, nur nicht Dir selber? Ja, wer mit sich selbst schlecht umgeht, wem kann der gut sein? Denk also daran: Gönne Dich Dir selbst. Ich sage nicht: »Tu das immer.« Ich sage nicht: »Tu das oft.« Aber ich sage: »Tu das immer wieder einmal. Sei wie für alle anderen auch für Dich selbst da, oder jedenfalls sei es nach allen anderen.«[40]

Viele Menschen waren vom Wohl des Papstes abhängig. Bernhard von Clairvaux fürchtete vor allem die *Verhärtung seines Herzens*. Er meinte damit wohl das, worunter liebende Angehörige häufig am meisten leiden. Der Betroffene ist nicht mehr der, der er einmal war. Etwas in ihm hat sich zurückgezogen. Seine weichen Stellen sind nicht mehr zugänglich. Versuche, das anzusprechen, führen oft zur weiteren Verhärtung und erhöhen die Kluft in der Beziehung. Es scheint, als könne man nur ohnmächtig zuschauen, wie der andere ins Verderben rennt. Oft besteht zusätzlich die Gefahr, dass man selbst als Partner oder sogar die ganze Familie mitgerissen wird.

Und hier liegt der entscheidende Punkt. Es ist für den anderen nicht wirklich hilfreich, wenn man sich mitreißen lässt. Es schützt ihn viel mehr, wenn man sich selbst schützt, sich positioniert und Grenzen setzt. Es ist notwendig, selbst sicheren Boden unter den Füßen zu haben, wenn man jemand anderen aus dem Sumpf ziehen will. Im Flugzeug setzt man bei Druckabfall zunächst auch selbst die Sauerstoffmaske auf, um danach den anderen zu helfen. Die Botschaft könnte sinngemäß lauten: »Du weißt, ich würde alles geben, um Dir zu helfen. Das kann ich aber nicht, wenn Du nicht dazu bereit bist, Dir selbst zu helfen und Dir helfen zu lassen. Um mich selbst und meine Liebe zu Dir zu schützen, muss ich auf meine Grenzen achten. Ich habe beschlossen, für mich und für diese Grenzen zu sorgen. Ich ziehe mich auf festen Boden zurück, und Du bist herzlich eingeladen, mich dort zu besuchen. Ich freue mich von ganzem Herzen, wenn wir wieder gemeinsam Land gewinnen. [Pause] Ich fahre morgen zum Sonnenaufgang an meinen Lieblingsplatz. Kommst Du mit?«

Es gilt, den Beschützern die Sicherheit zu vermitteln. Dann lassen sie vielleicht zu, dass sich die beschützten Anteile mit ihren Gefühlen wie Angst, Abhängigkeit, Ohnmacht und Wut zeigen. Wenn diese Anteile einen wertschätzenden und geduldigen Zuhörer finden und sie in ihrer Not erkannt und anerkannt werden, kann nach inneren und äußeren Helfern Ausschau gehalten werden, um diese Not zu verringern. Dabei ist der Glaube daran wichtig, dass ein guter Ausweg möglich ist. Wenn man selbst von der Hoffnungslosigkeit angesteckt ist, wäre wahrscheinlich ein anderer Gesprächspartner hilfreicher. Im Sinne der vier E's (→S. 220) wäre allerdings schon das Erkennen und Anerkennen der Problematik der erste und oft schwierigste große Schritt.

Wenn der andere keine Bereitschaft für ein Gespräch zeigt, bleibt noch die Möglichkeit, ihn um Gehör zu bitten und sich selbst zu öffnen. Wenn er zugestimmt hat, zuzuhören, kann man erzählen, wie man ihn erlebt, wie es einem dabei geht und was man sich von ihm wünscht. Wenn er auch dazu nicht bereit ist, kann man sich selbst fragen, wie viel Geduld man noch aufbringen kann und will, und diese Grenze dann auch kommunizieren. Irgendwann kommt der Zeitpunkt, die Erfüllung der eigenen Bedürfnisse bei jenen Personen zu suchen, mit denen ein Austausch möglich ist.

UMGANG MIT EIGENER BURNOUTGEFÄHRDUNG

Um etwas aktiv zu verändern, müssen drei Voraussetzungen gegeben sein: Es muss ein Leidensdruck bestehen; es bedarf einer Einsicht in das Leiden und dessen Ursachen; und es braucht das Vertrauen, dass sich etwas zum Guten verändern lässt. In fortgeschritteneren Stadien eines klassischen Burnout ist es fatal, dass alles unternommen wird, um den Leidensdruck *nicht* wahrzunehmen. Es wird auch alles unternommen, um Einsicht und den klaren Blick auf das zu verhindern, was ist. Man schaut weg, verschleiert, lügt sich selbst und anderen in die Tasche. Es fehlt meist auch die dritte Bedingung, Veränderungen aktiv anzugehen. Der Ort, in dem man sich gefangen fühlt, gleicht einem Hochsicherheitsgefängnis; Flucht scheint undenkbar. Man kommt gar nicht auf die Idee, dass die Zeit des Aufenthaltes dort schon abgelaufen sein könnte und man einfach nur um den Schlüssel bitten könnte. Vielleicht hilft eine kleine Geschichte, um mit etwas Humor auf die eigene Situation zu schauen:

> Im Wald verbreitet sich wie ein Lauffeuer das Gerücht, der Bär habe eine Todesliste. Die Tiere sind in heller Aufregung. Schließlich nimmt der Hirsch all seinen Mut zusammen und geht zum Bären: »Sag mal, Bär, ich habe gehört, Du hast eine Todesliste?« »Ja, die habe ich,« antwortet der Bär. »Und? Stehe ich da drauf?«, fragt der Hirsch weiter. »Ja«, sagt der Bär. Mit einem tiefen Seufzer verschwindet der Hirsch und versteckt sich im dunklen Wald. Zwei Tage später wird er tot aufgefunden. Als nächstes geht der Keiler zum Bären: »Sag, Bär, ich habe gehört, Du hast eine Todesliste?« Als auch er erfährt, dass er auf der Todesliste steht, läuft er voller Angst davon und versteckt sich an der dunkelsten Stelle des Waldes. Auch er ist zwei Tage später tot. Die Angst breitet sich weiter aus. Als es der Hase nicht mehr aushält, geht auch er zum Bären, fragt nach der Todesliste und ob er ebenfalls drauf steht. »Ja, da stehst auch Du drauf«, sagt der Bär mit ernster Stimme. Der Hase spürt den Impuls wegzulaufen, hält inne und spürt den Boden unter seinen Läufen. [Er hat Achtsamkeit geübt, Anm. M. H.] Dann überlegt er, und plötzlich kommt ihm eine Idee: »Du Bär, könntest Du mich bitte von der Todesliste streichen?« Der Bär antwortet spontan: »Kein Problem, mach' ich gerne, nichts einfacher als das.«

Vielleicht kann man doch irgendwie Vertrauen gewinnen und sich von der Todesliste streichen lassen. Wenn es sich so anfühlt, als stünde man ganz allein vor einem nicht zu bewältigenden Berg, kann man sich zumindest jemanden an seine Seite holen. Vielleicht kann man denjenigen bitten, nicht vorschnell Vorschläge zu machen, wie man auch noch diesen Berg erklimmen oder ihn wegschaufeln könnte. Oft ist es ja schon ganz viel, sich aus der Isolation zu befreien und einmal diesen Eindruck mit jemandem zu teilen: Da ist ein riesiger Berg, von dem man meint, ihn nie bewältigen zu können. Wenn man mag, kann man von diesem Berg erzählen und gemeinsam mit einer Person, der man vertraut, auf diesen Berg schauen. Das ist etwas leichter als allein. Der Berg verändert sich bei näherer Betrachtung. Auf welche Weise, muss man selbst ausprobieren. Das ist bei jedem anders.

Wenn man in einem weiteren Gespräch auf dem Berg nach Wegen Ausschau hält, fällt einem vielleicht ein Steig mit Haltegriffen auf, der gangbar scheint. Oder man bemerkt unverhofft ein Hinweisschild für eine Seilbahn. Oder es wird plötzlich klar, dass man gar nicht auf den Berg hinauf muss und man auch am Talboden um ihn herumgehen kann. Vielleicht findet man sich sogar schon an einem guten Ort, an dem man eine Weile rasten könnte und der durchaus schöne Ausblicke bietet, wenn man Augen dafür hat.

Wer genau einen auf diese Weise unterstützen kann, ist vielleicht gar nicht so wichtig. Es braucht Vertrauen, etwas einzugestehen. Das Wichtigste ist wohl die Fähigkeit, einfühlsam und verständnisvoll zuzuhören, ohne eigene Interessen zu verfolgen oder wohlgemeinte Ratschläge geben zu müssen, die unpassend wären oder überfordern würden. Vielleicht gibt es so eine Person im Bekannten-, Freundes- oder Familienkreis; wenn nicht, kann man auf professionelle Hilfe zurückgreifen und vielleicht um eine Empfehlung für einen Coach oder Psychotherapeuten bitten. Wenn der Körper in Mitleidenschaft gezogen ist und eine Krankschreibung notwendig ist, sollte man einen Arzt aufsuchen. Mit einem Psychiater kann man die Frage einer medikamentösen Unterstützung besprechen. Nach dem Modell der vier E's (→S. 220) bringen klärende Gespräche Abstand und *Einsicht.* Wege der *Entlastung* müssen gefunden werden und sei es über einen Krankenstand, um Zeit und Raum zur *Erholung* zu schaffen.

WIEDEREINSTIEG NACH EINEM BURNOUT

Es wäre eine Illusion zu glauben, man könnte nach einer längeren Auszeit nach einem Burnout als der Alte zurückkommen und so weitermachen wie vorher. Man selbst, das Leben und die Beziehung zur Arbeit haben sich verändert. Auch an der Arbeitsstelle ist das Leben weitergegangen. Kollegen mussten einspringen. Vielleicht haben sich Positionen, Strukturen und die Verteilung der Arbeit oder sogar die Aufgaben selbst verändert. Wie sich diese Veränderungen auswirken, hängt wesentlich von der Gestaltung der Rückkehr auf den Arbeitsplatz ab. Leider bekommt dieser Schritt selten jene Aufmerksamkeit, die notwendig wäre.

Ausgehend vom Modell der Passung zwischen Arbeitsplatz und Arbeitnehmer wurde in Schweden ein Vorgehen entwickelt, das die Wahrscheinlichkeit erhöht, dass sich Arbeitnehmer wieder in ihre Arbeitsplätze eingliedern konnten. Zunächst wurde mit dem Arbeitnehmer über die Gründe für den Krankenstand gesprochen und darüber, was eine Rückkehr zur Arbeit erleichtern würde. Mit seiner Erlaubnis wurde auch die Sichtweise seines unmittelbaren Vorgesetzten erhoben. Als dritter Schritt erfolgte ein gemeinsames Treffen. Dabei wurden beide Perspektiven zusammengefasst und Übereinstimmungen und Unterschiede herausgearbeitet, um im Verlauf des Gesprächs die Sichtweisen und Zielvorstellungen beider soweit wie möglich einander anzugleichen. Das eineinhalbstündige Gespräch endete mit konkreten Vereinbarungen über kurz- und langfristige Lösungsschritte. Diese betrafen z.B. Zeitpläne, Job Design, die Kommunikation, Trainings oder die Inanspruchnahme von Unterstützung. Zusätzlich zu diesem Gespräch wurden für die Arbeitnehmer und die Vorgesetzten unabhängig voneinander Halbtages-Seminare organisiert, in denen die Vorbeugung neuer, ähnlicher Krankenstände Thema wurde.[41] In einer anderen Studie bildete man für eine vergleichbare Vorgehensweise spezielle *Return-to-Work-Koordinatoren* aus. Zusätzlich wurde einen Monat nach dem ersten Treffen ein weiteres Gespräch arrangiert.[42]

Um die Rückkehr auf den Arbeitsplatz zu optimieren, sollte diese möglichst vorbesprochen und in Übereinstimmung geplant werden.[43] Auch hat es sich bewährt, während des Krankenstands die Verbindung zwischen dem Arbeitnehmer und dem Arbeitsplatz aufrechtzuerhalten. Wenn die Kommunikation ohnehin gut funktioniert und die Beteiligten bereit sind, aufeinander zuzugehen, erübrigen sich solche strukturierten Treffen. Auf der anderen Seite sind derartige Ansätze dann nicht umsetzbar, wenn die Bereitschaft von einer der Seiten fehlt, etwa wenn der Arbeitnehmer eine Pensionierung anstrebt und gar nicht mehr an den Arbeitsplatz zurückkehren will. Dann wäre eher ein Scheitern der Rückkehr in seinem Interesse. Auch für Arbeitgeber gibt es durchaus nachvollziehbare Gründe, warum sie nicht immer ernsthaft zum Gelingen der Rückkehr ihrer Mitarbeiter aus einem Langzeitkrankenstand beitragen wollen.

Bei dieser Rückkehr muss man auch zwiespältige Gefühle von Seiten der Kollegenschaft berücksichtigen. Auf der einen Seite stehen Freude und die Hoffnung, wieder entlastet zu werden. Daraus resultierende hohe Erwartungen an die Leistungsfähigkeit des Betroffenen werden nicht selten enttäuscht. Auf der anderen Seite gibt es oft Kollegen, die durch die notwendige Mehrarbeit überfordert waren und die bei der – meist falschen – Vorstellung wütend wurden, dass es sich der Kollege so lange hat gut gehen lassen. Manchmal müssen sie auch wieder davon Abschied nehmen, was sie aufgrund des Ausfalls gewonnen hatten. Wenn die Beziehungen schon vor dem Ausfall schwierig waren, können sie noch konfliktreicher werden oder aber Schuldgefühle auftreten, wenn sich jemand dafür mitverantwortlich fühlt, wie es gekommen ist. Auch bei den Burnout-Betroffenen sind widersprüchliche Gefühle wie Freude und Angst, Wut und Schuldgefühle normal.

Falls von Arbeitgeberseite diesbezüglich keine verbindlichen Strukturen und Vorgehensweisen vorgegeben werden, muss man sich selbst Unterstützung organisieren. Diese kann im Rahmen einer ohnehin laufenden Psychotherapie zur Burnout-Behandlung erfolgen oder aber in einem *Return-to-Work-Coaching*. Ziel wäre eine Klärung der Bedingungen, unter denen die Rückkehr auf den Arbeitsplatz wieder denkbar und Erfolg versprechend scheint. Es sollten Wege erarbeitet werden, diese angemessen mitzuteilen und mit den dafür Verantwortlichen zum passenden Zeitpunkt auszuhandeln. Es geht auch um die Gestaltung der Wiederaufnahme des Kontakts mit den Mitarbeitern. Dabei hat es sich bewährt, sich vor der Rückkehr mit einer wohlgesonnenen Person aus diesem Kreis zu treffen, um beiderseitige Unsicherheiten zu reduzieren.

Manchmal wird in Vorgesprächen klar, dass eine Rückkehr an den ursprünglichen Arbeitsplatz nicht wünschenswert ist. In diesem Fall ist zu überlegen, den Arbeitsplatz innerhalb des Betriebs zu wechseln oder aber das Dienstverhältnis aufzulösen, im Idealfall auf eine für beide Seiten gut akzeptable Weise.

Im besten Fall nutzen Arbeitgeber und Arbeitnehmer den Arbeitsausfall als Chance, etwas zu lernen; sie verändern und verbessern, was notwendig ist. Dann würde das Ziel nicht darin bestehen, wieder dorthin zurückzukehren, wie es vor dem Burnout war, sondern darin, mit einer neuen Qualität so zu arbeiten, zusammenzuarbeiten und zu leben wie *nie* zuvor.

ANHANG

ANMERKUNGEN

Einführung

1 Nyanaponika 2000
2 Weiss et al. 2013

Burnout

1 2. Mose 18 (Exodus)
2 1. Könige 19
3 Schmidt, A. 2012, S. 84
4 Ipser 1986, S. 11–12
5 Schwartz & Will 1953, zit. nach Schaufeli & Enzmann 1998, S. 4
6 Edelwich & Brodsky 1984
7 Freudenberger & North 1994, S. 38 und 121–157
8 Freudenberger & Richelson 1980, S. 16
9 Freudenberger & Richelson 1980, S. 19
10 Freudenberger 1974, S. 161, zit. nach Rösing 2008, S. 35
11 Freudenberger & Richelson 1980, S. 13–14
12 Vgl. Lief & Fox 1963, zit. nach Pines et al. 2000, S. 67
13 Vgl. Hillert & Marwitz 2006, S. 62–67
14 Pines et al. 2000, S. 25
15 Pines et al. 2000, S. 13
16 Vgl. Burisch 2006, S. 17
17 Pines 1993, S. 33
18 Cherniss & Müller 1999, S. 18 f., zit. nach Menschik 2011, S. 19–20
19 Vgl. Hillert & Marwetz 2006, S. 68
20 Karger 1981
21 Vgl. Karasek & Theorell 1990, S. 31–33
22 Vgl. Siegrist & Theorell 2008, S. 102
23 Vgl. Siegrist & Theorell 2008, S. 102
24 Siegrist 2012
25 Eibel et al. 2009, S. 31
26 Quellen →Infoblatt 1 (Studien zu Entstehungsbedingungen von Burnout)
27 Demerouti et al. 2001, S. 501
28 Xanthopoulou et al. 2007
29 Vgl. van Dierendonck et al. 1998
30 Geurts et al. 1993
31 Bakker & Daniels 2013
32 Rösing 2008, S. 118; Schaufeli & Kompier 2001
33 Rösing 2008
34 Rösing 2008, S. 251
35 Schaufeli & Enzmann, 1998, S. 36 (Übersetzung durch den Autor M. H.)

36 Prokrustes war in der griechischen Mythologie ein Riese, der als Wegelagerer den vorbeikommenden Reisenden ein Bett anbot. Waren sie zu lang für das Bett, hackte er ihnen die überstehenden Teile der Füße ab. Waren sie zu kurz, machte er sie passend, indem er sie streckte.
37 Van der Klink & van Dijk 2003
38 Vgl. Dilling et al. 2011, S. 180
39 Rösing 2008, S. 188–200
40 Csíkszentmihályi 2004
41 Fullagar & Kelloway 2013
42 Gussone & Schiepek 2000, S. 108
43 Foster 2006
44 Husmann & Krause 2009
45 Freudenberger & Richelson 1980, S. 225
46 Kivimaki et al. 2007
47 Hillert & Marwitz 2006, S. 210
48 Schaufeli und Enzmann 1998, S. 17
49 Vgl. Bröckling 2007
50 Keupp 2012, S. 31
51 Ehrenberg 2008
52 EU-OSHA 2009, S. 10; zit. nach Biffl et al. 2011, S. 26
53 Rosa 2005
54 Ende 1973, S. 72
55 Schmidt, S. 2012
56 Keyes 1991; zit. nach Levine 2008, S. 80
57 Rosa 2005, S. 190
58 Rosa 2012, S. 3
59 Vgl. Rosa 2012, S. 3
60 Maslach & Leiter 2001
61 Leiter & Maslach 2007
62 Hillert & Marwitz 2006, S. 68–69
63 Biffl et al. 2011, S. 46
64 Schaufeli & Enzmann 1998, S. 84
65 http://www.next.uni-wuppertal.de/index.php
66 Van der Schoot et al. 2005, S. 57–62
67 Borchart et al. 2011
68 Estryn-Behar et al. 2008
69 Garrett 2008
70 Mayrhofer 2011
71 Del Canale et al. 2012
72 Bartley 1983, zit. nach Burisch 2006, S. 3
73 Wisniewski & Gargiulo 1997
74 Hahn 2011
75 Vgl. Schaufeli & Enzmann 1998, S. 14
76 Vgl. Hochschild 2006
77 Vgl. Bergner 2010
78 Maslach 1982, zit. nach Schaufeli & Enzmann 1998, S. 76
79 Vgl. Schaufeli & Enzmann 1998, S. 80–81; Kirk & Koeske 1995
80 Vgl. Schaufeli & Enzmann 1998, S. 78
81 Freudenberger & North 1994, S. 27
82 Schnabel 2012, S. 57
83 European Agency for Safety and Health at Work 2003, S. 49
84 Pretty et al. 1992
85 Gussone & Schiepek 2000, S. 147–148
86 Gussone & Schiepek 2000, S. 174

Achtsamkeit

1 Thich Nhat Hanh 2011
2 James 1950, S. 424; zit. nach Wallace 2012 S. 31–32
3 Vgl. Binnewies & Sonnentag 2013

4 Vgl. Ott 2012, S. 85–86
5 www.shinzen.org
6 Vgl. Wilber 1996, S. 152
7 Frisch 1950, S. 32
8 Suzuki 2007, S. 22
9 Vgl. Bodhi 2002, S. 38
10 Grossmann 2004, S. 76–77
11 Vgl. Young 2011
12 Vgl. Ott 2010
13 Vgl. Michalak et al. 2012, S. 41–42
14 Vgl. Michalak et al. 2012, S. 36–37
15 Vgl. Tan 2012, S. 106–107
16 Vgl. Wetzel 2011

Mit Achtsamkeit Burnout vorbeugen

1 Gilbert 2012, S. 253
2 Vgl. Thatcher 2008, S. 123
3 Hayes et al. 2006
4 Vgl. Schmid & Hipp 2001
5 Reddemann 2008
6 Schultz von Thun 2005
7 Schmidt 1986
8 Huber 2006
9 Schwartz 2007
10 Dietz & Dietz 2011
11 Weiss et al. 2012 und Weiss et al. 2013
12 Bodhi 2002, S. 41
13 Skidelsky & Skidelsky 2013
14 Riemann 2011
15 Seidel 2012
16 Inglehart 1989
17 Klages 2002
18 Vgl. Wengenroth 2012, S. 175–205
19 Mende 2011
20 Mende 2011, S. 256
21 Wengenroth 2012, S. 181
22 Kabat-Zinn 2011
23 Pfarrer Anno Schulte-Herbrueggen 2011, pers. Mitteilung
24 Schmidt 2011
25 LeShan, nach Trenkle, zit. nach Revenstorf et al. 2009, S. 243
26 Reddemann & Wetzel 2011, S. 122
27 Habermas 2001, S. 19, zit. nach Rosa 2005, S. 26
28 Reddemann & Wetzel 2011, S. 38
29 Weiss et al. 2012
30 Weiss et al. 2013
31 Rilke 1998/Rilke & Kappus 1929, S. 46
32 Buch Kohelet 3,1; zit. nach Rosa 2009
33 Nippert-Eng 1996
34 Frisch 1950, S. 31
35 Neff 2012
36 Vgl. Thomas 2012
37 Shapiro et al. 1998
38 Beddoe & Murphy 2004
39 Birnie et al. 2010
40 Goleman 2012, S. 10
41 Vgl. Mayer & Salovey 1993, S. 433
42 Creswell et al. 2007
43 Watzlawick 2009, S. 37–38
44 Rosenberg 2005
45 Schlechtriemen-Koß & Schlechtriemen 2008
46 Boszormenyi-Nagy et al. 1995
47 Vgl. Rösing 2008, S. 184–185
48 Vgl. Tan 2012, S. 188
49 Frankl 1963, zit. nach Csíkszentmihályi 2004, S. 81
50 Tan 2012, S. 21–22
51 Ricard 2008, S. 34
52 Wallace 2012, S. 28–31
53 Steindl-Rast 2012
54 Burkhard 2010, S. 75
55 Wetzel 2001
56 Wetzel 2011
57 Kabat-Zinn 2011, S. 334–335
58 Bays 2012, S. 183
59 Brodbeck 2012b, S. 53

60 Hüther & Spannbauer 2012, S. 126–127
61 Ceming 2012, S. 40
62 Vgl. Winnicott 1984, S. 50
63 Brodbeck 2012b, S. 44
64 Ceming 2012, S. 32
65 Ceming 2012, S. 34–35
66 Meibom 2012, S. 87–89
67 Brodbeck 2012a, S. 27
68 Brodbeck 2012a, S. 28
69 Kabat-Zinn 2008, S. 245
70 Wetzel 2012, S. 124–126
71 Bays 2012, S. 92–94
72 Saint-Exupéry 1998
73 Bays 2012, S. 69–71
74 Bays 2012, S. 148–150
75 Bays 2012, S. 145–147
76 Bays 2012, S. 58–61
77 Bays 2012, S. 95–97
78 Bays 2012, S. 166–168
79 Siegel 2007
80 Hanson 2009, S. 67–70

Prävention und Behandlung von Burnout

1 Hillert & Marwitz 2006, S. 233
2 Vgl. Lohmer 2012
3 Anderson et al. 1999
4 Smith 2008
5 Meichenbaum 2012
6 Freedy & Hobfoll 1994
7 Tan 2012
8 Rosenberg 2005
9 Kabat-Zinn 2011
10 Zarbock et al. 2012
11 Vgl. Michalak et al. 2012, S. 65–67
12 Wengenroth 2008; Wengenroth 2012
13 Waadt & Acker 2013, S. 64–84
14 Kurtz 1994
15 Schwartz 2007
16 Dietz & Dietz 2011
17 Schreyögg 2012
18 Hahn et al. 2011
19 Vgl. Lohmer 2012
20 Cassel 1976
21 Antonovsky 1991, S. 125
22 Lorenz 2005, S. 19
23 Antonovsky 1991, S. 127
24 Antonovsky 1991, S. 115
25 Antonovsky 1997, S. 92
26 Antonovsky 1988, S. 89
27 Laudenslager et al. 1983
28 Antonovsky 1997, S. 21
29 Lazarus & Cohen 1977
30 Antonovsky 1991, S. 118
31 Antonovsky 1988, S. 3
32 Quellen den referierten Studien →Infoblatt 7 (Studien zur Therapie von Burnout)
33 Günthner & Batra 2012
34 Quellen der referierten Studien in diesem Abschnitt →Infoblatt 3 (Studien zu Burnout und Achtsamkeit)
35 Freudenberger 1974, S. 159–161, zit. nach Rösing 2008, S. 34
36 Prior 2012
37 http://www.burnout-institut.eu/
38 http://www.burnout-institut.eu/fileadmin/user_upload/BO-Merkblatt.pdf
39 Bruch & Kowalevski 2012
40 Schmidt, A. 2012, S. 83–85
41 Karlson et al. 2010
42 Oostrom et al. 2009
43 Pomaki et al. 2010

Glossar

1 Berger et al. 2012
2 Ulmer & Schwartzburd 1996, S. 332; www.eilkrankheit.de
3 Schmidbauer 1977; Schmidbauer 2009
4 Maslach & Jackson 1981
5 Hillert & Marwitz 2006, S. 112

6 Hillert & Marwitz 2006, S. 112
7 Hillert & Marwitz 2006, S. 113
8 Hillert & Marwitz 2006, S. 113
9 Hillert & Marwitz 2006, S. 114
10 Hillert & Marwitz 2006, S. 114f
11 Burisch 2006, S. 37
12 http://www.shirom.org/arie/index.html# (Abrufdatum 15. März 2013)
13 Germer 2010, S. 221–222
14 Werner 1997
15 Pearlman & Saakvitne 1995
16 Vgl. Linden et al. 2004

LITERATURVERZEICHNIS

Empfehlenswerte weiterführende Literatur ist fettgedruckt

Anderson, V. L., Levinson E. M., Barker, W. & Kiewra K. R. (1999). The Effects of Meditation on Teacher Perceived Occupational Stress, State and Trait Anxiety, and Burnout. *School Psychology Quarterly, 14*(1), S. 3–25.

Antonovsky, A. (1988). *Unraveling the Mystery of Health: How People Manage Stress and Stay Well.* San Francisco, London: Jossey-Bass.

Antonovsky, A. (1991). Meine Odyssee als Stressforscher. In Abholz, H.-H. (Hrsg.), *Rationierung der Medizin.* Jahrbuch für Kritische Medizin 17. Berlin: Argument, S. 112–130.

Antonovsky, A. (1997). *Salutogenese: Zur Entmystifizierung der Gesundheit.* Dt. erw. (Hrsg.) Franke, A. Tübingen: dgvt.

Bakker, A. B. & Daniels, K. (Hrsg.). (2013). *A Day in the Life of a Happy Worker.* Hove: Psychology.

Bartley, W. W. (1983). *Wittgenstein, ein Leben.* München: Matthes & Seitz.

Bays, J. C. (2012). *Achtsam durch den Tag: 53 federleichte Übungen zur Schulung der Achtsamkeit.* Oberstdorf: Windpferd.

Beddoe, A. E. & Murphy, S. O. (2004). Does Mindfulness Decrease Stress and Foster Empathy Among Nursing Students? *The Journal of Nursing Education, 43*(7), S. 305–312.

Berger, M., Linden, M., Schramm, E., Hillert, A., Vorderholzer, U. & Maier, W. (2012). *Positionspapier der Deutschen Gesellschaft für Psychiatrie, Psychotherapie und Nervenheilkunde (DGPPN) zum Thema Burnout.* http://www.dgppn.de/fileadmin/user_upload/_medien/download/pdf/s tellungnahmen/2012/stn-2012-0 3-07-burnout.pdf (Abrufdatum 17. Juni 2013).

Bergner, T. M. H. (2010). *Burnout bei Ärzten: Arztsein zwischen Lebensaufgabe und Lebens-Aufgabe* (2. Auflage). Stuttgart: Schattauer.

Biffl, G., Faustmann, A., Gabriel, D., Leoni, T., Mayrhuber, C. & Rückert, E. (2011). *Psychische Belastungen der Arbeit und ihre Folgen: Endbericht.* Krems/Wien: Arbeiterkammer Wien.

Binnewies, C. & Sonnentag, S. (2013). The Application of Diary Methods to Examine Workers' Daily Recovery During Off-Job-Time. In Bakker, A. B. & Daniels, K. (Hrsg.), *A Day in the Life of a Happy Worker.* Hove: Psychology, S. 72–84.

Birnie, K., Speca, M. & Carlson, L. E. (2010). Exploring Self-Compassion and Empathy in the Context of Mindfulness-Based Stress Reduction (MBSR). *Stress and Health, 26*(5), S. 359–371. DOI:10.1002/ smi.1305.

Bodhi, B. (2002). Der Ehrwürdige Nyanaponika Mahathera: Ein deutscher Abgesandter des Dhamma in Sri Lanka. In *Ein edler Freund der Welt. Nyanaponika Mahathera (*1901–1994); Gedenkschrift zum 100. Geburtstag. Uttenbühl: Jhana, S. 15–43.

Borchart, D., Galatsch, M., Dichter, M. N., Schmidt, S. G. & Hasselhorn, H. M. (2011). *Gründe von Pflegenden ihre Einrichtung zu verlassen – Ergebnisse der Europäischen NEXT-Studie. http://www.next.uni-wuppertal.de/download.php?f=d15ebb922cbacf5b* a23abd9778dc0a60&target=0 (Abrufdatum *17*. Juni 2013).

Boszormenyi-Nagy, I., Spark, G. M. & Gangloff, S. A. (1995). *Unsichtbare Bindungen: Die Dynamik familiärer Systeme* (5. Auflage). Stuttgart: Klett-Cotta.

Brodbeck, K.-H. (2012a). Die Kreativität der Achtsamkeit. *ursache & wirkung*, (82), S. 26–28.

Brodbeck, K.-H. (2012b). Von der Geldgier zum Wachstum an Verbundenheit: Grundzüge einer kritischen Wirtschaftsethik. In Hüther, G. & Spannbauer, C. (Hrsg.), *Connectedness. Warum wir ein neues Weltbild brauchen*. Bern: Huber, S. 43–60.

Bröckling, U. (2007). *Das unternehmerische Selbst: Soziologie einer Subjektivierungsform*. Frankfurt/M.: Suhrkamp.

Bruch, H. & Kowalevski, S. (2012). Zwischen Hochleistung und Erschöpfung. Wie Führungskräfte das Potenzial ihrer Mitarbeiter ausschöpfen und Burn-out vermeiden. Überlingen: Compamedia. http://www.topjob.de/upload/presse/pressemitteilungen/TJ_12_Stud ie_Burn-out.pdf (Abrufdatum 17. Juni 2013).

Burisch, M. (2006). *Das Burnout-Syndrom: Theorie der inneren Erschöpfung* (3. Auflage). Berlin, Heidelberg: Springer.

Burkhard, A. (2010). *Achtsamkeit – Entscheidung für einen neuen Weg: Meditationsübungen für Praxis und Alltag*. Stuttgart: Schattauer.

Cassel, J. (1976). The Contribution of the Social Environment to Host Resistance: The Fourth Wade Hampton Frost Lecture. *American Journal of Epidemiology, 104*(2), S. 107–123.

Ceming, K. (2012). Von Weltenbürgern, Gotteskindern und Buddhakeimlingen: Die Lehre von der universellen Verbundenheit in der westlichen und östlichen Geistestradition. In Hüther, G. & Spannbauer, C. (Hrsg.), *Connectedness. Warum wir ein neues Weltbild brauchen*. Bern: Huber, S. 29–42.

Cherniss, C. & Müller, C. W. (1999). *Jenseits von Burnout und Praxisschock: Hilfen für Menschen in lehrenden, helfenden und beratenden Berufen*. Weinheim, Basel: Beltz.

Creswell, J. D., Way, B. M., Eisenberger, N. I. & Lieberman, M. D. (2007). Neural Correlates of Dispositional Mindfulness During Affect Labeling. *Psychosomatic Medicine, 69*(6), S. 560–565. DOI: 10.1097/PSY.0b013e3180f6171f.

Csíkszentmihályi, M. (2004). *Flow im Beruf: Das Geheimnis des Glücks am Arbeitsplatz* (2. Auflage). Stuttgart: Klett-Cotta.

Del Canale, S., Louis, D. Z., Maio, V., Wang, X., Rossi, G., Hojat, M. & Gonnella, J. S. (2012). The Relationship Between Physician Empathy and Disease Complications: An Empirical Study of Primary Care Physicians and their Diabetic Patients in Parma, Italy. *Acade-*

mic Medicine: Journal of the Association of American Medical Colleges, 87(9), 1243–1249. DOI:10.1097/ACM.0b013e3182628fbf.

Demerouti, E., Bakker, A. B., Nachreiner, F. & Schaufeli, W. B. (2001). The Job Demands-Resources Model of Burnout. *The Journal of Applied Psychology, 86*(3), S. 499–512.

Dietz, I. & Dietz, T. (2011). ***Selbst in Führung: Achtsam die Innenwelt meistern; Wege zur Selbstführung in Coaching und Selbst-Coaching*** **(3. Auflage). Paderborn: Junfermann.**

Dilling, H., Mombour, W. & Schmidt, M. (2011). Internationale Klassifikation psychischer Störungen: ICD-10 Kapitel V (F): Klinisch-diagnostische Leitlinien (8. Auflage). Bern: Huber.

Edelwich, J. & Brodsky, A. (1984). *Ausgebrannt – das »Burn-out« – Syndrom in den Sozialberufen*. Salzburg: AVM.

Ehrenberg, A. (2008). *Das erschöpfte Selbst: Depression und Gesellschaft in der Gegenwart*. Frankfurt/M.: Suhrkamp.

Eibel, K., Iwanowa, A., Jimenez, P., Kallus, W., Korunka, C. & Kubicek, B. (2009). *Die Qualität des Arbeitslebens von älteren ArbeitnehmerInnen. Eine Studie der Bundesarbeitskammer: Zusammenfassung der Teilberichte der Psychologischen Institute der Universitäten Graz, Innsbruck und Wien*. Wien, Graz, Innsbruck.

Ende, M. (1973). *Momo*. Stuttgart: Thienemann.

European Agency for Safety and Health at Work (2003). Gender Issues in Safety and Health at Work – A Review. https://osha.europa.eu/en/publications/reports/209 (Abrufdatum 27. Mai 2013).

European Agency for Safety and Health at Work (2009). OSH in Figures: Stress at Work – Facts and Figures. Luxemburg.

Estryn-Behar, M., van der Heijden, B., Camerino, D., Fry, C., Le Nezet, O., Conway, P. M. & Hasselhorn, H.-M. (2008). Violence Risks in Nursing – Results from the European »NEXT« Study. *Occupational Medicine, 58*(2), 107–114. DOI:10.1093/occmed/kqm142.

Foster, C. (2006). *Confidence Man: Psychology Pioneer Albert Bandura puts his Theories to Work Helping People to Believe in Themselves and Change their World*. http://alumni.stanford.edu/get/page/magazine/article/?article_id =33332 (Abrufdatum 14. März 2013).

Freedy, J. R. & Hobfoll, S. E. (1994). Stress Inoculation for Reduction of Burnout: A Conservation of Resources Approach. *Anxiety, Stress & Coping, 6*(4), 311–325. DOI:10.1080/10615809408248805.

Freudenberger, H. J. (1974). Staff Burn-Out. *Journal of Social Issues, 30*(1), S. 159–165. DOI:10.1111/j.1540-4560.1974.tb00706.x.

Freudenberger, H. J. & North, G. (1994). *Burn-out bei Frauen: Über das Gefühl des Ausgebranntseins* (13. Auflage). Frankfurt/M.: Fischer.

Freudenberger, H. J. & Richelson, G. (1980). *Ausgebrannt: Die Krise der Erfolgreichen – Gefahren erkennen und vermeiden*. München: Kindler.

Frisch, M. (1950). *Tagebuch*, 1946–1949. Frankfurt/M.: Suhrkamp.

Fullagar, C. & Kelloway, K. E. (2013). Work-Related Flow. In Bakker,

A. B. & Daniels, K. (Hrsg.), *A Day in the Life of a Happy Worker.* Hove: Psychology, S. 41–57.
Garrett, C. (2008). The Effect of Nurse Staffing Patterns on Medical Errors and Nurse Burnout. *AORN Journal, 87*(6), 1191–1204. DOI: 10.1016/j.aorn.2008. 01. 022.
Germer, C. (2010). *Der achtsame Weg zur Selbstliebe: Wie man sich von destruktiven Gedanken und Gefühlen befreit.* Freiburg/B.: Arbor.
Geurts, S. A., Schaufeli, W. B. & Buunk, B. P. (1993). Social Comparison, Inequity, and Absenteeism among Bus Drivers. *European Work and Organizational Psychologist, 3*(3), S. 191–203. DOI:10.1080/09602009308408589.
Gilbert, P. (2012). Depression: Suffering in the Flow of Life. In Germer, C. K. & Siegel, R. D. (Hrsg.), *Wisdom and Compassion in Psychotherapy. Deepening Mindfulness in Clinical Practice.* New York: Guilford Press, S. 249–264.
Goleman, D. (2012). Vorwort. In Tan, C.-M. (2012). *Search Inside Yourself: Das etwas andere Glücks-Coaching.* München: Arkana, S. 9–12.
Grossmann, P. (2004). Das Üben von Achtsamkeit: Eine einzigartige klinische Intervention für die Verhaltenswissenschaften. In Heidenreich, T. & Michalak, J. (Hrsg.), *Achtsamkeit und Akzeptanz in der Psychotherapie. Ein Handbuch.* Tübingen: dgvt, S. 69–101.
Günthner, A. & Batra, A. (2012). Stressmanagement als Burn-out-Prophylaxe. *Bundesgesundheitsblatt – Gesundheitsforschung – Gesundheitsschutz, 55*(2), S. 183–189. DOI:10.1007/s00103-011-1406-y.
Gussone, B. & Schiepek, G. (2000). *Die »Sorge um sich«: Burnout-Prävention und Lebenskunst in helfenden Berufen.* Tübingen: dgvt.
Habermas, J. (2001). *Die Zukunft der menschlichen Natur: Auf dem Weg zu einer liberalen Eugenik?* Frankfurt/M.: Suhrkamp.
Hahn, A. (2011). *Arbeitsbelastung an kaufmännischen beruflichen Schulen – eine qualitative Einzelfallstudie* – Berichte zur Wirtschaftspädagogik und Personalentwicklung. Friedrich-Alexander Universität, Erlangen-Nürnberg. http://www.wipaed.wiso.uni-erlangen.de/berichte/Hahn_122011.pdf (Abrufdatum 24. Juni 2013).
Hahn, V. C., Binnewies, C., Sonnentag, S. & Mojza, E. J. (2011). Learning How to Recover from Job Stress: Effects of a Recovery Training Program on Recovery, Recovery-Related Self-Efficacy, and Well-being. *Journal of Occupational Health Psychology, 16*(2), S. 202–216. DOI:10.1037/a0022169.
Hanson, R. (2009). *Buddha's Brain: The Practical Neuroscience of Happiness, Love & Wisdom.* Oakland: New Harbinger Publications.
Hayes, S. C., Luoma, J. B., Bond, F. W., Masuda, A. & Lillis, J. (2006). Acceptance and Commitment Therapy: Model, Processes and Outcomes. *Behaviour Research and Therapy, 44*(1), S. 1–25. DOI:10.1016/j.brat.2005. 06. 006.
Hillert, A. & Marwitz, M. (2006). *Die Burnout Epidemie, oder, Brennt die Leistungsgesellschaft aus?* München: Beck.

Hochschild, A. R. (2006). *Das gekaufte Herz: Die Kommerzialisierung der Gefühle.* Frankfurt/M. [u.a.]: Campus.

Huber, M. (2006). *Der innere Garten: Ein achtsamer Weg zur persönlichen Veränderung* (4. Auflage). Paderborn: Junfermann.

Hüther, G. & Spannbauer, C. (2012). Ein Plädoyer der Verbundenheit. In Hüther, G. & Spannbauer, C. (Hrsg.), *Connectedness. Warum wir ein neues Weltbild brauchen.* Bern: Huber, S. 125–132.

Husmann, B. & Krause, W. (2009). »Wenn die Selbstheilungskräfte falsch abbiegen …« Burnout in Kliniken und Praxen. *Ärzteblatt Sachsen-Anhalt,* 5, S. 20–27.

Inglehart, R. (1989). *Kultureller Umbruch: Wertwandel in der westlichen Welt.* Frankfurt/M.: Campus.

Ipser, K. (1986). *Mit Goethe in Italien,* 1786–1986. Berg: Türmer.

James, W. (1950). *The Principles of Psychology.* New York: Dover.

Kabat-Zinn, J. (2008). *Zur Besinnung kommen: Die Weisheit der Sinne und der Sinn der Achtsamkeit in einer aus den Fugen geratenen Welt* (3. Auflage). Freiamt/Schwarzwald: Arbor.

Kabat-Zinn, J. (2011). *Gesund durch Meditation: Das große Buch der Selbstheilung.* München: Knaur.

Karasek, R. & Theorell, T. (1990). *Healthy Work: Stress, Productivity, and the Reconstruction of Working Life.* New York: Basic Books.

Karger, H. J. (1981). Burnout and Alienation. *Social Service Review, 55*(2), S. 270–283.

Karlson, B., Jonsson, P., Palsson, B., Abjornsson, G., Malmberg, B., Larsson, B. & Osterberg, K. (2010). Return to Work After a Workplace-Oriented Intervention for Patients on Sick-Leave for Burnout – A Prospective Controlled Study. *BMC Public Health, 10*(1), 301. DOI:10.1186/1471-2458-10-301.

Keupp, H. (2012) Riskante Chancen: Das sich erschöpfende Selbst auf dem Fitnessparcour des globalen Kapitalismus. In Bentele, M. & Fellermann, J. (Hrsg.). *Womit Supervision und Coaching zu tun haben werden: Schlaglichter auf Veränderungen in Gesellschaft, Arbeit und Beratung.* Kassel: Kassel University Press, S. 24–45.

Keyes, R. (1991). *Timelock: How Life Got so Hectic and What You Can Do About It.* New York: HarperCollins.

Kirk, S. A. & Koeske, G. F. (1995). The Fate of Optimism: A Longitudinal Study of Case Managers' Hopefulness and Subsequent Morale. *Research on Social Work Practice, 5*(1), S. 47–61. DOI:10.1177/104973159500500105.

Kivimaki, M., Honkonen, T., Wahlbeck, K., Elovainio, M., Pentti, J., Klaukka, T., Virtanen, M. & Vahtera, J. (2007). Organisational Downsizing and Increased Use of Psychotropic Drugs Among Employees Who Remain in Employment. *Journal of Epidemiology & Community Health, 61*(2), S. 154–158. DOI:10.1136/jech.2006.050955.

Klages, H. (2002). *Der blockierte Mensch: Zukunftsaufgaben gesellschaftlicher und organisatorischer Gestaltung.* Frankfurt, New York: Campus.

Kurtz, R. (1994). *Hakomi: Eine körperorientierte Psychotherapie*. München: Kösel.

Laudenslager, M., Ryan, S., Drugan, R., Hyson, R. & Maier, S. (1983). Coping and Immunosuppression: Inescapable but not Escapable Shock Suppresses Lymphocyte Proliferation. *Science, 221*(4610), S. 568–570. DOI:10.1126/science.6603018.

Lazarus, R. S. & Cohen, J. B. (1977). Environmental Stress. In Altman, J. & Wohlwill, J. F. (Hrsg.). *Human Behavior and the Environment. Volume II*. New York: Plenum, S. 90–127.

Leiter, M. P. & Maslach, C. (2007). *Burnout erfolgreich vermeiden: Sechs Strategien, wie Sie Ihr Verhältnis zur Arbeit verbessern*. Wien [u.a.]: Springer.

Levine, R. (2008). *Eine Landkarte der Zeit: Wie Kulturen mit der Zeit umgehen* (14. Auflage). München, Zürich: Piper.

Lief, H. & Fox, D. (1963). Training for »Detached Concern« in Medical Students. In Lief, H. & Lief, V. L. N. (Hrsg.), *The Psychological Basis of Medical Practice*. New York: Harper & Row, S. 12–35.

Linden, M., Schippan, B., Baumann, K. & Spielberg, R. (2004). Die posttraumatische Verbitterungsstörung (PTED). *Der Nervenarzt, 75*(1), S. 51–57. DOI:10.1007/s00115-003-1632-0.

Lohmer, M. (2012). *Burnout im Spannungsfeld von Persönlichkeit und Organisationsstruktur*. Vortrag bei den 62. Lindauer Psychotherapiewochen, Lindau. http://www.lptw.de/archiv/vortrag/2012/lohmer_m.pdf (Abrufdatum 17. Juni 2013).

Lorenz, R. (2005). *Salutogenese: Grundwissen für Psychologen, Mediziner, Gesundheits- und Pflegewissenschaftler* (2. Auflage). München, Basel: Reinhardt.

Maslach, C. (1982). *Burnout: The Cost of Caring*. Englewood Cliffs: Prentice-Hall.

Maslach, C. & Jackson, S. E. (1981). The Measurement of Experienced Burnout. *Journal of Organizational Behavior, 2*(2), 99–113. DOI: 10.1002/job.4030020205.

Maslach, C. & Leiter, M. P. (2001). *Die Wahrheit über Burnout: Stress am Arbeitsplatz und was Sie dagegen tun können*. Wien [u.a.]: Springer.

Mayer, J. D. & Salovey, P. (1993). The Intelligence of Emotional Intelligence. Intelligence 17, S. 433–442.

Mayrhofer, R. (2011). Kampf gegen das »Ausbrennen«. Ergebnisse der Burnout-Studie. Österreichische Ärztezeitung, 8 vom 25. April 2011. http://www.aerztezeitung.at/archiv/oeaez-2011/oeaez-8-25042011/burnout-studie-umfrage-burnout-aerzte.html (Abrufdatum 17. Juni 2013).

Meibom, B. v. (2012). Vom Ich zum Du zum Wir? Eine neue Kultur der Verbundenheit kommunizieren. In Hüther, G. & Spannbauer, C. (Hrsg.), *Connectedness. Warum wir ein neues Weltbild brauchen*. Bern: Huber, S. 81–102.

Meichenbaum, D. (2012). *Intervention bei Stress: Anwendung und Wirkung des Stressimpfungstrainings* (3. Auflage). Bern: Huber.

Mende, M. (2011). Die Ökologie der emotionalen Grundbedürfnisse: Eine Speisekarte für bekömmliche Spitzenleistungen. In Leeb, W. A., Trenkle, B. & Weckenmann, M. F. (Hrsg.), *Der Realitätenkellner. Hypnosystemische Konzepte in Beratung, Coaching und Supervision.* Heidelberg: Carl-Auer, S. 248–261.

Michalak, J., Heidenreich, T. & Williams, J. M. G. (2012). *Achtsamkeit.* Göttingen: Hogrefe.

Neff, K. (2012). *Selbstmitgefühl: Wie wir uns mit unseren Schwächen versöhnen und uns selbst der beste Freund werden.* München: Kailash.

Nippert-Eng, C. E. (1996). *Home and Work: Negotiating Boundaries Through Everyday Life.* Chicago: University of Chicago Press.

Nyanaponika (2000). *Geistestraining durch Achtsamkeit: Die buddhistische Satipaṭṭāna-Methode* (8. Auflage). Stammbach: Beyerlein und Steinschulte.

Oostrom, S. H., Mechelen, W., Terluin, B., Vet, H. C. W. & Anema, J. R. (2009). A Participatory Workplace Intervention for Employees With Distress and Lost Time: A Feasibility Evaluation Within a Randomized Controlled Trial. *Journal of Occupational Rehabilitation, 19*(2), S. 212–222. DOI:10.1007/s10926-009-9170-7.

Ott, U. (2010). *Meditation für Skeptiker: Ein Neurowissenschaftler erklärt den Weg zum Selbst.* München: Barth.

Ott, U. (2012). Atmen, Fühlen, Gleichmut und das Gehirn. In Zimmermann, M., Spitz, C. & Schmidt, S. (Hrsg.), *Achtsamkeit. Ein buddhistisches Konzept erobert die Wissenschaft.* Bern: Huber, S. 83–89.

Pearlman, L. A. & Saakvitne K. W. (1995). Treating Therapists with Vicarious Traumatization and Secondary Traumatic Stress Disorders. In Figley, C. R. (Hrsg.), *Compassion Fatigue. Coping with Secondary Traumatic Stress Disorder in those who Treat the Traumatized.* New York: Brunner/Mazel. S. 150–177.

Pines, A. M. (1993). Burnout: An Existential Perspective. In Schaufeli, W. B., Maslach, C. & Marek, T. (Hrsg.), Professional Burnout: Recent Developments in Theory and Research. Washington, London: Taylor & Francis. S. 33–51.

Pines, A. M., Aronson, E. & Kafry, D. (2000). *Ausgebrannt: Vom Überdruss zur Selbstentfaltung* (9. Auflage). Stuttgart: Klett-Cotta.

Pomaki, G., Franche, R.-L., Khushrushahi, N., Murray, E., Lampinen, T. & Mah, P. (2010). *Best Practices for Return-to-Work/Stay-at-Work Interventions for Workers with Mental Health Conditions.* Vancouver: OHSAH. http://www.ccohs.ca/products/webinars/best_practices_rtw.pdf (Abrufdatum 24. Juni 2013).

Pretty, G. M. H., McCarthy, M. E. & Catano, V. M. (1992). Psychological Environments and Burnout: Gender Considerations Within the Corporation. *Journal of Organizational Behavior, 13*(7), S. 701–711. DOI:10.1002/job.4030130706.

Prior, M. (2012). *MiniMax-Interventionen:* 15 minimale Interventionen mit maximaler Wirkung (10. Auflage). Heidelberg: Carl-Auer.

Reddemann, L. (2008). *Imagination als heilsame Kraft: Zur Behandlung von Traumafolgen mit ressourcenorientierten Verfahren* (14. Auflage). Stuttgart: Klett-Cotta.

Reddemann, L. & Wetzel, S. (2011). *Der Weg entsteht unter deinen Füßen: Achtsamkeit und Mitgefühl in Übergängen und Lebenskrisen*. Freiburg/B.: Kreuz.

Revenstorf, D., Freund, U. & Trenkle, B. (2009). Therapeutische Geschichten und Metaphern. In Revenstorf, D. & Peter, B. (Hrsg.), *Hypnose in Psychotherapie, Psychosomatik und Medizin. Manual für die Praxis* (2. Auflage). Heidelberg: Springer, S. 229–252.

Ricard, M. (2008). *Glück* (4. Auflage). München: Nymphenburger.

Riemann, F. (2011). *Grundformen der Angst* (40. Auflage). München, Basel: Reinhardt.

Rilke, R. M. & Kappus, F. X. (1998/1929). *Briefe an einen jungen Dichter* (44. Auflage). Frankfurt/M.: Insel.

Rösing, I. (2008). *Ist die Burnout-Forschung ausgebrannt? Analyse und Kritik der internationalen Burnout-Forschung* (2. Auflage). Heidelberg: Asanger.

Rosa, H. (2005). *Beschleunigung: Die Veränderung der Zeitstrukturen in der Moderne*. Frankfurt/M.: Suhrkamp.

Rosa, H. (2009). Jedes Ding hat keine Zeit? Flexible Menschen in rasenden Verhältnissen. In King, V. & Gerisch, B. (Hrsg.), *Zeitgewinn und Selbstverlust. Folgen und Grenzen der Beschleunigung*. Frankfurt/M., New York: Campus, S. 21–39.

Rosa, H. (2012). *Resonanz statt Entfremdung: Zehn Thesen wider die Steigerungslogik der Moderne*. Jena. Tagung des SFB 580 »Gesellschaftliche Entwicklungen nach dem Systemumbruch« und des Kollegs »Postwachstumsgesellschaften« am 14./15. 6. 2012 in Jena. http://www.kolleg-postwachstum.de/sozwgmedia/dokumente/Thesenpapiere+und+Materialien/Thesenpapier+Kri se+_+Rosa.pdf (Abrufdatum 17. Juni 2013).

Rosenberg, M. B. (2005). *Gewaltfreie Kommunikation: Eine Sprache des Lebens* (6. Auflage). Paderborn: Junfermann.

Saint-Exupéry, A. d. (1998). *Der kleine Prinz* (52. Auflage). Düsseldorf: Karl Rauch.

Schaufeli, W. & Enzmann, D. (1998). *The Burnout Companion to Study and Practice: A Critical Analysis*. London, Philadelphia: Taylor & Francis.

Schaufeli, W. B. & Kompier, M. A. J. (2001). Managing Job Stress in the Netherlands. *International Journal of Stress Management, 8*(1), S. 15–34. DOI: 10.1023/A:1009549312628.

Schlechtriemen-Koß, A. & Schlechtriemen, M. (2008). Erst Feuer und Flamme, dann ausgebrannt. *Gesprächspsychotherapie und Personzentrierte Beratung, 39*(4), S. 197–201.

Schmid, B. & Hipp, J. (2001). Antreiber-Dynamiken – Persönliche Inszenierungsstile und Coaching. *Zeitschrift für Systemische Beratung und Therapie, 19*(2), S. 82–92.

Schmidbauer, W. (1977). *Hilflose Helfer: Über die seelische Problematik der helfenden Berufe*. Reinbek bei Hamburg: Rowohlt.

Schmidbauer, W. (2009). Das Helfersyndrom heute. *Psychologie heute, 36*(2), S. 62–67.

Schmidt, A. (2012). Benediktinisches Leben: Bewährter Ausdruck und Paradigma verantwortlichen Umgangs mit der Lebenszeit? In Fischer, E. P. & Wiegandt, K. (Hrsg.), *Dimensionen der Zeit. Die Entschleunigung unseres Lebens*. Frankfurt/M.: Fischer, S. 68–85.

Schmidt, G. (1986). *Konferenzen mit der inneren Familie und deren hypnotische Wirkungen*. Schwarzach: Auditorium.

Schmidt, G. (2011). *Nutzung von Stressfaktoren als »hypnosystemische Lösungswecker«*. Workshop Berlin am 11. September 2011. [3 Audio-CDs]. Schwarzach: Auditorium.

Schmidt, S. (2012). *Forschung zu klinischen Aspekten der Achtsamkeit – Was wissen wir heute wirklich?* Vortrag beim Kongress: Achtsamkeit in Medizin, Therapie und Gesellschaft. Wien, 29. Juni – 1. Juli 2012.

Schnabel, U. (2012). Einladung zur Langsamkeit: Über die Suche nach der richtigen Geschwindigkeit und die Rückeroberung der Muße. *Die Zeit*, S. 57 (6. Dezember).

Schreyögg, A. (2012). *Coaching: Eine Einführung für Praxis und Ausbildung* (7. Auflage). Frankfurt/M.: Campus.

Schulz von Thun, F. (2005). *Das »Innere Team« und situationsgerechte Kommunikation: Kommunikation, Person, Situation*. Reinbek bei Hamburg: Rowohlt.

Schwartz, M. S. & Will, G. T. (1953). Low Morale and Mutual Withdrawal on a Mental Hospital Ward. *Psychiatry*, 16, S. 337–353.

Schwartz, R. C. (2007). *Systemische Therapie mit der inneren Familie* (5. Auflage). Stuttgart: Klett-Cotta.

Seidel, R. (2012). Handlungslogiken im Unternehmen. In Hollmann, J. & Daniels, K. (Hrsg.), *Anders wirtschaften – was Erfolgreiche besser machen. Integrale Konzepte für ein neues Wachstum in dynamischen Märkten*. Wiesbaden: Gabler, S. 109–129.

Shapiro, S. L., Schwartz, G. E. & Bonner, G. (1998). Effects of Mindfulness-Based Stress Reduction on Medical and Premedical Students. *Journal of Behavioral Medicine, 21*(6), S. 581–599.

Siegel, D. J. (2007). *Das achtsame Gehirn*. Freiamt: Arbor.

Siegrist, J. (2012). *Burnout und Arbeitswelt*. Vortrag am 24. April 2012 in Lindau im Rahmen der 62. Lindauer Psychotherapiewochen. http://www.lptw.de/archiv/vortrag/2012/siegrist.pdf (Abrufdatum 17. Juni 2013).

Siegrist, J. & Theorell, T. (2008). Sozioökonomischer Status und Gesundheit: Die Rolle von Arbeit und Beschäftigung. In Siegrist, J. & Marmot, M. (Hrsg.), *Soziale Ungleichheit und Gesundheit. Erklärungsansätze und gesundheitspolitische Folgerungen*. Bern: Huber, S. 99–130.

Skidelsky, R. J. A. & Skidelsky, E. (2013). *Wie viel ist genug? Vom Wachstumswahn zu einer Ökonomie des guten Lebens.* München: Kunstmann.
Smith, M. (2008). The Effects of a Single Relaxation Session on State Anxiety Levels of Adults in a Workplace Environment. *Australian Journal of Music Therapy, 19.* http://www.austmta.org.au/Downloadabledocs/2008AJMTvol19/Smith.pdf (Abrufdatum 24. Juni 2013).
Steindl-Rast, D. (2012). *Einladung zur Dankbarkeit.* Freiburg/B.: Kreuz.
Suzuki, S. (2007). *Zen-Geist, Anfänger-Geist.* Berlin: Theseus.
Tan, C.-M. (2012). *Search Inside Yourself: Das etwas andere Glücks-Coaching.* München: Arkana.
Thatcher, C. (2008). *Just Seeing: Insight Meditation and Sense-Perception.* Kandy, Sri Lanka: Buddhist Publication Society.
Thich Nhat Hanh (2011). *Das Wunder des bewussten Atmens.* Berlin: Theseus.
Thomas, J. T. (2012). Does Personal Distress Mediate the Effect of Mindfulness on Professional Quality of Life? *Advances in Social Work, 13*(3), S. 561–585.
Ulmer, D. & Schwartzburd, L. (1996). Treatment of Time Pathologies. In Allan, R. & Scheidt, S. S. (Hrsg.), *Heart & Mind. The Practice of Cardiac Psychology.* Washington: APA, S. 329–362.
van der Klink, J. J. L. & van Dijk, F. J. H. (2003). Dutch Practice Guidelines for Managing Adjustment Disorders in Occupational and Primary Health Care. *Scandinavian Journal of Work, Environment & Health, 29*(6), S. 478–487. DOI: 10.5271/sjweh. 756.
van der Schoot, E., Oginska, H. & Estryn-Behar, M. (2005). Burnout im Pflegeberuf in Europa. In Hasselhorn, H.-M., Müller, B. H., Tackenberg, P., Kümmerling, A. & Simon, M. Berufsausstieg bei Pflegepersonal. Dortmund, Berlin, Dresden: Schriftenreihe der Bundesanstalt für Arbeitsschutz und Arbeitsmedizin. S. 57–62.
van Dierendonck, D., Schaufeli, W. B. & Buunk, B. P. (1998). The Evaluation of an Individual Burnout Intervention Program: The Role of Inequity and Social Support. *Journal of Applied Psychology, 83*(3), S. 392–407. DOI: 10.10.1037/0021-9010.83.3.392.
Waadt, M. & Acker, J. (2013). *Burnout: Mit Akzeptanz und Achtsamkeit den Teufelskreis durchbrechen.* Bern: Huber.
Wallace, B. A. (2012). Achtsamkeit: mehr als eine Methode zur Stressbewältigung. In Zimmermann, M., Spitz, C. & Schmidt, S. (Hrsg.), *Achtsamkeit. Ein buddhistisches Konzept erobert die Wissenschaft.* Bern: Huber, S. 21–35.
Watzlawick, P. (2009). *Anleitung zum Unglücklichsein* (15. Auflage). München, Zürich: Piper.
Wengenroth, M. (2008). *Das Leben annehmen: So hilft die Akzeptanz- und Commitmenttherapie (ACT).* Bern: Huber.
Wengenroth, M. (2012). *Akzeptanz- und Commitmenttherapie (ACT).* Weinheim: Beltz.

Weiss, H., Harrer, M. & Dietz, T. (2012). *Das Achtsamkeits-Buch* (6. Auflage). Stuttgart: Klett-Cotta.

Weiss, H., Harrer, M. & Dietz, T. (2013). *Das Achtsamkeits-Übungsbuch: Für Beruf und Alltag* (3. Auflage). Stuttgart: Klett-Cotta.

Werner, E. (1997). Gefährdete Kindheit in der Moderne: Protektive Faktoren. *Vierteljahresschrift für Heilpädagogik und ihre Nachbargebiete,* 66(2), S. 192–203.

Wetzel, S. (2001). Vertrauen, Freude und Loslassen. In Büssing, A. (Hrsg.), *Regen über den Kiefern. Zen-Meditation für chronisch Kranke und Tumorpatienten.* Stuttgart, Berlin: Mayer.

Wetzel, S. (2011). Aufmerksamkeit, Achtsamkeit und Erwachen – buddhistische Perspektiven. In Reddemann, L. (Hrsg.), *Kontexte von Achtsamkeit in der Psychotherapie.* Stuttgart: Kohlhammer, S. 39–51.

Wetzel, S. (2012). *Einladung zur Muße.* Freiburg/B.: Kreuz.

Wilber, K. (1996). *Mut und Gnade: In einer Krankheit zum Tode bewährt sich eine große Liebe – das Leben und Sterben der Treya Wilber.* München: Goldmann.

Winnicott, D. W. (1984). *Reifungsprozesse und fördernde Umwelt: Studien zur Theorie der emotionalen Entwicklung.* Frankfurt/M.: Fischer.

Wisniewski, L. & Gargiulo, R. M. (1997). Occupational Stress and Burnout Among Special Educators: A Review of the Literature. *The Journal of Special Education, 31*(3), S. 325–346. DOI:10.1177/002246699703100303.

Xanthopoulou, D., Bakker, A. B., Demerouti, E. & Schaufeli, W. B. (2007). The Role of Personal Resources in the Job Demands-Resources Model. *International Journal of Stress Management, 14*(2), 121–141. DOI:10.1037/1072-5245.14. 2. 121.

Young, S. (2011). *Five Ways to Know Yourself: An Introduction to Basic Mindfulness.* http://www.shinzen.org/Retreat%20Reading/FiveWays.pdf (Abrufdatum 17. Juni 2013).

Zarbock, G., Ammann, A. & Ringer, S. (2012). *Achtsamkeit für Psychotherapeuten und Berater.* Weinheim, Basel: Beltz.

WEITERFÜHRENDE LITERATUR UND LINKS

Weiterführende Literatur → Infoblatt 7
Links zu Burnout und zu Achtsamkeit → Infoblatt 8

VERZEICHNIS DER ARBEITS- UND INFOBLÄTTER, ÜBUNGSANLEITUNGEN UND AUDIODATEIEN (ONLINE-MATERIAL)

Downloadbereich unter www.achtsamkeitundburnout.at oder www.klett-cotta.de. Sie finden den Download, wenn Sie auf der Homepage des Verlages das Buch aufrufen.

Arbeitsblätter

Arbeitsblatt 1: Erfassung der Tätigkeiten während eines Tages
Arbeitsblatt 2: Erhebung von Handlungslogiken
Arbeitsblatt 3: Erstellung einer Wertehierarchie
Arbeitsblatt 4: Umsetzung von Werten in verschiedenen Lebensbereichen
Arbeitsblatt 5: Zeit- bzw. Energiekuchen
Arbeitsblatt 6: Geben und Nehmen in Beziehungen
Arbeitsblatt 7: Tagebuch angenehmer und unangenehmer Begebenheiten

Informationsblätter

Infoblatt 1: Studien zu Entstehungsbedingungen von Burnout
Infoblatt 2: Messung von Burnout
Infoblatt 3: Studien zu Burnout und Achtsamkeit
Infoblatt 4: Studien zu Achtsamkeit und Empathie
Infoblatt 5: Regenbogen der Gefühle
Infoblatt 6: Studien zur Therapie von Burnout
Infoblatt 7: Weiterführende Literatur
Infoblatt 8: Links

Übungsanleitungen (Texte)

Übungsanleitung 1: Atemachtsamkeit
Übungsanleitung 2: Bodyscan
Übungsanleitung 3: Sanduhrübung
Übungsanleitung 4: Mitgefühl

Übungsanleitungen (Audiodateien)

Audiodatei 1: Atemachtsamkeit (ca. 10 Minuten)
Audiodatei 2: Sanduhrübung (ca. 5 Minuten)
Audiodatei 3: Der innere Beobachter (ca. 20 Minuten)
Audiodatei 4: Offenes Gewahrsein (ca. 12 Minuten)

GLOSSAR

Arbeitssucht ist eine substanzunabhängige Sucht mit Krankheitswert. Der »Stoff«, der das Leben dominiert, ist Arbeit. Betroffene arbeiten überdurchschnittlich viel, über längere Zeit, ohne Pausen, ohne zu essen oder zu schlafen. Sie arbeiten unter Schmerzen, auch wenn sie krank sind, vernachlässigen sich selbst und alles andere. Die Dosis muss immer wieder gesteigert werden, bis sich ein angenehmes Gefühl von Befriedigung, Selbstwert und Allmacht einstellt. Dazu müssen sie immer mehr und perfekter arbeiten. Die Arbeit dient auch zur Flucht vor unangenehmen Gefühlen und vor Vorwürfen seitens der vernachlässigten Familie. Wenn dann Alkohol- oder Medikamentenmissbrauch dazukommen, dreht sich die Suchtspirale noch schneller. Anfänglich wird die Mehrarbeit von Mitarbeitern geschätzt. Später werden Arbeitssüchtige abgelehnt, da Teamarbeit mit ihnen nicht mehr möglich ist. Krankheitseinsicht fehlt; Arbeit, Leistung und Erfolg seien doch das, was dem Leben Wert und Sinn gibt. Die Angst vor einem Arbeitsplatzverlust kann den Teufelskreis antreiben und als Rechtfertigung für das süchtige Verhalten dienen. Mittelfristig folgen Erschöpfungszustände, die Burnout ähnlich sind. Da die exzessive Arbeitsbelastung nicht über längere Zeit durchzuhalten ist, kommt es meist zu einer Frühberentung.

Arbeitszufriedenheit ergibt sich aus dem Grad an Übereinstimmung bzw. der Diskrepanz zwischen den Erwartungen, Ansprüchen, Wünschen, Vorstellungen und dem tatsächlich Erlebten. Dabei spielen die Erfahrung von Sinnhaftigkeit und Verantwortung für das Ergebnis der Arbeit ebenso eine Rolle wie das Wissen um diese Ergebnisse und deren Auswirkungen. Zur Zufriedenheit tragen aber auch Gratifikationen wie Bezahlung oder Anerkennung bei. Arbeitsunzufriedenheit begünstigt die Entwicklung von Burnout.

Chronisches Erschöpfungssyndrom – Chronic Fatigue Syndrome (CFS, fatigue, franz. Müdigkeit) – ist eine massiv einschränkende, lähmende chronische Erkrankung. Da ihre Ursache bis heute ungeklärt ist, wird ihre Existenz als Krankheit von manchen Fachleuten in Frage gestellt. Für viele Betroffene ist sie bittere Realität, die Körper und Psyche gar nicht so selten in einer Intensität betrifft, dass eine Berentung notwendig wird. Sie ist *nicht* auf eine Überlastung zurückzuführen. Es ist vielmehr so, dass selbst geringe körperliche und psychische Anstrengungen zu Zustandsverschlechterungen führen, die aufgrund der verzögerten Erholung länger als einen Tag anhalten. Zusätzliche Symptome sind u.a. vielgestaltige Schmerzen und Fehlregulationen des Herz-Kreislaufsystems mit Herzjagen und niedrigem Blutdruck beim Aufstehen, Blasen- und Darmstörungen, Licht- und Lärmempfindlichkeit, Hitze- und Kälteintoleranz, Bewegungskoordinationsstörungen, Schwindelgefühle, Konzentrations- und Gedächtnisstörungen, Wortfindungsstörungen und Schlafstörungen. Von Burnout ist das chronische Erschöpfungssyndrom eindeutig abzugrenzen. Zur Erschöpfung und anderen bei Burnout zu beobachtenden Symptomen kommen beim CFS die vielfältigen Schmerzen und Überempfindlichkeiten, die neurologischen und neuropsychologischen Ausfallserscheinungen, die Fehlregulationen von Herz und Kreislauf, von Temperatur und Immunsystem dazu.

Depression kann drei Bedeutungen haben: (1.) eine vorübergehend gedrückte *Stimmung*, die nicht selten mit Traurigkeit verwechselt wird (→S. 291); (2.) ein *depressives Syndrom*, d.h. eine Kombination von Symptomen, die man als *Losigkeitssymptome* zusammenfasst: Antriebslosigkeit, Freudlosigkeit, Appetitlosigkeit, Lustlosigkeit und Schlaflosigkeit; oder (3.) ein umfassenderes *depressives Krankheitsbild*.

Ein Nervenarzt würde zunächst nach möglichen Auslösern suchen, um eine *depressive Reaktion* auszuschließen. Gab es belastende oder besonders erfreuliche Lebensereignisse, Verluste oder Kränkungen? Wenn es keinen erkennbaren Anlass gibt, würde er eine *depressive Episode*, bei rezidivierender, d.h. wiederkehrender Symptomatik würde er eine *rezidivierende depressive Störung* in Erwägung ziehen. Wenn es zwischendurch Zeiten außergewöhnlich guter Stimmung und erhöhten Antriebs gab, würde er an eine Manie im Rahmen einer *bipolaren affektiven Störung* denken. Oder war es im ganzen Leben nie leicht, sich zu freuen bzw. besteht das Gefühl, immer schon zu kurz gekommen zu sein? Hinweise in diese Richtung führen zur *Dysthymie*.

Zur Stellung dieser Diagnosen müssen *körperlich begründbare Störungen* ausgeschlossen werden. So finden sich depressive Stimmung, Müdigkeit und Antriebslosigket bei Schilddrüsenunterfunktion, Blutarmut und Eisenmangel, nach Borrelieninfektionen oder nach einer Gelbsucht, im Rahmen von Krebserkrankungen und bei Erkrankungen des blutbildenden Systems. Sie finden sich als Medikamentennebenwirkung, etwa bei bestimmten Hochdruckmitteln. Depression ist ebenso abzugrenzen von einer beginnenden Demenz und einem Schlaf-Apnoe-Syndrom, bei dem es durch Atemaussetzer zu einer nächtlichen Unterversorgung des Gehirns mit Sauerstoff kommt.

Wenn die Problematik auf Belastungen zurückzuführen ist, die ihren Schwerpunkt in der Arbeitswelt haben, muss man in Richtung Burnout denken. Nach einem Positionspapier der Deutschen Gesellschaft für Psychiatrie, Psychotherapie und Nervenheilkunde (DGPPN) sollte man bei Stresssymptomen wie Angespanntheit, verminderter Schlafqualität und Erschöpfungsgefühlen, die vorübergehend, absehbar zeitlich begrenzt sind und sich in kurzen Erholungsphasen zurückbilden, allerdings nicht von Burnout, sondern von *vorübergehender Arbeitsüberforderung* sprechen.

Burnout als *längerfristige Arbeitsüberforderung* bedeutet jedoch noch nicht das Vorliegen einer Krankheit nach ICD. Die DGPPN versteht Burnout als einen *Risikozustand* für spätere Erkrankungen. Im psychischen Bereich können dies z.B. depressive, Angst- oder Abhängigkeitserkrankungen sein. Körperlich kann Burnout etwa zu chronischen Schmerzen, zu Tinnitus, Hypertonie oder Infektionserkrankungen beitragen. Wenn angenommen wird, dass die Arbeitsüberforderung im Sinne eines Burnout-Risikozustands eine entscheidende Rolle für die Entstehung und Aufrechterhaltung dieser Erkrankungen spielt, sollte er durch eine zusätzliche Codierung mit der Z-Kategorie eine adäquate Beachtung finden (→S. 42). Burnout-ähnliche Beschwerden können auch bei *anderen Erkrankungen* vorkommen, wie etwa bei Multipler Sklerose, Schilddrüsen- oder Tumorerkrankungen, bei beginnender Demenz, Psychosen oder Depressionen. In diesem Fall wäre die Erschöpfung ein Krankheitssymptom, das Anforderungen zur Überlastung werden lässt, die ohne die Erkrankung gut bewältigt werden könnten.[1]

Eilkrankheit oder Hetzkrankheit ist ein Zustand von permanentem innerem Getriebensein. Sie besteht, wenn es zum Zwang wird, sich auch ohne äußeren Druck ständig zu beeilen, wenn das Gefühl, unter Zeitdruck zu stehen, extrem und zur Gewohnheit wird. Die Betroffenen schauen permanent auf die Uhr, sprechen, gehen, essen schneller als andere und meinen, innerlich zu platzen, wenn sie an einer Ampel, im Stau oder in einer Warteschlange stehen. Sie haben kein Interesse an Aspekten des Lebens, die nichts mit dem Erreichen von Zielen zu tun haben. Häufig leiden die Betroffenen unter in rasender Geschwindigkeit wechselnden Gedanken, die zu Schlaflosigkeit und Konzentrationsstörungen führen. Der Gedankenschwall mündet in einen Grübelzwang über vergangene und zukünftige unangenehme Erlebnisse, verbunden mit der Unfähigkeit, die Gegenwart wahrzunehmen.[2]

Hardiness (Widerstandsfähigkeit) ist ein Konstrukt, das drei Komponenten umfasst: Aus dem inneren Vertrauen heraus, auftauchende Situationen *kontrollieren,* d.h. steuern und bewältigen zu können, *engagieren* und involvieren sich Personen mit hoher Widerstandsfähigkeit aktiv in Richtung Lösung und sehen in den belastenden Situationen eine *Herausforderung*. Die drei Attribute bezeichnen eine *Grundhaltung* dem Leben gegenüber, die zu einem aktiven, lösungsorientierten Bewältigungsverhalten führt.

Helfersyndrom: Das Bedürfnis, aus Mitgefühl heraus seinen Mitmenschen zu helfen, gehört zu den wertvollsten Ausdrucksformen von Menschlichkeit. Helfen wird dann zu einem problematischen Helfersyndrom, wenn Helfende davon leben, dass andere von ihnen abhängig sind. In der Hoffnung, von den anderen etwas zu bekommen, geben sie ihnen das, was sie selbst brauchen würden. Das Helfersyndrom betrifft Einstellungen, die sich als unbewusster Schutz gegenüber der eigenen großen Verletzlichkeit entwickelt haben. Abhängigkeit und Bedürftigkeit werden nur an den Schützlingen wahrgenommen. Der Helfer *muss* helfen, um in der Position des Stärkeren und Überlegenen bleiben und seine Beziehungen kontrollieren zu können. So engt sich die Welt auf zwanghaftes Helfen ein. Die hilflosen Helfer[3] gleichen einer überbeschützenden Mutter, die selbst hungrig ist und ihr Kind immer noch füttert, obwohl es schon längst selbst essen kann und vielleicht auch schon satt ist. Oft mussten sie von klein auf lernen, auf die Bedürfnisse der anderen zu achten. Die Antennen dafür, was sie selbst brauchen, müssen vielfach erst entwickelt werden. Das Helfersyndrom stellt einen Risikofaktor bei der Entwicklung von Burnout dar.

Karoshi, Karojisatsu und Suizid: *Karoshi* bedeutet in Japan: Tod durch Überarbeiten. Die Todesursachen bei diesen 1969 erstmals beschriebenen plötzlichen Todesfällen sind ein primär stressbedingter Herzinfarkt oder Schlaganfall. Bemerkenswert ist, dass Angehörige von Karoshi-Opfern von den Arbeitgebern Entschädigungszahlungen bekommen. Unter *Karojisatsu* versteht man Suizid infolge einer Depression durch Überarbeitung bei zuvor psychisch gesunden Personen. Im Rückblick wurden für den Suizid folgende Faktoren verantwortlich gemacht: Verunsicherung durch Versetzung oder Beförderung mit der Scham, die Anforderungen nicht erfüllen zu können, lange Arbeitszeiten, d.h. mehr als elf Stunden pro Tag, an sechs oder sieben Tagen die Woche über mehr als drei Monate und geringe soziale Unterstützung.

In den letzten Jahren wurden auch in Europa eine größere Zahl von primär arbeitsbedingten *Suiziden* öffentlich bekannt, speziell in der französischen Energie- und Automobilindustrie. So kam es 2007 in Atomkraftwerken zu einer Serie von Suiziden. In einigen Fällen kamen die Mitarbeiter in Gewissenskonflikte, weil die Zeit, die sie für die Suche nach Haarrissen im Reaktormantel zur Verfügung hatten, verkürzt worden war.

Messung von Burnout: Der am weitesten verbreitete Fragebogen zur Erfassung von Burnout ist der *Maslach Burnout Inventory (MBI)*.[4] Seine erste Fassung war ausschließlich auf den Human Service-Bereich ausgerichtet, d.h. auf Berufe, die mit Patienten oder Klienten zu tun haben. Um den Fragebogen bei Lehrern anwenden zu können, wurde ein MBI-ES (MBI-Educators Survey) entwickelt. Für Berufe, die nicht primär auf Menschen hin orientiert sind, wird die Einstellung gegenüber der Arbeit gemessen und nicht mehr gegenüber Menschen. Depersonalisierung wird als *Zynismus* bezeichnet und als negative und distanzierte Einstellung zur Arbeit definiert.

Der MBI misst drei Dimensionen: Da sind zunächst Aussagen zur Dimension *emotionale Erschöpfung*, bei denen angekreuzt werden soll, wie oft etwas vorkommt (einige Male im Jahr, einmal im Monat, einige Male im Monat, einmal pro Woche, einige Male pro Woche oder täglich):

> Ich fühle mich von meiner Arbeit ausgelaugt. Am Ende des Arbeitstages fühle ich mich erledigt. Ich fühle mich müde, wenn ich morgens aufstehe und wieder einen Arbeitstag vor mir habe. Den ganzen Tag mit Leuten zu arbeiten, ist wirklich eine Strapaze für mich. Durch meine Arbeit fühle ich mich ausgebrannt. Meine Arbeit frustriert mich. Ich glaube, ich strenge mich bei meiner Arbeit zu sehr an. Mit Menschen in der direkten Auseinandersetzung arbeiten zu müssen, belastet mich zu sehr. Ich glaube ich bin mit meinem Latein am Ende.[5]

Wenn man diese Fragen genauer betrachtet, beziehen sie sich weniger auf Emotionen als auf überdauernde Stimmungen, auf Arbeitszufriedenheit und einen resignativ bis depressiv getönten Erschöpfungszustand.[6] Die Aussagen zur Dimension *Depersonalisierung* lauten:

> Ich glaube, ich behandle einige Klienten, als ob sie unpersönliche »Objekte« wären. Seit ich diese Arbeit mache, bin ich gleichgültiger gegenüber Klienten geworden. Ich befürchte, dass diese Arbeit mich emotional verhärtet. Bei manchen Klienten interessiert es mich eigentlich nicht wirklich, was aus/mit ihnen wird. Ich spüre, dass die Klienten mich für einige ihrer Probleme verantwortlich machen.[7]

Hier bleibt unklar, ob sich die innere Haltung auch im Verhalten äußert und ob es während des Ausbrennens eine Entwicklung in Richtung Depersonalisierung gegeben hat oder diese Einstellung im Wesentlichen immer schon vorhanden war.[8] Die Dimension einer *reduzierten Leistungsfähigkeit* wird mittels folgender Aussagen erhoben:

> Es gelingt mir gut, mich in meine Klienten hineinzuversetzen. Den Umgang mit Problemen meiner Klienten habe ich gut im Griff. Ich glaube, dass ich das Leben anderer Leute durch meine Arbeit positiv beeinflusse. Ich fühle mich voller Tatkraft. Es fällt mir leicht, eine entspannte Atmosphäre mit meinen Klienten herzustellen. Ich fühle mich angeregt, wenn ich intensiv mit meinen Klienten gearbeitet habe. Ich habe viele wertvolle Dinge in meiner derzeitigen Arbeit erreicht. In der Arbeit gehe ich mit emotionalen Problemen sehr ruhig und ausgeglichen um.[9]

Dabei wird nicht reduzierte Leistungsfähigkeit erfragt, sondern das Vorhandensein oder vielmehr ein Fehlen von *persönlicher Erfüllung,* das dann als Burnout definiert wird. Entgegen der Bezeichnung der Skala wird kein Diskrepanzerleben erfragt – weder zwischen aktueller und früherer Leistungsfähigkeit noch zwischen Anspruch und Realität –, sondern eine Momentaufnahme erhoben.[10]

Das *Copenhagen Burnout Inventory (CBI)* misst Erschöpfung und besteht aus drei Sub-Skalen: Fragen zu generellen Symptomen von Erschöpfung, zur Erschöpfung am Arbeitsplatz und zu klientenbezogener Erschöpfung. Das von der Arbeitsgruppe um *Matthias Burisch* entwickelte *Hamburger Burnout-Inventar (HBI)* fragt in 39 Items nach zehn Dimensionen: emotionale Erschöpfung, Leistungsunzufriedenheit, Distanziertheit, depressive Reaktion auf emotionale Belastungen, Hilflosigkeit, innere Leere, Arbeitsüberdruss, Unfähigkeit zur Entspannung, Selbstüberforderung und aggressive Reaktion auf emotionale Belastung. Ein 40. globales Item lautet: »Ich stecke in einer Krise, aus der ich momentan keinen Ausweg finde.«[11] Das *Oldenburg Burnout Inventar (OLBI)* basiert auf zwei Dimensionen: Erschöpfung und Engagement. Der *Shirom-Melamed Burnout Measure (SMBM)*[12] enthält Fragen nach physischer Mattigkeit, nach kognitiver Ermüdung und nach emotionaler Erschöpfung (Näheres zur Messung von Burnout →Infoblatt 2).

Mitgefühlsmüdigkeit: Man kann sich den Auswirkungen kaum entziehen, den ein enger Kontakt mit leidenden Menschen hat. Wenn man sich in sie einfühlt, entsteht als natürliche Reaktion Mitgefühl, definiert als der Impuls, ihr Leiden zu lindern und zu helfen. Wenn dieses Helfen überfordert, entsteht *Mitgefühls-Stress*. Wenn dieser Stress über längere Zeit anhält, führt er zu Mitgefühls-Müdigkeit. Sie kann bei professionellen Helfern auftreten, aber u.a. auch bei pflegenden Angehörigen. Mitgefühlsmüdigkeit tritt als Spezialform von Burnout im Feld der Arbeit mit intensiv leidenden Menschen auf. Aus der Sicht der buddhistischen Psychologie wirkt Mitgefühl nicht ermüdend, es kann im Gegenteil sogar Kraft und Energie geben. Helfende verausgaben und erschöpfen sich insbesondere dann, wenn sie auf das Ergebnis ihrer Bemühungen fixiert sind und sich beispielsweise von deren Erfolg und von Anerkennung abhängig machen. In diesem Fall ist es treffender, von *Anhaftungsmüdigkeit* zu sprechen.[13]

Resilienz ist ein Begriff, der eng mit dem Namen von *Emmy Werner* (* 1929) und ihrer *Kauai-Studie* verknüpft ist. Sie untersuchte gemeinsam mit ihrem Team alle 698 Kinder, die im Jahr 1955 auf der Hawaiianischen Insel Kauai geboren wurden. Dabei interessierte sie sich speziell für diejenigen, die unter schwierigen Bedingungen aufwuchsen, sei es, dass ihre Eltern in großer Armut lebten, starben, drogenabhängig, gewalttätig, vernachlässigend oder psychisch krank waren. Diese Kinder wurden nach einem Jahr, zwei, zehn, achtzehn, zweiunddreißig und vierzig Jahren erneut untersucht. Die Nachuntersuchungen zeigten, dass sich etwa ein Drittel dieser Risiko-Kinder auch unter schwierigsten Bedingungen gut entwickelten und ein störungsfreies, sozial kompetentes Leben führen konnten. Sie waren auf Erwachsene getroffen, die ihnen eine sichere Basis geboten haben, auf der Vertrauen, Orientierung, Autonomie und Initiative gedeihen konnten.[14]

Stellvertretende Traumatisierung ist eine Sonderform von Burnout im speziellen Berufsfeld der Arbeit mit Traumaopfern. Dabei begegnet man einer Welt der Gewalt und Zerstörung, der Grausamkeit und Unvorhersagbarkeit. Wenn dies bei einem Helfer eine Änderung seiner Weltsicht und der Beziehung zu sich selbst und anderen zur Folge hat, spricht man von stellvertretender Traumatisierung. Ein Teil der Symptomatik gleicht der Reaktion seiner traumatisierten Klienten: Es können sich Erinnerungen aufdrängen, an die Klienten selbst, an deren Erzählungen oder Bilder, die er sich von ihren Erfahrungen gemacht hat; es kommt zu Vermeidungsverhalten und emotionaler Abstumpfung; zu dauernder Alarmbereitschaft und körperlichen Symptomen. Dies kann zu Alkohol- und Medikamentenmissbrauch führen. Stellvertretend Traumatisierte fühlen sich ohnmächtig und erleben darüber hinaus einen Bruch in ihren Grundüberzeugungen, welche die Sicherheit, die persönliche Verletzbarkeit und das Wohlwollen anderer Menschen oder der Welt als Ganzes betreffen. Vieles was ihrem Leben Sinn und Bedeutung gab, verändert sich.[15]

Stress kann zweierlei bedeuten: einen Belastungsfaktor und die Reaktion auf diese Belastung, d.h. einen *Stressor* oder eine *Stressreaktion.* Diese Reaktion des Organismus ist unspezifisch, d.h. unabhängig von der Art der Belastung. Stressoren können über einen kurzen oder längeren Zeitraum wirksam werden, kurzfristig zu einer durchaus erwünschten Anpassung führen, langfristig aber auch erschöpfen und krank machen. So wäre etwa ein beschleunigter Puls vor einem Wettlauf durchaus gesund, und Lampenfieber hilft, die nötige Spannung aufzubauen, während ein stabiler Bluthochdruck eine langfristige dysfunktionale Stressreaktion darstellen kann. Somit gibt es Überschneidungen zwischen den Konzepten von Burnout und Stress. Bei Burnout lassen sich durchaus Stressoren definieren, die primär im Arbeitsbereich liegen und die Betroffenen über einen längeren Zeitraum hinweg überfordern. Viele körperliche Reaktionen sind mit dem Stressmodell zu erklären. Die psychischen Symptome sind spezifischer. So ist etwa Depersonalisierung eine Komponente von Burnout, die als dysfunktionale Bewältigungsstrategie zu verstehen ist, aber nicht als Stressreaktion.

Trauer ist die gesunde Reaktion auf einen Verlust. Dieser Verlust kann einen geliebten Menschen betreffen, einen Ort, einen Traum oder auch ein inneres Bild, an dem man gehangen hat. *Trauerarbeit* ist jener Prozess, der zu leisten ist, um bedeutsame Verluste zu verarbeiten. Dabei gilt es u.a., die auftauchenden Gefühle wie Traurigkeit, Wut, Angst und Verzweiflung, Ohnmacht und Einsamkeit zu durchleiden. Depression ist nicht selten eine krankhafte Form nicht durchlebter Trauer. Ein Schritt in Richtung Heilung besteht dann darin, die Depression in Trauer zu verwandeln.

Bei Burnout kann Trauer insofern eine Rolle spielen, als sie nicht den Raum bekommen konnte, den sie gebraucht hätte. Wenn das Leben nach einer Verlusterfahrung weitergeht und man funktionieren muss, bleibt etwas unverarbeitet, das sich später wieder meldet. Das passiert unerwartet und gerade dann, wenn man es gar nicht brauchen kann, nämlich zu jenem Zeitpunkt, wenn keine Energie mehr zur Aufrechterhaltung der Schutzmechanismen zur Verfügung steht. Verluste sind allgegenwärtig: Sei es eine Trennung, ein Todesfall, sei es das Ausziehen von zu Hause, ein Umzug, eine Beförderung oder eine Hochzeit; sei es eine Krankheit oder ein Unfall, wenn schmerzlich klar wird, dass man sich von der Illusion der Sicherheit verabschieden muss; sei es ein unerfüllter Kinderwunsch oder auch nur der ganz normale Alterungsprozess, der Abschied von maximaler Leistungsfähigkeit, von straffer Haut, jugendlicher Schönheit und scheinbar unbegrenzten Möglichkeiten.

Im Berufsfeld stellt sich ebenfalls die Aufgabe, immer wieder Abschied zu nehmen. Etwa im onkologischen Bereich wachsen die Patienten durch jahrelange Beziehungen ihren Behandlern ans Herz. Wenn Patienten sterben, aber auch wenn sie gesund werden, endet die Beziehung; ein Verlust, der verarbeitet werden muss. Helfer müssen ständig Beziehungen aufbauen und wieder Abschied nehmen. Angemessene Trauer braucht innere und äußere Räume, die häufig fehlen.

Die Entwicklung eines Burnout kann eine ihrer Wurzeln in unerfüllbaren Vorstellungen vom Beruf oder von sich selbst haben. Dem Ideal weiter nachzulaufen, sich immer mehr anzustrengen und zu verausgaben, führt ins Burnout. Auf die beim Scheitern vorprogrammierte Desillusionierung folgt Resignation. Die gesunde Reaktion auf die Erkenntnis, dass die eigenen Vorstellungen überhöht sind, besteht darin, sie auf ein realistisches Maß zu reduzieren. So empfehlen es auch viele Ratgeber. Was meist nicht erwähnt wird, ist der schmerzvolle Abschied von den eigenen Idealen. Man könnte diesen Mechanismus der Burnout-Entstehung auch als *Verweigerung von Trauerarbeit* verstehen. Einer der dysfunktionalen Teufelskreise besteht dann darin, dass man umso weniger in der Lage und bereit ist, diese zu leisten, je dringlicher sie wäre.

Traumafolgen: Jeder Mensch ist einzigartig. Es ist somit unmöglich, von der »objektiven« Schwere einer Belastung auf ihre traumatisierende Wirkung zu schließen. Es ist erstaunlich, welche Widerstandskräfte Menschen entwickeln, was sie unbeschadet überleben oder sogar als Reifungsanforderung nutzen können. Auf der anderen Seite ist es erschreckend, wie viel Leid durch kindliche Erfahrungen von Gewalt und Vernachlässigung entsteht, wie viele Menschen in der Folge an Depressionen leiden, drogenabhängig werden, sich selbst verletzen oder sich das Leben nehmen. Viele Menschen leiden ihr Leben lang unter den Auswirkungen von Verfolgung, Folter oder Kriegserfahrungen, von Naturkatastrophen, aber auch von sexueller oder von anderen Formen körperlicher und seelischer Gewalt. Unfälle, Geburten oder lebensbedrohliche Erkrankungen, diagnostische oder therapeutische Maßnahmen wie Operationen können auch noch im Erwachsenenalter traumatisierend wirken. Ähnliche Auswirkungen kann es aber ebenso haben, Zeuge solcher Ereignisse zu werden, das Leiden anderer Menschen miterleben zu müssen, auch wenn man selbst nicht bedroht ist. Partner von traumatisierten Personen können von diesen in ähnlicher Weise angesteckt werden wie Menschen, die professionell mit ihnen arbeiten (→S. 274).

Die unmittelbaren Reaktionen auf ein Trauma sind intensive Angst, Hilflosigkeit und Entsetzen. Später drängen sich Erinnerungsfetzen an Details des Erlebten auf, nachts in Albträumen, untertags spontan oder als Reaktion auf entsprechende Trigger. Unter *Trigger* (engl. Abzugshahn einer Pistole) versteht man einen Auslöser, der Parallelen zur traumatisierenden Erfahrung aufweist. Das kann etwa nach einem Autounfall der Geruch von Benzin, ein lautes Krachen oder die Sirene der Rettung sein. Entscheidend ist dabei, dass diese Erinnerungsfetzen oder *Flashbacks* in einen Zustand führen, der sich genau so anfühlt, als wäre man wieder in der Situation von damals, verbunden mit einem Gefühl von Ohnmacht. Als angeborene Reaktionen auf eine Bedrohung stehen Tieren und Menschen drei Möglichkeiten zur Verfügung: Ihr Körper macht sich bereit zu kämpfen oder zu fliehen. Wenn ein Kampf aussichtslos scheint und Flucht unmöglich ist, bleibt eine dritte, im Tierreich durchaus Erfolg versprechende Möglichkeit – der *Totstell-Reflex*. Löwen fressen kein totes Fleisch. Wenn die Gazelle plötzlich wie tot vor einem Löwen liegt, lässt er von ihr ab und setzt die Jagd nach einer lebenden fort. In überwältigend bedrohlichen Situationen erleben Menschen eine ähnliche körperliche *Erstarrung*. Sie sind unfähig, sich zu bewegen oder ein Wort herauszubringen, können nicht einmal um Hilfe rufen. Diese Erstarrung äußert sich als Schmerzunempfindlichkeit und Taubheitsgefühl. Diese Taubheit kann Teile des Körpers, den ganzen Körper oder die Gefühlswelt betreffen. Etwa in Kriegssituationen kann es von Vorteil sein, den Schmerz oder den ganzen Körper bis zur Rettung nicht mehr zu spüren. Das Problem ist: Während sich die Erstarrung bei der Gazelle nach einiger Zeit mit einem heftigen Zittern löst, kann sie bei Menschen bestehen bleiben. Es kann Tage und Wochen dauern, bis sie sich unter entsprechenden Umgebungsbedingungen wieder spontan zurückbildet. Wenn keine Sicherheit und Halt vermittelnden Menschen da sind oder die Bedrohung aufrecht bleibt, kann die Erstarrung ein Leben lang anhalten. Man kann sich nicht mehr freuen, hat keine Zukunftsperspektiven. Das Leben zieht an einem vorbei. Man wird depressiv.

Traumata können zentrale Grundannahmen und Werte von Menschen erschüttern. Die Grundsicherheit geht verloren. Das Leben ist nicht mehr berechenbar, scheint ungerecht und sinnlos. Die Unsicherheit und das Gefühl, es kann jederzeit wieder etwas Schlimmes passieren, führen zu einer ständigen Überwachheit. Die Umgebung wird ununterbrochen auf Bedrohungen abgesucht, um bereit zu sein, zu kämpfen oder zu fliehen. Und diese ständige Anspannung kostet Energie. Das über einen bestimmten Zeitraum hinaus anhaltende Vollbild solcher Traumafolgen wird als *Posttraumatische Belastungsstörung* (PTSD, Posttraumatic Stress Disorder) bezeichnet und bedarf einer speziellen Traumatherapie. Anzumerken ist dabei, dass Traumata nicht nur krank machen, sondern unter günstigen Bedingungen auch positive Entwicklungen, ein *posttraumatisches Wachstum* anstoßen können. In schamanischen Traditionen spricht man vom *verwundeten Heiler,* wenn jemand nach einer schweren Krankheit oder nach traumatischen Erfahrungen die Fähigkeit zum Heilen entwickelt.

Traumafolgestörungen und Burnout können auf vielfältige Weise miteinander verknüpft sein. *Im Kindesalter traumatisierte* Menschen sind oft weniger stressresistent. Da Gewalt oder Vernachlässigung meist von den engsten Bezugspersonen ausgehen, entwickeln sie andere *Bindungsmuster* als nicht Traumatisierte. Sie fühlen sich entweder selbst wertlos und unsicher oder erleben andere Menschen primär als bedrohlich. Oder sie haben auf einer unbewussten Ebene beschlossen, niemandem mehr ihr Vertrauen zu schenken. Beziehung bleibt ihnen als Ressource weitgehend verschlossen. Sie bleiben innerlich allein oder erleben erstmals in einer therapeutischen Beziehung, dass jemand langfristig verlässlich, berechenbar und wohlwollend für sie da ist. Diese Beziehungs- und Bindungsmuster werden auch im Berufsleben deutlich. Auch Mitarbeiter und Vorgesetzte werden als unberechenbar und bedrohlich erlebt, unabhängig davon, wie sie sich real verhalten. Frühere Erfahrungen können es Betroffenen auch unmöglich machen, etwas zu fordern oder klare Grenzen zu setzen. Meist suchen sie die Fehler – so wie sie es als Kind vermittelt bekommen haben – bei sich selbst. Unsicherheit und Anspannung kosten Kraft, insbesondere dann, wenn in dem Versuch, Sicherheit zu gewinnen, die Leistung immer weiter erhöht wird oder wenn die Arbeit als relativ sicherer Fluchtort dient.

Frühere Traumata können abgespalten und vergessen, später aber auch wieder *reaktiviert* werden. Dies passiert dann, wenn jene inneren Beschützer (→S. 178) an Kraft verlieren, welche die Erinnerungen im Zaum halten und dabei helfen, Vergangenheit und Gegenwart zu unterscheiden. Dies kann auch bei Erfahrungen geschehen, die in einzelnen Aspekten dem Trauma ähneln, sei es eine medizinische Untersuchung, sei es Gewalt am Arbeitsplatz durch Klienten, Mitarbeiter und Vorgesetzte. So kann auch das Gefühl, ohnmächtig ausgeliefert und existentiell bedroht zu sein, als Auslöser wirken. Dieses Gefühl kann z.B. durch eine Kündigungswelle im Betrieb hervorgerufen werden.

Menschen können im Rahmen ihrer Berufstätigkeit auch erstmals direkt mit *traumatisierenden Erfahrungen* konfrontiert werden. Sie können selbst bedroht oder Opfer von Gewalt werden, etwa bei der Polizei, als Sozialarbeiter in der Jugendfürsorge, in Gefängnissen oder in der Notaufnahme im Kontakt mit alkoholisierten Menschen oder in der Altenpflege. Gar nicht so selten werden Therapeuten Opfer von Gewalt und Mobbing.

Verbitterungsstörung: Ein Verständnis bestimmter Leidenszustände als Verbitterungsstörung ist insofern sinnvoll, als es einen bedeutsamen Aspekt von Störungen aus dem posttraumatischen und depressiven Formenkreis ins Blickfeld rückt. Die Betroffenen haben eine einschneidende persönliche Erfahrung gemacht, die sie als äußerst kränkend, herabwürdigend oder ungerecht erlebt haben und die sie verbittert hat. Das Schicksal oder der Verursacher sind nicht fair mit ihnen umgegangen. Das Ereignis hat ihre psychische Befindlichkeit deutlich und nachhaltig negativ verändert. Erinnerungen an das Ereignis drängen sich auf und sind mit heftigen emotionalen Reaktionen und mit Verbitterung verbunden. Die Grundstimmung kann gedrückt oder gereizt sein. Das Leben ist eingeschränkt. Der Aspekt der Verbitterung verhindert häufig den Zugang zu Therapie bzw. vermindert deren Erfolgsaussichten, wenn er nicht speziell mit berücksichtigt wird.[16]

NAMEN- UND SACHREGISTER

Kursive Seitenzahlen zeigen wichtige Fundstellen an

Abhängigkeit 86, 163, 205, 209, 260
Abschalten 21, 64, 233
Achtsamkeit
- dispositionelle 119, 247
- Fünf-Sinne-Achtsamkeit 103
- Innere Achtsamkeit 11, 103
- Neurobiologie 99, 119, 148
- Pförtnerfunktion 98
- Praxis der Achtsamkeit
  - formale Praxis 62, 120, 228
  - informelle Praxis 120
- rechte Achtsamkeit 7
- Wirkmechanismen 115
Affengeist 101
Aggression 55, 81, 83, 150
Aktivierungen
- Bottom-up-Aktivierung 127
- Top-down-Aktivierung 127
Akzeptanz 10, 55, *108*, 109, 110, 166, 205, 220
Akzeptanz- und Commitment-Therapie (ACT) 172, *229*
Alkohol, -missbrauch, -abhängigkeit 21, 24, 35, 37, 221, 285, 291
Amygdala s. Mandelkerne
Anerkennung 36–37, 60, 62, 86, 141, 160, 201, 234, 285
Anfängergeist *109*, 194, 205, 214
Angst
- Angst vor dem Tod 59, 154
- Existenzängste 154
- Grundformen der Angst 154
- Liebesverlustangst 154
- Objektverlustangst 154
Anhaften *108*, 118, 136
Anhaftungsmüdigkeit 290
Anker 11, 101, 122, 123
Anpassungsstörung 44
Anteilnahme, distanzierte 29, 30
Antidepressiva 52, 130, 233
Antonovsky, A. *236*–240
Antreiber, innere 140, 147, 174, 177–178
Apathie 23, 46
Arbeit
- monotone 35, 65, 90
- entfremdete 33, 34
Arbeitnehmer, ältere 36, 55
Arbeitsbelastung 35, 39, 63,77, 285
Arbeitssucht 285
Arbeitsunfähigkeit 41, 43
Arbeitszufriedenheit 33, *285*, 289
Arendt, H. 173
Atembeobachtung 94, 104, 114, *120–122*, 132–133, 207
Aufmerksamkeitssteuerung 95–106, 118, 123, 148, 192
Authentizität, selektive 192
Autonomie 33, 49, 54, 67, 91, 291
Autopilot, Autopilotenmodus 95, 113, 117, 121, 147, 176, 213, 228

Bakker, A. 38
Balance 45, 49, 81, 165, 182, 183
Balint-Gruppen 231,243
Bandura, A. 47–48
Bedürfnispyramide 131, *152*, 223
Bedürfnisse s. Grundbedürfnisse
Belästigung 70
Benennen, s. Etikettieren
Beobachter, Innerer 10, 95, *107*, 117, 144
Beschleunigung 9, 16, *56*, 59, 62, 174
- technische 56
Bewältigungsmechanismen bzw.-strategien 24, 42, 50, 88, 221, 225, 243, 291
- aktiv-angehende 85

- emotionsfokussierende 88
- passiv-vermeidende 88
- problemfokussierende 88, 225

Bewerten 109
Beziehungssinn 217
Bindung 69, 73, 153, 162–164
- Bindungsmuster 294
- Bindungssystem s. Motivationssysteme

Bodyscan 120, 122, 132, 170, 207, 228, 245, 246, s.a. Körperdurchwandern
Boreout 45, 63, 234
Brecht, B. 152
Bruch, H. 254
Buddha 111, 112, 115, 173, 209
Buddha-Natur 212
Buddhismus 111–113
- engagierter 187
- tibetischer 188

Buddhistische Psychologie, s. Psychologie, Buddhistische
Burisch, M. 290
Burnout
- Anforderungs-Kontroll-Modell 34, 66
- bei Familienmitgliedern 258–261
- bei verschiedenen Berufsgruppen 40, 75–83
- bei Vorgesetzten 256–258
- Definition 41, 42
- Demands, Control, Support Model 35
- Drei-Komponenten-Modell 28, 30, 39
- Eigene Gefährdung 261
- Gender-Aspekte 72, 89–92
- Häufigkeit 41
- Metapher 15, 43
- Messung 288–290
  - Copenhagen Burnout Inventory 290
  - Hamburger Burnout-Inventar 290
  - Maslach Burnout Inventory s. Maslach Burnout Inventory
  - Oldenburg Burnout Inventar 290
  - Shirom-Melamed Burnout Measure 290
- Phasen bzw. Stadien 23–25
- Prozess 19, 23, 33, 42, 253
- Schutzfaktoren 31, 63, 71, 85, 87, 232
- Symptome 19–23
- Therapie
  - achtsamkeitsbasierte Verfahren 227–231
  - autogenes Training 223, 247
  - Bausteine 222–235
  - Biofeedback 224
  - Entspannungsverfahren 216, 223–225, 233, 242–243, 246–247
  - Ergotherapie 48, 232
  - Kunsttherapie 232
  - Musiktherapie 232
  - progressive Muskelrelaxation 223, 224, 247
  - Psychopharmaka 233
  - Stressmanagement 225–226
- Wiedereinstieg 222, 264–267

Burnout-Spirale bzw. -Zyklus 23, 223

C

Castaneda, C. 173
Cherniss, C. 32, 33, 66
Chronic Fatigue Syndrome 285
Clairvaux, Bernhard von 16, 258, 259
Coaching 65, 158, 221, 222, 231-232, 256
- Return-to-Work-Coaching 266

Coping 88
Csíkszentmihályi, M. 45

Dankbarkeit 205–208, 216
Dehumanisierung 22, 29, 30
Depersonalisierung 19, 29–30, 288–289, 291
Depression 25, 35, 37, 41, 55, 116, 129–131, 138, 227–229, *286–288*, 291–293
– Affektive Störungen 44, 269
Desillusionierung 21,23, 25, 292
Dialog
– innerer 147, 231
– offener 210
Disidentifikation *108*, 115, 117, 171, 180, 228, 231
Diskriminierung 72, 91
Distress 42, 43, 191, 247–248
Dopamin 130
Dürkheim, K. 179
Dysthymie 269

E*hrenberg, A.* 54
Eilkrankheit 287
Einsicht 101, 112, 115–118, 121–123, 209–210
Emotionsarbeit 81, 82
Emotionsregulierung 118, 192
Empathie *190*, 191, 236, 245, 247, 248
Ende, M. 57
Endorphine 130
Engagement 21, 23, 27, 45, 241, 290
Engagement, zu hohes 19, 147, 234
Engagement-Burnout-Kontinuum 241
Entfremdung 34, 69, 71, 211
Entschleunigung 8, 9, 16, 56, 61
Enttäuschung 18, 19, 21, 48, 86, 87
Enttraditionalisierung 53
Enzmann, D. 41
Erfahrungen, korrigierende 231
Erfolgserlebnisse 48, 88
Erholung 46, 64, 131, 184, 220, 233, 264, 285–286
Ernährung 24, 221, 223
Ernüchterung 220
Erschöpfung 18, 30, 41–44, 76, 90, 225, 242, 287, 289
– emotionale 19, 28, 246, 290
Erschöpfungssyndrom, chronisches 285–286
Erstarrung 293
Erwartungen, hohe 23, 32, 42, 52, 54, 86–87, 226, 266
Etikettieren bzw. benennen 107, 118, 135, 136, 145, 149, 193, 196, 214
Eye Movement Desensitization (EMDR) 244

Fairness 71, 73
Familie, innere 147
Familienkonten 199
Fatalismus 89
Feniger, S. 111
Flexibilisierung 52, 53, 183
Flow 45, 46, 204
Foucault, M. 46
Fragmentierung 58, 62
Freizeit 83, 102, 233
Freud, S. 134, 139
Freude 45, 46, 49, 148–149, 160–161, *212*–213, 236
Freudenberger, H. J. 26–28, 31, 51, 89, 111, 248
Frisch, M. 110, 187
Führungskraft 77, 235, 245, 253–255

Gedanken 103, 116, *137*–139, 229, 287
– Katastrophengedanken 138, 225
Gefühle 88, 108, 116, 118, 136, 148–151, 165, 191–193
– Grundgefühle 148
– Schuldgefühle 19, 83, 191, 200–201, 227, 249, 266
Gehen, achtsames 120, 132, 207, 216

Geistesobjekte 216
Geisteszustände 205
Gelassenheit 115, 117, 123, 170
Genießen 12, 174, 204, 213
Gerechtigkeitsmodell bzw. -hypothese 38, 201, 243
Gesundheitsförderung 39–40, 222, 232–233, 256
Gesundheits-Krankheits-Kontinuum 241
Gewahrsein, offenes 98, 120
Gewalt 22, 77, 81, 191, 244, 291–295
Gier 74, 74, 108, 112, 134
Glaube 66, 89, 155, 160
Gleichgewichtsmodell 49
Gleichmut 29, 88, 93, 108, *115*, 120, 166, 187
Glück 39, 46, 160, 203–205, 209
Goethe 16–17
Gratifikationskrisen *36*–38, 68, 201
Grenzen 53, 83, 150, 167, *185*, 234, 245
- Boundary Management 182–184
- Entgrenzung 53
- Setzen von Grenzen 82, 84, 150, 182, 185, 186, 235, 260, 294
- Wahrnehmen von Grenzen 8, 174
- Grenzverletzung 149, 150, 186
Grundbedürfnisse 152, 162, 223
- emotionale 162–163
- körperliche 223

Hakomi 114, 230, 231
Handlungslogik 155–158
Hardiness 270
Hass 105, 108, 112, 134
Heiler, verwundete 294
Helfer, hilflose 288
Helfersyndrom 84, 188, 287–288
Heraklit 49, 155, 210
Herz-Kreislaufsystem, -erkrankungen 20, 35, 37, 41, 286, 288
Herzratenvariabilität 133, 171
Hetzkrankheit 287
High-Strain Jobs 34
Hochschild, A. R. 81
Hoffnung 155, 203
Husmann, B. 50
Hypnose s. Selbsthypnose

Idealismus 21, 23, 27, 87
Identität 87, 153, 159, 160, 182, 212, 243, 248
Immunsystem 240, 286
Individualisierung 40, 54
Individualismus 159
Informationsüberflutung 58
Innerer Beobachter, s. Beobachter, Innerer
Inneres Team, s. Team, inneres
Intelligenz, emotionale 12, 186, 191, 192, 226

J*ames, W.* 102
Jesus 159, 210
Job Demands-Resources Model 37
Job Design/Redesign 219, 265

K*abat-Zinn, J.* 166, 170, 227
Karasek, R. 34
Karojisatsu 288
Karoshi 288
Klages, H. 158–159
Klarheit *115*, 210
Kohärenzgefühl 237
Kommunikation
- achtsame 193
- gewaltfreie 195, 226
Kompensationsmodell 184
Kompetenz 37, 46, 65, 66, 87, 152, 161–164
- emotionale 51, 219, 226
- soziale 236

Konferenz, innere 146, 147
Konkurrenz 52, 64, 70, 209
Kontrolle 34, 38, 46, *66–68*, 86, 114, 219, 220, 240
Kontrollüberzeugung
- externale 88, 89
- internale 88
Konzentration 19, 45, 51, 94, 102, *115*, 122
Körperdurchwandern 114, 122, 123, 132, 171; s.a. Bodyscan
Körperwahrnehmung 132, 221
Kowalevski, S. 254
Kränkung 73, 186, 238, 286, 295
Kreativität 8, 12, 159, 205, *211*–212
Krise 17, 25, 61, 87, 174, 290
Krisenintervention 221

Landkarte, innere 11, 26, 142, 144, 177
Laotse 49
Lebensbereiche 115, 162, 165, 166, 172, 184, 227
Lebenskunst 174
Lebensqualität 13, 74, 158, 172, 247, 177, 191, 247
Lebenstempo 57, 58, 61
Leichenfeldbetrachtungen 173
Leiharbeit 52
Leistungsdruck 52
Leistungsfähigkeit, reduzierte 19, 29, 45, 48, 289–290
Leiter, M. P. 63, 66, 69, 73, 254
Lennon, J. 165
Liebende Güte 104, 112, 187, 217
Life-Balance 182
Locus of Control s. Kontrollüberzeugung
Loving Presence 230

Managementtraining 114
Maslach Burnout Inventory 30, 31, 245, 246, *288–290*
Maslach, C. *28*–31, 45, 63, 66, 69, 73, 254
Maslow, A. 152
MBI, s. Maslach Burnout Inventory
Milgram, S. 29
Mindfulness-Based Cognitive Therapy (MBCT) 139, 228–229
Mindfulness-Based Stress Reduction (MBSR) 132, 139, 166, 170, 191, 107, 227-*228*, 246–247
Mitgefühl 110, 120, 126, 145, 147, 180, 186–190, 258, 287
- Neurobiologie des Mitgefühls 188, 204
Mitgefühlsmüdigkeit 44, 191, 248, 290
Mitgefühlsstress 290
Mobbing 70, 295
Modus
- Autopilotenmodus, s. Autopilot
- Nachdenkmodus 106, 109, 122
- Seinsmodus 119
- Simulationsmodus 116, 129, 138
- Tunmodus 232
- Wahrnehmungsmodus 106, 107, 109, 194
Moses 16
Motivationssysteme 128–131
- Belohnungssystem 128–130
- Bindungssystem 130–131, 153
- Sicherheitssystem 128–130
Multitasking 53, 57, 62, 97
Murphys Gesetz 239
Muße 56, 152, 173, 176

Neff, K. 188
Neinsagen 12, 127, 150, 185, *197*–198
Neoliberalismus 209

Nervensystem, vegetatives 133, 149, 223, 224
Neurasthenie 43, 44
Nyanaponika 7, 83, 111–113
Nyanatiloka 111

Occupational Health and Safety Services 39
Offenheit 69, 117, 122, 211, 212
Ohnmacht 67–68, 156, 163, 202, 211, 234, 260, 291–294
Optimismus 38, 89, 203
Orientierung 162–164, 229, 237, 291
Oxytocin 130

Panoramabewusstsein 98
Parasympathikus 133
Partizipation 38, 234, 235, s.a. Teilhabe
Passung 42, 84, 158, 264
Pausenkultur 64
Perfektionismus 163, 178
Persönlichkeitsanteile *139*–148, 150, 176–182, 196, 202, 230–231
– angepasstes Kind 140
– Beschützeranteile *178*–180, 197, 248–251, 255, 257–260, 294
– fürsorgliches Eltern-Ich 150
– innere Antreiber s. Antreiber, innere
– inneres Kind 150
– spielerisch natürliches Kind 140
– strafendes Eltern-Ich 140
– trotziges Kind 140, 150
– verletztes Kind 147, 150, 177
Pines, A. 31, 32
Platon 155
Postmaterialismustheorie 158
Präsenz 168, 187, 214, 230
Prophezeiung, selbsterfüllende 109, 194, 209
Psychologie
– Buddhistische 104, 108, 134, 136, 138, 209–210, 216, 290
– Humanistische 134, 152, 230
– Positive 203
Psychopharmaka 52, 233
Psychotherapie 48, 134, 179, 222, 231–232, 266

Rad des Lebens 134
Realitätsschock 87
Reizdiät, Reizfastentag 100
Resilienz 85, 290
Respekt 71–73, 152, 202, 257
Ressourcen 37–38, 49, 63–67, 73, 220–221, *236*–238
– generalisierte Widerstandsressourcen 236–237
Retreat 120, 245
Return-to-Work-Koordinator 265
Ricard, M. 204
Rilke, R. M. 180
Rockeach, M. 159, 160
Rockeach Value Survey 160
Rollen 64, 79–80, 166, *168*–174, 180–182, 226–227, 257
– Genderaspekte 89–90
– Rollenauffassung 168
– Rollendistanz 171
– Rolleninventar 168–169, 227
– Rollenkonflikt 64, 80, 82, 183
– Rollenmodelle 53
– Rollenträger 168, 171, 226
– Rollenüberlastung 168
Rosa, H. 56, 60
Rumination 247

Sägezahn-Prinzip 132–133
Salutogenese 236
Satipatthana Sutta 112
Schaufeli, W. 41
Schlaf 24, 25, 131, 182, 221, 223
– Schlafhygiene 233
– Schlafstörungen 21, 44, 233, 286–287

Schmerzen 44, 104, 124, 229, 246, 285–287
Schmidt G. 167
Schmidt, S. 57
Segmentierungs-Integrations-Kontinuum 184
Selbst, erschöpftes 55
Selbst, unternehmerisches 54
Selbsterforschung 62
Selbstführung 147, 231
Selbstfürsorge 186, 189, 245
Selbsthypnose 224, 225
Selbstmitgefühl 45, 49, 130, 179, *188*, 189
Selbstorganisation 101, 114, 230
Selbstregulierung 85, 192
Selbstsorge 10, 45, *46*, 189
Selbstverbrenner 83
Selbstvertrauen 112, 236
Selbstverwirklichung 54, 152, 159
Selbstwahrnehmung 186, 189, *192*, 222
Selbstwert 18, 19, 38, 85, 191, 236, 285
Selbstwirksamkeitserwartung 10, *47*, 48, 85, 236
Sense of Coherence 237
Serotonin 130
Siegrist, J. 35
Slipping-Slope-Syndrom 59
Slobbies 60
Spill Over Modell 184
Spiraldynamics 155, 157, 158
Spiritualität 115, 153, 157, 158, 203, 237
Stanford Prison Experiment 29
Steindl-Rast, D. 205
Stellenbeschreibung 63, 181
Stigmatisierung 43
Stimmung 19, 131, 184, 192, 194, 204, 208, 286, 289
– Grundstimmung *137*, 295
Stress-Impfungs-Programm 219, 225
Stressbewältigung 114, 223, 225, 227
Stressmanagement 225, 228, 242, 244
Stressor 75, 88, 220, 237–243, 247, *291*
Stressreaktion 34, 129, 225, 248, 291
Stresstagebuch 222
Suizid, Suizidgedanken 19, 25, *288*
Supervision 65, 71, 201, 231, 235
Suzuki, S. 111
Sympathikus 132–133

Team, inneres *146*, 177, 181, 226
Teambesprechung 231, 257
Teilhabe 54, 66, 159, s.a. Partizipation
Thatcher, M. 208
Thich Nhat Hanh 187
Tinnitus 287
Totstell-Reflex 293
Trauer, Trauerarbeit 174, *291–292*
Trauma, Traumatisierung 28, 73, 150, 244, 291, *292–295*
– posttraumatische Belastungsstörung (PTSD) 294–295
– stellvertretende Traumatisierung 291
Trigger 293
Tugenden 155

Überdruss, Überdruss-Skala 31–32
Überlastung 63, 235, 269–270
Unterforderung 63, 65, 77, 234

Verbitterungsstörung 295
Verschmelzungswünsche 221
Vitalität 39, 45
VW-Regel 250

Wearout 84
Weisheit 155, 160, 203
Werner, E. 290

Werte
– instrumentelle 160
– Zielwerte 160
Wertesynthese 159
Wertetagebuch 162
Werteverfall 158, 159
Wertewandel 158
Wetzel, S. 175
Widerstandsfähigkeit 39, 85, 287
Winnicott, D. 209
Wittgenstein, L. 78, 79
Work Engagement 10, 38, *45*, 177
Work-Family-Balance 182
Work-Life-Balance *182*, 183, 254
Workload 63, s. auch Arbeitsbelastung
Wut 22, 67–68, 83, 118, 148-*150*, 260, 266, 291

Yoga 120, 171, 224, 228, 245
Young, S. 102

Zeitkuchen 62
Zeitmanagement 21, 165, 166, 167, 226, 227
Zeitressourcen 57, 58, 60, 227
Zimbardo, P. 29, 30
Zugehörigkeit 69, 152, 200, 201
Zuhören, achtsames 194–195, 210, 214, 249
Zynismus 22, 25, 288

AUTOR

Dr. med. Michael E. Harrer ist seit 1991 Facharzt für Psychiatrie und Psychotherapeutische Medizin, Psychotherapeut (Hypnosepsychotherapie, Katathym-imaginative Psychotherapie und Hakomi) und Supervisor in freier Praxis in Innsbruck. Er ist Lehrtherapeut für Hypnosepsychotherapie (ÖGATAP) und Lehrtherapeut der Österreichischen Ärztekammer (Diplome für psychosoziale und psychosomatische Medizin). Neben eigenen Erfahrungen mit Meditation fand er den psychotherapeutischen Zugang zur Achtsamkeit über die Hakomi-Methode (Ausbildung bei Halko Weiss, Helga Holzapfel und Dagmar Wernicke). Gemeinsam mit Halko Weiss und Thomas Dietz ist er Autor zweier Bücher aus dem Klett-Cotta Verlag: »Das Achtsamkeits-Buch« (6. Auflage 2012) und »Das Achtsamkeits-Übungsbuch« (3. Auflage 2013).

Kontakt:
michael.harrer@chello.at

Weitere Titel des Autors bei Klett-Cotta:

Das Achtsamkeits-Buch

ISBN 978-3-608-94558-4

Das Achtsamkeits-Übungsbuch – Für Beruf und Alltag

ISBN 978-3-608-94709-0